IQM Demenz in der Altenpflege

Martin Hamborg

IQM Demenz in der Altenpflege

Vom Pflegeheim zur
demenzfreundlichen
Magneteinrichtung

Mit einem Geleitwort von Reimer Gronemeyer

Mit 43 konkreten Praxistipps

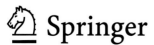 Springer

Martin Hamborg
Hamburg, Deutschland

ISBN 978-3-662-61310-8   ISBN 978-3-662-61311-5   (eBook)
https://doi.org/10.1007/978-3-662-61311-5

Die Deutsche Nationalbibliothek verzeichnet diese Publikation in der Deutschen Nationalbibliografie; detaillierte bibliografische Daten sind im Internet über http://dnb.d-nb.de abrufbar.

Planung/Lektorat: Katrin Lenhart
Springer ist ein Imprint der eingetragenen Gesellschaft Springer-Verlag GmbH, DE und ist ein Teil von Springer Nature.
Die Anschrift der Gesellschaft ist: Heidelberger Platz 3, 14197 Berlin, Germany

Geleitwort

Die Coronapandemie hat es gezeigt: Menschen mit Demenz gehören zu den besonders gefährdeten Gruppen in Deutschland. Wie viele Menschen mit Demenz im Zusammenhang mit Covid-19 gestorben sind, wissen wir nicht. Wir wissen aber, dass viele Betroffene und Angehörige darunter gelitten haben, dass es ein Besuchsverbot in Heimen gab. Die Tochter, die berichtet, dass es ihrer Mutter kontinuierlich schlechter ging, seit der tägliche Kontakt nicht mehr möglich war. Die Frau mit fortgeschrittener Demenz, die nicht versteht, warum ihr Sohn hinter einer Absperrung steht und ihr zuwinkt. Das hat die Coronakrise noch einmal deutlich gemacht: Demenz ist nicht zuerst ein medizinisches Thema sondern ein soziales. Die vielen Initiativen und Versuche, die Sorge für Menschen mit Demenz zu verbessern, sind nicht zuletzt Ausdruck dafür, dass es auf glückliche Weise vielen darum geht, die Situation der Betroffenen und ihrer Angehörigen zu verbessern. Auch die Arbeit von Martin Hamborg ist von diesem Impuls getragen. Wenn wir ehrlich sind, müssen wir zugeben, dass die Demenz uns vor Fragen stellt, auf die wir keine Antworten haben. Aber umgekehrt: Die Menschen mit Demenz stellen uns eine Diagnose: Sie konstatieren, was ist das für eine Gesellschaft, in der Menschen wie wir keine Lebenszusammenhänge finden, in denen ein gutes Leben möglich ist – auch mit Demenz? Martin Hamborg gehört zu denen, die sich über viele Jahre bemüht haben, bessere Lebensbedingungen zu schaffen und das Verständnis für die Lebensäußerungen von Menschen mit Demenz zu verbessern. Nur die Praktiker können entscheiden, ob und wo das gelungen ist. Wichtig an dem Werk, das hier vorgelegt wird, ist dieser Punkt: Menschen mit Demenz brauchen Zuwendung, Empathie und Wärme. Die Leistungsgesellschaft, in der wir uns vorfinden, macht Menschen mit Demenz zwangsweise zu Außenseitern, denn sie passen nicht in die Gesellschaft der Leistenden. Und darum sind die Menschen mit Demenz gerade wichtig. Sie sind nicht nur Objekt der Versorgung, sondern eine wohltuende Herausforderung für eine glatte, geschliffene Gesellschaft. Sand im Getriebe sind sie – und stiften mit ihrer Emotionalität und ihrem schrägen Verhalten eine aufrüttelnde Unordnung mitten in der Routine der funktionierenden Leistungsgesellschaft.

Reimer Gronemeyer

Vorwort

Vielen Dank, lieber Herr Gronemeyer. Mit meinen einleitenden Gedanken möchte ich an Ihre Zeilen anknüpfen. „Nur wer weiß, wo er hinsegeln will, setzt die Segel richtig."[1] Dieser Satz von Jürg Meier ist der Leitgedanke für das Coverbild dieses Buches. Das Klima wandelt sich und der Wind in der Pflege hat sich mit dem sog. Paradigmenwechsel gedreht, nicht erst mit dem Coronavirus. Die Pflege muss sich neu erfinden.

Diese Komplexität sucht nach intelligenten Lösungswegen. Dabei bringe ich meine Erfahrungen, Beispiele und Praxistipps in der integrativen, segregativen und inklusiven Betreuung von Menschen mit Demenz ein, die ich seit 1987 haupt- und freiberuflich als Psychologe in der ambulanten, teilstationären und stationären Pflege gesammelt habe. Neben meiner Arbeit vor Ort konnte ich als erster oder zweiter Vorsitzender der Deutschen Expertengruppe fast 20 Jahre das Integrierte Qualitätsmanagementsystem Demenz (IQM Demenz) als Alternative zu den Pflegezensuren entwickeln, begleiten und erproben.

In Anlehnung an die Gedanken im Geleitwort von Reimer Gronemeyer lässt sich sagen: Dieses Buch ist die Stimme der reflektierten Praxis, die sich Gehör verschafft und zeigt, was in der Pflege machbar ist und wie Lebensbedingungen von Menschen mit Demenz verbessert werden können. Die Kernaussagen machen deutlich, wie aus dem Chaos der „aufrüttelnden Unordnung mitten in der Routine der funktionierenden Leistungsgesellschaft" eine neue Ordnung möglich ist.

IQM Demenz verknüpft die neue Denkweise mit den Herausforderungen durch Pflegenot und Fachkräftemangel und begleitet die Einrichtung auf dem Weg in ein „Magnethaus". Qualitätsmanagement wird zur Personal- und Organisationsentwicklung auf dem Weg in eine lebendige Einrichtungskultur. Dies zeigt sich in 10 Aspekten:

1. Ein positives Bild der Demenz regt zur Kontroverse und zu neuen Perspektiven an.
2. Die neuen fachlichen Anforderungen werden aus der Sicht des Praktikers eingeordnet und es wird gezeigt, wie der Paradigmenwechsel pragmatisch umgesetzt werden kann: Der neue Pflegebegriff, die neue Pflegebegutachtung,

---

[1]Zitat 78116: https://www.aphorismen.de/zitat/78116.

die Ergebnisindikatoren und der „Pflege-TÜV", der Expertenstandard Beziehungsgestaltung. In IQM Demenz wird auch dies berücksichtigt und zusammengedacht.

3. Es werden existenzielle Probleme u. a. durch den Fachkräftemangel und die Fehlzeiten der Altenpflege praxisnah bearbeitet. Es ist ein Fahrplan, wie sich Einrichtungen zum attraktiven Magneten entwickeln und systematisch eine gesundheitsfördernde Kultur gestalten können.
4. Engagierte Pflegekräfte, Praxisanleiter, Therapeuten und Pflegedienst-leitungen erhalten bewährte Praxistipps für den Alltag.
5. Leitungskräfte finden ein Instrument zur Entfaltung ihres persönlichen Charismas.
6. Verantwortliche im Gesundheitswesen bekommen eine Einladung zum Weiterdenken.
7. Angehörige von Menschen mit Demenz erlesen sich neben den hilfreichen Tipps einen Ein- und Überblick der Pflegewelt.
8. Einrichtungen bekommen ein Handwerkszeug, mit dem sie das Vorgehen von IQM Demenz selbst ausprobieren können.
9. Demenzeinrichtungen werden zum Trendsetter neuer Managementphilo-sophien, weil sie die Erkenntnisse der Hirnforschung umsetzen. IQM Demenz zeigt, wie dies gelingen kann.
10. Leitungskräfte aus anderen Branchen erkennen einen visionären Ansatz und Methoden, die sich übertragen lassen.

Die Pflege von Menschen mit Demenz muss hart am Wind gesellschaftlicher Widrigkeiten segeln. Die Altenhilfe wird wie keine andere Branche unangemeldet kontrolliert und durch unterschiedliche Institutionen auf Herz und Niere geprüft. Hohe Anforderungen trotz Fachkräftemangel und geringer gesellschaftlicher Anerkennung sowie Renditeerwartungen in einem lukrativen Markt erschweren die raue See durch Riffe, Strudel und gegenläufige Strömungen.

Der klare Blick für die Zusammenhänge und die kritische Einordnung sollen helfen, Verantwortlichkeiten und eigene Grenzen zu erkennen. Zu oft konnte ich nicht verhindern, dass sich engagierte Mitarbeitende aus dem Berufsfeld frustriert zurückzogen oder in die Falle des Burnouts gerieten, weil sie in ihrer Sandwich-position den Blick über den Tellerrand verloren.

Mir persönlich hat es immer geholfen, wenn ich die Rahmenbedingungen verstanden habe und Verantwortliche kennenlernen konnte, mit denen ich Ziele teile. Meine Erfahrungen werden zumindest gehört, wenn ich in den städtischen Gremien, in Land und Bund aus Sicht der reflektierten Praxis Stellung beziehe. Manche Erkenntnisse und Einschätzungen, die mir selbst Kraft und Abstand geben, möchte ich in einigen politischen und fachpolitischen Ausflügen mit Ihnen teilen. Bitte überspringen Sie diese Abschnitte, wenn Sie nach praktischen Aspekten suchen.

Ich wünsche mir, dass Sie neugierig werden und sich inspirieren lassen, so wie wir es oft in den IQM-Demenz-Gruppen erleben. Zu allen Themen habe ich

Ausschnitte aus der neuen Version 4.0 als Tabellen eingefügt. Dahinter steht das Praxiswissen aus 15 Jahren Anwendung von IQM Demenz.

Ausgangspunkt ist ein kanadisches Selbstbewertungssystem, das wir in der Deutschen Expertengruppe Dementenbetreuung (DED) weiterentwickelt haben – für die demenzbezogenen Herausforderungen –. Beflügelt hat uns der Projektauftrag des Seniorenministeriums und die Idee des Qualitätssicherungsgesetzes, mit dem Prüfungen des Medizinischen Dienstes der Krankenversicherung (MDK) durch Eigenkontrollsysteme teilweise ersetzt werden sollten. Bis 2006 wurde das System mit ausgewählten „Best-Practise-Einrichtungen" erprobt. Danach folgten bis 2017 sieben Gruppen – ohne finanzielle Förderung des Bundes aber unter „Schirmherrschaft" von Ursula von der Leyen – zur Umsetzung des Systems im Normalbetrieb. Dieses Buch ist damit auch eine Auswertung dieser Erfahrungen, die an den Veränderungen und an neuen Erkenntnissen gewachsen sind. Da wir seit 2017 2 Jahre länger als versprochen auf die neue Prüfordnung und die Präzisierung des neuen Pflegebegriffs warten mussten, haben wir keine neue Gruppe begonnen, sondern diese Anforderungen pragmatisch und kreativ in das IQM Demenz einbezogen.

Damit wird IQM Demenz zu einem System für eine praktizierbare Utopie. Eine Utopie stärkt Einzelkämpfer, sie gibt Motivation, Kraft und Gemeinschaft im Team, sie entfaltet sich begeistert im Charisma der Leitung, sie inspiriert die Kultur innerhalb der Einrichtung und wirkt ansteckend nach außen. IQM Demenz könnte ein Instrument werden, mit dem sich diese Entwicklung im Miteinander verschiedener Einrichtungen entfaltet. Der gemeinsame Weg hilft dabei, dass einzelne nicht in sich erstarren oder sich in den Phasen der Gruppendynamik verlieren.

In dem Zeit-Artikel „Wir brauchen Utopien" von Gerd von Randow las ich, man erkenne „dann erst voll das Wirkliche, wenn man auch das Mögliche überschaut" (Otto Neurath, Ökonom, Zeit 28.12.2017, S. 2). IQM Demenz ist eine Sammlung des Möglichen, das mit der Wirklichkeit in Selbstbewertungsgruppen reflektiert und geprüft wird. Damit entstehen aus der Praxis Entwicklungsschübe und unerwartete innovative Impulse.

Die Zukunft ist unser jetziges Handeln – dieser Gedanke ist mir eine Kraftquelle geworden, weil ich so auch in kleinen Schritten die Zukunft mitgestalten kann. Zumindest mit IQM Demenz ist das oft gelungen.

Beim erneuten Blick auf den Zeit-Artikel musste ich schmunzeln, der Gedanke von Neurath sei gerade in den Tagen sinnvoll, „in denen der deutsche Politikbetrieb zwar Motorengeräusche von sich gibt, sich aber kaum bewegt".[2]

Mit den starken Einschränkungen der Coronapandemie hat sich im Stillstand viel bewegt. Mit dem „Wumms-Paket" will die Politik finanziell unterstützen. Pflegekräfte wurden einige Wochen allabendlich beklatscht, aber sie bleiben auf sich allein gestellt, jede Fortbildung oder Supervision ist abgesagt oder durch Abstandsregeln begrenzt. Zudem besteht die heimliche Erwartung, dass Menschen

---

[2]Zeit 28.12.2017, Gerd von Randow: „Wir brauchen Utopien", S. 2.

in systemrelevanten Berufen weiterhin freiwillig auf Freiheiten verzichten, um Risikogruppen nicht zu gefährden.

Beschworen wird eine Zeitenwende und evolutionäre Weiterentwicklung der Zivilisation aus der Krise in eine neue Normalität. Die einen fordern Geldmittel für das „Weiter-so", andere warnen, dass die erkannte Schwäche eines überholten Systems nicht wie ein Kartenhaus stabilisiert werde. Das Coronavirus zerstöre die Gegenwart und nicht die Zukunft und die Krise ermögliche die Anpassung an eine neue Gesellschaftsordnung. Diese Gedanken machen mir Mut, denn IQM Demenz steht in dieser Aufbruchstimmung unter dem Motto „raus aus der kollektiven Depression rein in eine realexistierende Utopie".

Aber: Mit dem Lockdown werden wesentliche Grundlagen professioneller Beziehungsgestaltung in der Begegnung mit Menschen mit Demenz durch das Abstandsgebot und die Maskenpflicht nahezu unmöglich gemacht. Zuwendung, Trost, Berührung, Kontakt, Gesang, gemeinschaftliche Geborgenheit müssen reduziert werden. Mir persönlich fällt es schwer, wenn ich den Wunsch nach Nähe zurückweisen muss, um den Menschen mit Demenz zu schützen, und wenn ich unermüdlich durch meine Maske hindurch lächeln will. Manchmal gelingt es mir, die lebensfeindliche Einsamkeit der Quarantäne beim Umzug in ein Heim so aufzufangen, dass eine schwerste Depression, ein Suizid oder ein Delir verhindert werden können.

Aber wie viele Menschen fallen durch ein Raster, in dem die nächsten Angehörigen keinen Platz mehr haben? In meiner praktischen Arbeit und in meiner Moderation des Forums auf dem wegweiser-demenz.de erlebe ich täglich die Not der mitpflegenden Kinder oder Partner, die sich starren Besuchskonzepten ausgesetzt fühlen. Ich kann nur an das Verständnis appellieren, wenn Besuche reglementiert werden, denn es ist ein enormer zusätzlicher Zeitaufwand. Zur ohnmächtigen Wut, zu Trauer und schlechtem Gewissen bleibt dann oft nur zu sagen: **Trost geht immer,** und wenn sich schwarze Schafe hinter Coronaregeln verstecken und der Verdacht der Vernachlässigung besteht, sind Heimaufsicht und MDK zuständig. Pflegekräfte, Menschen mit Demenz und deren Angehörige gehören zu den vergessenen Verlierern der Pandemie.

Mit dem anhaltenden Lockdown wird auch die sozialräumliche Anbindung und Integration von Menschen mit Demenz in das Quartier gestoppt: ehrenamtliches Engagement, Zusammenarbeit mit Familien, Vereinen, Kindergärten, Schulen, Kirchgemeinden oder Angebote von Kultur, Bildung, Politik, intergenerativer Begegnung usw. Dieses hohe Gut der Inklusion in die Gemeinschaft und die Möglichkeit gegenseitiger sinnstiftender Begegnung hat manche Einrichtung zu einem Mittelpunkt im sozialen Raum gemacht. Es bleibt zu hoffen, dass daran nach Beendigung der Pandemie angeknüpft werden kann. Abschnitte aus dem IQM Demenz bieten auch dazu eine Blaupause.

Im abschließenden Kap. 17 habe ich mich in der Quadratur des Kreises versucht: Wie gelingt eine professionelle Arbeit trotz aller Auflagen und Einschränkungen? Wie ermöglichen wir menschliche Wärme, Begegnung und Validation im Abstand? Wie optimieren wir unsere Professionalität und Dokumentation, damit Ärzte auf dieser Grundlage fachgerecht entscheiden können? Die Empfehlungen und Praxis-tipps finden Sie in ähnlicher Form u. a. als Blog im Wegweiser Demenz (Blog: wegweiser-demenz.de, 31.03.2020).[3] Zugriff 8.11.20 anders: https://www.weg-weiser-demenz.de/blog/autoren-des-blogs/hamborg-martin/corona-was-tun-bei-demenz.html

Liebe Leser[4], diese persönlichen Gedanken seien mir gestattet. Die Erfahrungen für das Buch entstanden vor der Coronapandemie, aber ich habe die Zuversicht, dass sie sich in der Nach-Corona-Zeit entfalten können.

Hamburg   Martin Hamborg
im Juli 2020

---

[3]Blog Wegweiser Demenz, 31.03.2020: https://www.wegweiser-demenz.de/blog/autoren-des-blogs/hamborg-martin/corona-was-tun-bei-demenz.html.

[4]Aus Gründen der besseren Lesbarkeit verwende ich in diesem Buch überwiegend das generische Maskulinum. Das impliziert immer beide Formen, schließt also die weibliche Form mit ein.

Übersicht der Praxistipps

Praxistipp 20	Wo liegen die Unterschiede zwischen Pflege-TÜV und Auto-TÜV?	Abschn. 6.1.3
Kapitel 7		
Praxistipp 21	Zum paradoxen Beratungsauftrag – Schuster bleib bei deinen Leisten	Abschn. 7.5.5
Praxistipp 22	Kennen Sie das Beratungsparadoxon bei Sturzrisiken?	Abschn. 7.5.5
Praxistipp 23	Edukative Maßnahmen im Pflegegrad berücksichtigen	Abschn. 7.5.5
Praxistipp 24	Neuer Leitfaden zur Umsetzung im Strukturmodell	Abschn. 7.6
Praxistipp 25	Machen Sie das Ganze zu mehr als die Summe seiner Teile	Abschn. 7.6
Praxistipp 26	Fragen zur Fallbesprechung aus dem Leitfaden	Abschn. 7.7
Praxistipp 27	Denken Sie vernetzt, machen Sie nichts doppelt!	Abschn. 7.7
Praxistipp 28	Eine Zielhierarchie im Konzept spart viele Seiten Pflegeplanung	Abschn. 7.7
Praxistipp 29	Argumentieren Sie bei Menschen mit psychischen Erkrankungen mit der Verstehenshypothese	Abschn. 7.7
Kapitel 8		
Praxistipp 30	Wie erkennen Außenstehende unsere Werte?	Abschn. 8.2
Kapitel 9		
Praxistipp 31	Betreuung Vorbereitung auf den Pflege-TÜV mit IQM Demenz am Beispiel der Mobilität	Abschn. 9.2
Kapitel 11		
Praxistipp 32	Informationsmanagement Informationsfluss durch den Blitz	Kap. 11
Kapitel 12		
Praxistipp 33	Wie eine Feuerschutzübung zum Teamtraining wird	Kap. 12
Praxistipp 34	Freiwillige Feuerwehr als Motor der Inklusion	Abschn. 12.1
Kapitel 13		
Praxistipp 35	Inklusion durch Selbsterfahrung	Abschn. 13.1
Praxistipp 36	„Kleine Fehler machen sympathisch, große berühmt" – so geht Beschwerdemanagement	Abschn. 13.1.1
Praxistipp 37	Ein kleiner Zaubertrick für die strategische Planung	Abschn. 13.2
Praxistipp 38	Zeigen Sie sich der Welt im Web – 1000 kostenlose Zeichen auf der offiziellen Webseite des Bundesministeriums	Abschn. 13.2.1
Praxistipp 39	Weiter denken – neue Perspektiven	Abschn. 13.3
Kapitel 15		
Praxistipp 40	Da träumen andere davon…	Abschn. 15.2
Praxistipp 41	„… in mich wird ein großes Vertrauen gesetzt, ich kann hier wachsen, weil ich nicht eingeschränkt werde"	Abschn. 15.2
Praxistipp 42	„Die haben das ganze Haus zu Omas Welt gemacht"	Abschn. 15.2
Praxistipp 43	Das wichtigste Gewürz für eine funktionierende Hausgemeinschaft	Abschn. 15.2

Inhaltsverzeichnis

Komplexe Probleme brauchen einfache Lösungen

1

Inhaltsverzeichnis

Diese charmante Formel hörte ich in einem Vortrag zur Psychologie von Problemlösungen. Sie lehnt sich an das geflügelte Wort zu den einfachen Lösungsversprechen an, Komplexe Probleme haben oft eine Lösung, die verständlich, einfach und unkompliziert ist – und zumeist falsch. (Umberto Eco) In den Heilsversprechen und Patentrezepten auf Stammtischniveau bestätigt sich der Satz ständig.

Aber unser menschliches Hirn sucht nach Einfachheit und Effizienz und große Ideen sind plötzlich das ganz einfache Ergebnis, immer komplizierterer Näherungen. Nie vergesse ich die eine Mathestunde: Wir sollten die Fläche eines Kreises durch Dreiecke berechnen, die sich immer mehr der runden Form annäherten – emsig, fleißig, eifrig –, aber es ergaben sich immer mehr Ecken. Und dann lernten wir die Zahl „Pi", mit der jeder Kreis ganz simpel zu berechnen ist. Im privaten wie im beruflichen Leben erinnere ich mich an viele komplexe Lösungsversuche, mit denen ich mich selbst aber viel mehr meine Mitmenschen abgehängt und überfordert habe. An Ende stand manche schlichte Weisheit. Zwei davon passen ganz gut in den Kontext unseres Themas.

Zunächst geht es um Alternativen für eine überbordende Pflegeplanung, die durch einfache Erkenntnisse der Psychologie ohne Informationsverlust auf wenige Seiten reduziert werden kann. Danach folgt ein Ausflug in den Kontext der Altenpflege mit allen Gesetzen, Richtlinien und Verordnungen, mit denen ich mich

© Springer-Verlag GmbH Deutschland, ein Teil von Springer Nature 2020
M. Hamborg, *IQM Demenz in der Altenpflege*,
https://doi.org/10.1007/978-3-662-61311-5_1

in einem Projekt beschäftigen durfte. Nach der anekdotischen Betrachtung einiger Rahmenbedingungen übertrage ich diesen Zusammenhang auf die Anforderungen einer demenzfreundlichen Gemeinschaft mit dem psychologischen Konzept der Lösung zweiter Ordnung.

Das was sich jeder in der zwischenmenschlichen Begegnung mit institutionellen Vertretern wünscht, ist für Menschen mit Demenz unverzichtbar. In einer demenzfreundlichen Behörde oder Klinik ließe sich dies hervorragend mit allen Kunden und Patienten üben.

1.1 Pflegeplanung auf einen Blick oder eine komplexe Problemlösung in Textbausteinen

Als junger Psychologe in der Altenpflege stürzte ich mich mit all meinem Wissen aus dem Studium auf den Pflegeprozess und übte ihn mit den Pflegekräften. Wir sammelten Informationen, definierten Probleme, suchten Ressourcen, formulierten Ziele und Maßnahmen für alle Aktivitäten des täglichen Lebens. Der Prozess war so aufwendig, dass das Wichtigste, die Evaluation und die Neuanpassung zu kurz kamen. Da viele Fachkräfte lieber den Menschen pflegen, als Aufsätze schreiben, stellten wir Textbausteine zur Verfügung. Fleißig formulierte ich diese solange, bis es ein Kollege schaffte, nahezu alle Textbausteine in einer einzigen Pflegeplanung zusammenzubringen. Ich war wohl der einzige, der sie bis zum Ende gelesen hat. Aus diesem Schock heraus haben wir – einige Kollegen aus der Deutschen Expertengruppe Dementenbetreuung e. V. (DED) – mit dem Haus Schwansen in Rieseby die verschlankte Pflegeplanung in einem Projekt für Schleswig-Holstein entwickelt.

Am Ende stand das Modell von Pflege-Zeit, ein zweiseitiger Pflegestatus mit allen relevanten Informationen im Lückentext und zwei Seiten für eine handlungsleitende Maßnahmenplanung mit wenigen Buchstaben. In der Pflegeplanung wurde „auf einen Blick" deutlich, was wann wie zu tun ist und welche Ressourcen und Hilfebedarfe dieser Mensch hat. Dabei stand ein Grundgedanke der Psychologie Pate: Unsere Wahrnehmung wird durch Muster verarbeitet und der Informationsgewinn liegt allein in der Abweichung. Durch die punktgenaue individuelle Planung konnten wir im Pflegebericht die Veränderungen vom Status quo üben. Der einfache Trick: Für die damalige Pflegebegutachtung wurde der Hilfebedarf nach Anleitung (A), Beaufsichtigung (B), Unterstützung (U), teilweiser Übernahme von Handlungsschritten der Selbstversorgung (tÜ) und vollständige Übernahme (vÜ) beschrieben – diese Tätigkeiten sind eindeutig definiert –. Damit reichen diese Buchstaben für eine umfassende Planung und gleichzeitig konnten wir genau argumentieren, was wie oft zur Berechnung der Pflegestufe geleistet wurde.

1.2   Bürokratiekosten nur durch „Menscheln"

2005 war ich an einem Projekt des Runden Tisches zur Ermittlung der Entbüro-kratisierungspotenziale beteiligt, an dem zwei Einrichtungen pro Bundesland mit-machen konnten. Fast 1000 Gesetze, Richtlinien und Vorschriften sollten wir für die Praktikabilität in der stationären Pfleg auswerten. In den Workshops wurde deutlich, welche zeit- und energieraubenden Auswirkungen die daraus folgenden regelmäßigen Kontrollen haben können. Würde eine Einrichtung alle schlechten Erfahrungen zusammen machen, müsste die Pflege wohl ohne Bewohner aus-kommen. Mal war es die Lebensmittelhygiene, mal die allgemeine Hygiene-prüfung, mal die Heimaufsicht, mal die Medizinprodukteprüfung, mal der Medizinische Dienst der Krankenversicherung (MDK) – immer waren es Einzel-personen. Am Ende stand die schlichte Erkenntnis, es sind nicht die Gesetze, es ist die Haltung einzelner, die ihren Auftrag über den Geist des Gesetzes stellen. Leider konnte ich meine Idee die Einführung eines Schwarzbuches für Bürokratie-monster in der Pflege, nicht durchsetzen.

1.3   Eine demenzfreundliche Gemeinschaft passt sich an den Menschen mit Demenz an

In der Psychologie und besonders in der Familientherapie und systemischen Beratung hat sich der Begriff „Lösung zweiter Ordnung" etabliert. Lösungen erster Ordnung erkennen wir an der Erfolglosigkeit emsiger Mühen, an Ver-schlimmbesserungen, am Drehen der Eskalationsspirale oder am Geruch von heiligen Kühen oder Leichen im Keller. Nicht selten werden eher die Beratenden entlassen, als gemeinsam nach einer Lösung auf einer anderen Ebene zu suchen.

Auch hier kennen wir diese genial einfache Formel trotz aller Komplexität:

Bei der fortschreitenden Demenz versagen alle gängigen Rehabilitations-konzepte. Alle Beteiligten müssen sich an die Krankheit anpassen, weil ein Lernen zunehmend unmöglich wird.

Auf dem Kongress der Alzheimer Gesellschaft 2013 habe ich den Gedanken dieses Kapitels aufgenommen und meinen Vortrag „Komplexe Probleme brauchen einfache Lösungen – wie ‚voneinander lernen' zum System wird" betitelt:

> Die Versorgung Demenzkranker ist eine komplexe Herausforderung für alle Beteiligten. Der Lösungsansatz ist einfach: Da die fortschreitende Demenz die einzige Krankheit ist, in der ein Lernen und eine Anpassung an das Umfeld unmöglich wird, sollte sich die Umgebung konsequent an die Krankheit anpassen. In der demenzfreundlichen Kommune sind dies z. B. freundlich unterstützende Personen und selbsterklärende Formulare, im demenzfreundlichen Krankenhaus nachvollziehbare, personenzentrierte Abläufe: Was für Demenzkranke notwendig ist, ist eine Erleichterung für alle. (Hamborg 2013, S. 483).

1.4   Demenzfreundlich ist mehr als demenzsensibel

Ganz entgegen dem Trend, von einer demenzsensiblen Einrichtung zu sprechen, wähle ich den älteren Begriff. Viele tausend Mal haben mir Menschen mit und ohne Demenz mitgeteilt, das Wertvollste sei, dass alle so freundlich sind. Noch niemand hat den Begriff „sensibel" genutzt. Sensibilität gestaltet keine Beziehung und sie kann auch ausgrenzen. Ein Mensch mit Demenz braucht in der Beziehungsdefinition das, was hinter der Freundlichkeit steht, einen Freund und Menschen, die es gut meinen.

Eine demenzfreundliche Beziehungsgestaltung ist für Menschen mit Demenz notwendig, damit der Stress nicht in Verzweiflung oder Gewalt eskaliert. Für alle anderen Patienten, Besucher und Beschäftigte ist es eine willkommene Vereinfachung im Dschungel der Wege, Formulare, Strukturen und Prozesse.

Ein Heim, dass sich auf Menschen mit Demenz spezialisiert hat, muss sich in der Pflege und Betreuung auf die Anforderungen der Krankheit einstellen, im Management und den Abläufen, in Kooperationen und Netzwerken. Dass dies möglich ist, konnte ich immer wieder erleben. Der MDS (Spitzenverband der Medizinischen Dienste der Krankenkassen) hat das Integrierte Qualitätsmanagement Demenz (IQM Demenz) als einziges Qualitätsmanagementsystem in seine Grundsatzstellungnahme „Pflege und Betreuung von Menschen mit Demenz" (2009) aufgenommen:

„Voraussetzung für ein erfolgreiches Einrichtungsmanagement ist die Verknüpfung unterschiedlicher Maßnahmen zu einem zielorientierten Gesamtkonzept." An dieser Stelle sei eine literarische Anmerkung am Rande gestattet: „Kein Wind ist demjenigen günstig, der nicht weiß, wohin er segeln soll." (Montaigne). Die in dieser Grundsatzstellungnahme aufgezeigten Interventionen, Zugänge und Methoden bedürfen der Einbindung in das vorhandene Hauskonzept, das im Rahmen des internen Qualitätsmanagements der regelmäßigen Evaluation unterworfen ist.

Ein in Australien, Neuseeland und Kanada etabliertes Instrument der Qualitätsentwicklung in der Altenhilfe (IQM) wurde von der Deutschen Expertengruppe Dementenbetreuung e. V. im Rahmen eines Projekts des Bundesministerium für Familie, Senioren, Frauen und Jugend auf die Demenzthematik hin überarbeitet und weiterentwickelt. Im Mittelpunkt des „Integrierten Qualitätsmanagement – Demenz für stationäre Einrichtungen" (IQM Demenz, 2009) steht die Selbstbewertung der Einrichtung anhand eines umfänglichen Fragenkatalogs in sechs Bereichen: *„Pflege und Betreuung, Personal-, Informations-, Risiko-, Alltags- und strategisches Management.* In fünf Schritten soll ein kontinuierlicher Prozess der Qualitätsentwicklung erreicht werden. ... Es handelt sich um ein Instrument mit dem Ziel, einen kontinuierlichen Qualitätsentwicklungsprozess zu implementieren." (MDS 2009, S. 197/198).

1.5   Ein kleiner roter Faden

Nach dieser ersten Zusammenfassung möchte ich den roten Faden skizzieren. Von Kap. 3 an führe ich schrittweise in das IQM Demenz ein. Es ist die „einfache" Methodik für die komplexe Materie der Qualitätssicherung, der Personal- und Organisationsentwicklung.

Das Kap. 3 betrachtet IQM Demenz unter dem Aspekt der Wirkungen auf eine Organisation. Damit wird eine Geschäftsführung erkennen, ob IQM Demenz kompatibel zur eigenen Managementphilosophie ist.

Es folgen vier große aktuelle Themen, die ich aus meiner langjährigen Praxiserfahrung betrachte. Ich lenke den Blick über den Tellerrand in politische und gesellschaftliche Zusammenhänge, die für das Verständnis der aktuellen Situation in der Pflege hilfreich sein können.

Ich gehöre zu den wenigen „Exemplaren", die ein Berufsleben lang in alle praktischen Herausforderungen der ambulanten, teilstationären und stationären Pflege sowie dem betreuten Wohnen bis zum Lebensende einbezogen sind und die gleichzeitig in übergeordneten Gremien mit Verantwortlichen diskutieren – auf kommunaler Ebene, im Land und im Bund. Wer sich nicht so gern in diese fachpolitischen Welten entführen lassen möchte, findet Grafiken und Tabellen, die die komplexen Zusammenhänge verdeutlichen sollen, und kann sich auf die Praxistipps des Psychologen für den Alltag in der Pflege konzentrieren.

In Kap. 4 wird das Vorgehen von IQM Demenz bei der Einführung des Expertenstandards Demenz veranschaulicht. Fachkundige erkennen schnell, wie die detaillierten Anforderungen praxisnah zusammengestellt wurden und wie sie „abgearbeitet" werden können. Wer mag, kann alles in einem Projekt ausprobieren und damit auch das Vorgehen und die Wirkungsweise von IQM Demenz kennenlernen.

Das Kap. 5 greift das derzeit wohl wichtigste Thema der Altenhilfe auf: Strategien gegen Krankheitsausfälle der Pflegenden, damit die verbliebenen Gesunden nicht mehr so oft über die Belastungsgrenze geführt werden. Echte und konsequente Gesundheitsförderung der Arbeitnehmer wird immer wichtiger für die Attraktivität des Betriebes. Hier passt das Bild des Magneten: Fachliche Selbstverwirklichung und Arbeitsklima haben eine Magnetfunktion. Sie ziehen die Richtigen an oder stoßen sie ab.

Die Kap. 6 und 7 sind dem Umstand geschuldet, dass wir nicht nur vom Fachkräftemangel betroffen sind, sondern auch von einem Paradigmenwechsel in der Pflege. Mit dem neuen Pflegebegriff, der neuen Pflegebegutachtung und der neuen Prüfrichtlinie können sich Einrichtungen weiterentwickeln. Auch dafür soll IQM Demenz eine Hilfe werden. Wir – die zwei vom IQM Demenz, Claus Appasamy und ich – haben die neuen Anforderungen so herausgearbeitet, dass sie für eine Selbstbewertung angewendet werden können. Dabei möchte ich zeigen, wie die Herausforderungen zusammenhängen und wie im IQM Demenz das Gesamtpaket guter Lösungen in einem Instrument bearbeitet werden kann.

Es ist effizienter, wenn ich z. B. die Anforderungen an das Management einmal systematisch im IQM Demenz abarbeite und nicht viermal in Projekten zur Gesundheitsförderung, zum Expertenstandard, zum verlässlichen Dienstplan oder zum Personalmanagement. Die folgende Abbildung zeigt, wie sich sich diese Themen überschneiden. (Abb. 1.1).

Während in den inhaltlichen Kapiteln die Themen anhand der Beispiele aus dem IQM Demenz veranschaulicht werden, folgt von Kap. 9 an eine ergänzende Beschreibung der Qualitätsbereiche und der Phasen mit weiteren Praxistipps und Erfahrungen.

Doch davor möchte ich Sie, liebe Leser, im Kap. 2 mit auf meinen Erkenntnisweg nehmen, der mich dazu gebracht hat, die vielen praktischen Erfahrungen einzuspeisen. Vielleicht lassen Sie sich inspirieren, von meinem radikalen Gedanken zum Wesen der Demenz und den daraus abgeleiteten Visionen.

Wenn es gelingt, ein gutes und sinnvolles Wesen in einer schrecklichen Krankheit zu erkennen, eröffnet dies neue Verständnishorizonte, fördert es den inneren Abstand zur persönlichen Belastung, schafft es Raum für Verständnis und

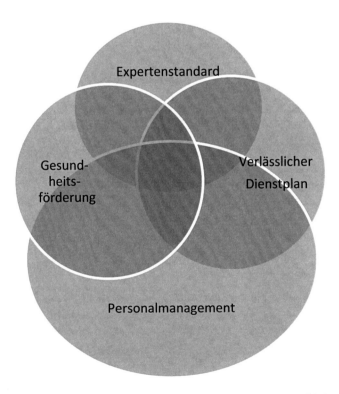

Abb. 1.1 Die Aufgaben und Wirkungen von guter Führung werden in verschiedenen Themen betrachtet. Alles fließt im IQM Demenz zusammen. Es ist sinnvoll, IQM Demenz in einem Workshop auszuprobieren. Aber in verschiedene Workshops gehen gleiche Fragen ein. Damit wird das Ganze weniger als die Summe der Einzelfragen und es wird mehr als die Summe der Einzelthemen

Empathie und ermöglich es neue Handlungsperspektiven. Eine positive Sichtweise führt in ein positives Handlungsfeld, in dem An- und Zugehörige, Profis und Verantwortliche mit gutem Gewissen das Richtige trotz der aktuellen Pflegenot tun.

Als Kontrapunkt zur derzeitigen Problemfokussierung leite ich in Kap. 2 auf eine provokative These zum Wesen oder Sinn der Demenz hin: Kann die Demenz tatsächlich paradiesische Erfahrungen ermöglichen und damit sogar durch optimale Betreuung zur paradiesischen Krankheit werden oder ist diese These ein Hohn am Leid dieser Menschen und am Leidensdruck der Pflegenden?

Mit acht Annäherungen an das Thema möchte ich meine Erfahrungen dazu teilen. Es ist möglich, einen Sinn in der Demenz zu erkennen und danach zu suchen (Abschn. 2.1). Dies wird erlebbar, wenn wir den Blick auf das Glücksempfinden in der Musik und auf die Wirkung des Eingebundenseins richten. So können wir verstehen, warum die Demenzfreundlichkeit so wichtig ist (Abschn. 2.2, 2.3 und 2.4).

Aus dieser positiven Haltung heraus, ist es leichter, auch schwerste Situationen anders zu betrachten. Exemplarisch werden Erfahrungen aus meinem Schulungsprogramm „Gewaltvermeidung durch Professionalität" eingeordnet. Es folgt ein Modell, wie diese Herausforderungen an die Fachlichkeit so konsequent umgesetzt werden, dass neue Lösungswege erkennbar werden (Abschn. 2.5 und 2.6). Abschließend möchte ich den Blick mit einem Ausflug in die neurowissenschaftlichen Erkenntnisse erweitern (Abschn. 2.7). In der der achten Annäherung schließe ich mit Anmerkungen zur Demenzprävention den Argumentationskreis (Abschn. 2.8). Das erste Fazit soll zeigen, wie die positive These im professionellen Handeln mündet.

Im zweiten Fazit wird herausgearbeitet, warum ein positives Handlungsfeld im Umgang mit dem Menschen mit Demenz (eigentlich) zwangsläufig auch die Kultur des Miteinanders in der Einrichtung prägt. Damit ein Mensch mit Demenz in jeder Minute Geborgenheit und Autonomie erleben kann, braucht er eine Einrichtungskultur, in der dies auch für die Beschäftigten gilt. Für Einrichtungen mit dem Schwerpunkt der Demenz ist dies Pflicht, für andere Institutionen eine Kür.

Dies führt in die These: Jedes Management kann von den Erfahrungen im IQM Demenz profitieren. Denn die Arbeit mit Menschen mit Demenz wird zum Prototyp der Vision von dem, was Manager und Pädagogen derzeit aus der Hirnforschung lernen. Wird damit das Schmuddelkind Altenpflege zum Trendsetter neuer Managementkonzepte?

Radikale Gedanken können neue Horizonte öffnen und machen Mut, selbstbewusst und gradlinig ungewohnte und utopische Wege zu gehen. Dahinter stehen für mich Aha-Erlebnisse, die ich zunächst teilen möchte.

Literatur

Hamborg M (2013) Komplexe Probleme brauchen einfache Lösungen – wie „voneinander lernen" zum System wird. In: Tagungsreihe der Deutschen Alzheimer Gesellschaft e. V. Bd 9, Referate zum 7. Kongress „Zusammen leben – voneinander lernen", Hanau 2012, Berlin

MDS (2009) Grundsatzstellungnahme Pflege und Betreuung von Menschen mit Demenz in stationären Einrichtungen. Medizinischer Dienst des Spitzenverbandes Bund der Krankenkassen e. V., Essen

Umberto Eco Zitiert https://www.aphorismen.de/zitat/9581/

Zum Wesen der Demenz: Ein positives Krankheitsverständnis stärkt die Pflege

Inhaltsverzeichnis

▶   Demenz
- Bietet die Chance des Vergessens aller Sinnlosigkeit und Miss-
  geschicke
- Ermöglicht die paradiesische Erfahrung, von der mindestens eine
  ganze Generation träumte
- Nämlich die primären Bedürfnisse unmittelbar im „Hier und Jetzt" zu
  leben
- Der Preis ist der Tod der alten Person und immer weniger „Dort und
  Damals"

Erlauben Sie mir eine Vorbemerkung. Seit über 30 Jahren arbeite ich als Psychologe, Psychologischer Psychotherapeut und Supervisor in der Altenhilfe – teilzeitig

© Springer-Verlag GmbH Deutschland, ein Teil von Springer Nature 2020
M. Hamborg, *IQM Demenz in der Altenpflege,*
https://doi.org/10.1007/978-3-662-61311-5_2

an einer Stelle und freiberuflich in vielen interessanten Projekten und Aufgaben –. Viele tausend Menschen mit Demenz und anderen schwersten Erkrankungen habe ich im Alltag begleitet und Erfahrungen sammeln dürfen. Hinzu kommen die Unterstützung der Pflegenden, der An- und Zugehörigen, der professionellen Pflegekräfte und der Therapeuten. In diesem Zusammenhang entstand auch das einleitende Gedicht zum Wesen der Demenz. Es war ein echtes Brainstorming in den Bergen des Himalayas, bei einer längeren Auszeit nach meinen ersten 7 Berufsjahren.

Wird diese schwere Krankheit mit den Zielen der humanistischen Psychologie und übergreifender Weisheiten verknüpft, klingt es fast wie die Idealisierung. Ist das seriös?

Wir sprechen von Menschen, die stundenlang um Hilfe schreien, ohne dass jemand helfen kann, die aus panischer Angst oder aus Unverständnis Pflege ablehnen, die manchmal 24 h von Unruhe getrieben sind und keinen Kontakt zulassen, die mehrmals in der Stunde schlagen, kratzen, beißen oder kneifen … Ich weiß, wovon ich rede, und genau deshalb habe ich dieses Gedicht geschrieben.

In meiner Tätigkeit in Kiel, in Schulungen, Fallbesprechungen oder in der Supervision sind mir diese Menschen am wichtigsten, sie beschäftigen mich am meisten, sie fordern meine Kompetenz und Kreativität, um gemeinsam nach Lösungswegen zu suchen.

Mit den folgenden acht Annäherungen möchte ich in die radikale These einführen: Demenz ermöglicht paradiesisches Erleben, sie könnte sogar eine paradiesische Krankheit werden, wenn wir gemeinsam eine Lebenswelt schaffen, die ihre Folgen und Wirkungen kompensiert.

Die provokative Formulierung mag für manche ein Tabubruch sein. Es mag unerträglich sein, dieses Schicksal, dieses Schreckgespenst, diese furchtbare Krankheit mit viel Leid und Trauer in einen positiven Kontext zu bringen. Aber meine Gedanken basieren nicht auf philosophischen Überlegungen sondern sind ein Ergebnis reflektierter Praxis, in der ich nahezu alles gesehen, erlebt, geteilt und begleitet habe, was an Herausforderungen und Problemlagen möglich ist. Deshalb freue ich mich, wenn Sie sich auf meine Annäherungen an die These einlassen können.

2.1 Sinn in der Demenz statt Senizid – ein Plädoyer gegen die Verrohung

In vermutlich allen Religionen, Weltanschauungen und Kulturen werden schicksalhafte Erfahrungen in eine Sinnhaftigkeit eingeordnet. Auch die Psychotherapie sucht danach, in der Bearbeitung der Krise *nachträglich* einen Sinn zu erkennen und die Krise als Chance zu verstehen. Wenn also alles eine Sinn haben kann, dann gilt dies auch für die Demenz.

Das Wissen um einen Sinn ist auch eine hilfreiche Strategie gegen das Belastungserleben und das Ausbrennen. Die Leitfrage „Warum hat dieser Mensch mit Demenz (noch) keine euphorische und vielleicht sogar glückliche

Grundstimmung im Hier und Jetzt entwickelt und wie lässt sich diese erreichen?" hilft dabei, den notwendigen professionellen inneren Abstand zu finden, verbale oder tätliche Angriffe nicht persönlich zu nehmen, sondern eher als Heraus- forderung für den eigenen Erkenntnisweg im Verständnis neue Handlungs- perspektiven zu finden.

Dabei helfen Erkenntnisse, Erfahrungen und Aha-Erlebnisse. Bei mir war dies ein 90-jähriger Mann. Er saß mit seinem großen, runden Bauch auf seinem Sofa. Er hatte etwas von diesen Buddha-Statuen, die als Gegenpol der emsigen Garten- zwerge zur Gelassenheit auffordern. Auf dem Tisch lag ein Stapel Zeitschriften, die er von links nach rechts und von rechts nach links durchblätterte. Es schien, als würden ihn die Bilder und Überschriften in alte Welten entführen.

Mein Besuch war fast immer eine Störung. Auf meine Frage nach dem Befinden kam jedesmal: „Essen und Trinken schmeckt, Stuhlgang normal, sonst noch Fragen?" Die hatte ich, denn ich suchte ja nach seinem Leidensdruck. Doch Fehlanzeige, der alte Mann nutzte rhetorisch die Gegenfrage, ob ich verheiratet sei, und erzählte aus alten glücklichen Tagen seiner Ehe mit einem Lächeln im Gesicht. Wenn ich dann immer noch in die vermeintliche Fassade bohrte, warf er mich lachend aus der Wohnung, mit der freundlichen Aufforderung: „Besuchen Sie mich bald wieder!"

Die Frage nach dem Sinn bekam in meiner Tätigkeit als Forenmoderator auf dem wegweiser-demenz.de eine besondere Bedeutung, als ein „Sohn" offen für seine These warb, das Leiden an der Demenz sei so sinnlos, dass gesellschaftlich über den „Senizid" nachgedacht werden müsse. Die Kosten für die Pflege seien langfristig nicht vertretbar und wir sollten uns an anderen Kulturen ein Vorbild nehmen, die ihre Alten zurückgelassen hätten und rechtzeitig Vorsorge treffen, dass wir nicht der Gesellschaft und den Angehörigen zur Last fallen. Mein erster Impuls war, dass solche Gedanken nicht auf der offiziellen Demenzseite des Seniorenministeriums diskutiert werden dürfen.

Aber im Zeitalter des Konfliktes zwischen Populismus und Grundwerten habe ich mich für eine ernsthafte Auseinandersetzung entschieden und möchte einige Aspekte meiner Antworten auf diese Antithese zusammenstellen. Dabei beschränke ich mich nur auf meine erfahrungsbezogenen Argumente, die Beratungsaspekte für einen Sohn und andere Diskussionsteilnehmer, die in großer persönlicher Not diese Antithese formulieren, werden an dieser Stelle nicht zitiert. Krude Thesen werden durch Überforderung, fehlende Handlungsoptionen und Unterstützung genährt, deshalb nehme ich sie ernst. Wer Interesse an dem ganzen Chat hat, findet die Diskussion im Netz.

Gehen Sie dann in das offene Forum „Wohnen, Pflege, Betreuung" und öffnen Sie den Beitrag „Senizid". Einige Gedanken aus meinen Antworten am 31.05.2019 und 01.07.2019 möchte ich hier zusammenfassen:

In den letzten 30 Jahren habe ich unzählige Gespräche zu Suizidgedanken, Suizid- versuchen und zum Thema „ich will nicht mehr" geführt. Aber noch viel häufiger habe ich Menschen in der Sterbebegleitung unterstützt, die sich vorher solche

Gedanken gemacht haben und dann fast immer ihren Frieden gefunden haben. Einige Erkenntnisse möchte ich gern zu dieser Diskussion beisteuern.

Aber zunächst einen Gedanken zum Senizid oder Gerontozid. Wir sollten eine ideologische und eine persönliche fast intime Ebene unterscheiden.

Nach meiner Information ist der „Senizid" in der Geschichte viel seltener, als dies in Gesprächen vermittelt wird. Wie es manchmal heute zynisch heißt, „das sozialverträgliche Ableben" gab es nur in allergrößter Not: Bei den Inuit war es das letzte Mal in einer Hungersnot 1939. Wir haben in den letzten Jahrzehnten etliche Tabubrüche mit schwerwiegenden Auswirkungen erleben müssen und ich denke da nicht nur an die Nazigreuel. Deshalb habe ich Angst vor den Menschen, die so offenherzig und beim Stammtisch verkünden, sie würden sich umbringen, wenn sie dement würden. Meine Erfahrung ist, sie machen es nicht, aber sie setzen damit andere unter Druck.

Manche Menschen stellen sich angesichts des wahrgenommenen Leidens vor, dann lieber mit dem Kanu ins offene Meer zu paddeln oder eine andere Form eines mehr oder weniger würdigen Abschieds zu wählen. Diese Gedanken sind sehr persönlich, fast intim. Es ist unredlich, sie auf andere zu übertragen.

Die Argumentation wechselt dann schnell auf die politische Ebene und es werden die finanziellen Herausforderungen des demografischen Wandels mit der Frage nach dem Recht auf unteilbare Menschenwürde verquickt. Steht dahinter die Angst der Inuit um das existenzielle Überleben? Wir leben in einer Zeit, in der wir noch nie so viel Wohlstand, noch nie ein so hohes Alter, noch nie so lange Frieden in Europa hatten. Wir leben nicht in der bitteren Hungersnot der Inuit vor 80 Jahren. Noch nie ging es uns so gut. Das macht mich fast sprachlos, in keiner erfolgreichen Gesellschaft waren Senizid oder Euthanasie eine Lösung. Im Gegenteil, der Respekt dem Leben gegenüber war und ist ein Erfolgsfaktor von Kultur und Zivilisation. Deshalb wurde es durch die Väter und Mütter des Grundgesetzes und der Menschenrechtskonvention festgeschrieben. Deshalb lernen wir seit 2000 Jahren im vierten Gebot den christlichen Generationenvertrag mit der Verheißung, dass wir Vater und Mutter ehren sollen, wenn sie alt und gebrechlich werden, damit es uns gut geht und wir (auch) lange leben auf Erden.

Wir brauchen gute und mutige Konzepte, ab 2030 kommen die Babyboomer in die Pflege. Es fehlt an Pflegekräften und Beitragszahlern. Viele – mehr als wir brauchen – stehen vor Europas Türen, doch wir warten immer noch auf ein vernünftiges Einwanderungsgesetz. Es ist eine Perspektive, denn ich erlebe viele junge Geflüchtete als empathische Pflegekräfte.

Die Beiträge der Pflegekassen werden in regelmäßigen Abständen erhöht und die Pflegeleistungen der Angehörigen seit 1995 finanziell gewürdigt. Da ist noch Luft nach oben: Derzeit geben wir in Deutschland prozentual weniger für die Pflege aus als der europäische Durchschnitt, halb so viel wie in einigen skandinavischen Ländern.

Auch in meiner täglichen Arbeit erlebe ich das ideologische Gift, mit dem der Wert des Lebens nur an Leistung geknüpft wird. Oft höre ich: „Es habe keinen Sinn mehr, weil ich nicht mehr so gesund oder leistungsfähig bin … und den anderen nicht zur Last fallen möchte … dass sich niemand mir gegenüber

*verpflichtet fühlen soll …. oder dass ich der liebevollen Hilfe und Abhängig-
keit anderer nicht wert sei." Hinzu kommt die Angst vor finanzieller Hilfe, von
der „Stütze" abhängig zu sein, oder die Kinder und Enkel nicht mehr durch ein
schönes Erbe erfreuen zu können. So verzichten manche doch lieber auf eigentlich
notwendige Pflege und geraten in eine unwürdige Situation.*

*Viele dieser Aussagen sind mit einer Depression verknüpft, die gut mit oder
ohne Antidepressiva zu behandeln wäre. Wenn ich nachfrage, geht es nicht
mehr um den Suizidgedanken sondern um die aktuellen Sorgen. Jüngere und
Außenstehende stellen sich vor, dass sie sich in dieser Lage das Leben nehmen
würden, während mir die Erkrankten meist mitteilen, was sie nicht wollen (Einsamkeit, Ausgrenzung, Schmerzen, Zweifel) und wie wichtig es sei, im Selbstwert
von außen bestätigt zu werden. Die Aussage „ich will nicht mehr" ist also fast
immer der Einstieg in diese Themen, in die Trauer und in die Suche nach einem
neuen Sinn im Alter und Vergessen.*

*Das Gespräch über die Möglichkeit, das eigene Leben zu beenden, ist wertvoll
und eine hohe philosophische Errungenschaft. Es gehört zur Krise dazu, dass die
Gedanken an diese Grenze kommen, als Hilferuf an sich selbst und die anderen.
Ich habe Menschen kennengelernt, die sich Zyankali besorgt haben, als letztes
Mittel, wenn es überhaupt nicht mehr geht. Keiner hat es gebraucht und manche
haben noch gekämpft, als es wirklich zu Ende ging. Ich respektiere die Todes-
sehnsucht und die depressive Verzweiflung, aber ich erlebe einen beachtlichen
Rest an Lebenswillen. Dies gilt auch für Menschen, die das Essen ablehnen. Das
Sterbefasten sehen wir oft in der allerletzten Lebensphase der Demenz. Für mich
bestätigt sich immer wieder der Eindruck: „Ich will mir mein Leben nehmen"
heißt „ich will leben und nicht sterben"!*

*Bei diesem Thema sollten wir die Erfahrungen austauschen, an denen wir in
einem wertvollen Leben mit einer Demenz teilhaben dürfen.*

*Der Blick auf diese positiven Erfahrungen gibt mir persönlich Kraft in meiner
Arbeit und den Mut, nicht nur defensiv über die Unantastbarkeit menschlicher
Würde sprechen. Es werde doch allgemein erwartet, dass ein Leben mit Demenz
eigentlich lebensunwert sei. Ich habe bisher viele hundertmal Witwen gesprochen,
die ihren demenzkranken Mann bis zuletzt gepflegt haben. Auf meine Frage,
ob ihr Mann zu früh oder zu spät gestorben sei, hat mir keine geantwortet: zu
spät – keine. In der schweren und wirklich belastenden Situation hätten sie sich
manchmal gewünscht, dass der Partner einschlafen und loslassen könne, aber
rückwirkend war der Tod immer zu früh. Für mich ist dies eine wichtige Erkenntnis zum Lebenswert! Dazu abschließend einige Fragen (vergl. Senizid, Wegweiser-
demenz.de).*

- *Woher wissen wir, dass der Dämmerzustand in der Demenz negativ ist?*
  Menschen, die Achtsamkeitsübungen machen oder meditieren, suchen eine
  vergleichbar tiefe Versenkung.
- *Woher wissen wir, dass die Pflege am Ende des Lebens mit negativen Abhängig-
  keitsgefühlen verbunden ist?*

Ich habe viele Menschen erlebt, die sich in ihrem Leben nie helfen lassen wollten, immer alles allein machten und dann die Hilfe und die Abhängigkeit von guten Menschen sichtlich genossen. Es schien, als würden sie etwas nachholen, dass sie als Kinder nicht oder zu wenig erleben durften.

- *Woher wissen wir, dass Menschen, die traurig sind und über große Verluste klagen, auch den Lebensmut verloren haben?*

Bei manchen Menschen bekomme ich das Gefühl, ihre Klagen über Beschwerden fördern die Kontakte und wirken sogar beziehungs- und sinnstiftend.

2.2   Sinn durch Glückserfahrungen in der Musik

Viele haben es erlebt, wie begeistert Menschen mit Demenz singen, tanzen und musizieren. Es sind tägliche Wunder, wenn jemand nicht mehr spricht, aber alle Strophen singt, wenn jemand tanzt, aber nicht mehr gehen kann…

Lange habe ich darauf gewartet, bis ich eine kleine private Intervention bei meiner Großmutter in die Altenhilfe einführen konnte: Mein Bruder und ich hatten damals eine Endloskassette mit Liedern bespielt und besungen und voller Glück sang sie stundenlang zu den vertrauten Stimmen und meine Mutter hatte eine sichere Auszeit.

Dank der Bluetooth-Technologie und MP3-Technik hat der Kopfhörer endlich kein Strangulierungsrisiko mehr. Ich bin tief berührt, wenn mich Kollegen rufen, weil ein Mensch mit schwerster Demenz das Glück und die Zufriedenheit ausstrahlt, nach der wir eigentlich alle eine tiefe Sehnsucht haben. Abgetaucht in ihre Lieblingsmusik, singend, dirigierend oder fast unmerklich im Seniorensessel tanzend. Wir nutzen diese Maßnahme besonders bei Menschen in der letzten Lebensphase, deren innere Unruhe auch durch ein zu viel an Außenreizen entsteht: Der Kopfhörer mit der Lieblingsmusik schirmt störende Reize ab und ermöglicht ein unmittelbares Eintauchen in die Musik.

2.3   Glück durch Eingebundensein und Menschen, die es gut meinen – eben demenzfreundlich

Die einleitenden Gedanken zur Demenzfreundlichkeit möchte ich mit dem Beziehungsaspekt ergänzen. In Schulungen und Fallbesprechungen suchen wir die Schlüssel oder Türöffner in die Tiefe des inneren Erlebens eines Menschen mit Demenz.

- Es ist die Begegnung mit einem Menschen, der oder die es gut mit mir meint und freundlich oder (wie) ein Freund oder eine Freundin ist.
- Es sind gemeinsames Singen, Feiern, Scherzen und Lachen im Alltag, die die unmittelbare Freude deutlich machen und Kontakte erblühen lassen.

- Es sind faszinierende Entdeckungen kleiner Dinge, die zu sinnlichen Erfahrungen werden können: Kennen Sie noch Ihr Gefühl, wenn Sie als Kind mit Ihren Fingern warmen Kakao auf dem Tisch zur kreativen Aktionskunst verzauberten? Wenn Sie diese Erfahrung nicht machen durften, wird es vielleicht schwer sein, ganz ohne normative Zwänge den Sinn im scheinbar Sinnlosen wahrzunehmen.
- Es ist die beglückende Erfahrung, wenn der Unterschied zwischen Mein und Dein verwischt und die Demenz zur Krankheit des Sozialismus wird, in dem das Privateigentum aufgehoben ist.
- Es ist dieses berührende Mitgefühl, wenn im hohen Alter eine heiße Liebe entflammt, weil sich Mann und Frau innerlich doch noch so jung, vital und tief verbunden fühlen, wie damals in der ersten großen Liebe.

Diese Türöffner stärken nicht nur die Empathie und Schwingungsfähigkeit auf beiden Seiten, sie sind auch die Grundlage für eine tiefe Ich-Du-Begegnung.

2.4 Die Lernaufgabe hat das Umfeld

Diese Kernaussage der Betreuung bei der fortgeschrittenen Demenz ist fachlich einfach zu begründen: Da der Mensch mit Demenz per Definition nicht mehr lernen kann, versagen alle gängigen Anpassungsprozesse und Rehabilitationskonzepte.

Alle Beteiligten, Familie, An- und Zugehörige, Nachbarn, Profis, das Versorgungssystem und die ganze Gesellschaft müssen sich also an die Lebenswirklichkeit des Menschen mit Demenz anpassen, wenn sie sich „richtig" verhalten wollen. Begrenzungen, Diskussionen oder Scheinwelten sind *richtig falsch*. Mit diesem Wortspiel möchte ich Angehörigen Druck nehmen: Sie meinen es richtig, für (fast) alle anderen Krankheiten sind Einsicht, Trainings oder Aushandlungen richtig. Aber wenn Menschen nicht mehr lernen können, müssen wir umlernen, solange wir es noch können. Da sind Diskussionen um richtig oder falsch, Besserwisserei und Rechthaberei richtig falsch. So wie es vielleicht auch im richtigen Leben manches einfacher machen würde, wenn wir dieses Verhalten loslassen können. Ich bin beeindruckt, wenn Ehepartner, die ihr Leben lang die uneingeschränkte Autorität genossen haben, mit der Demenz des Angehörigen eine Gelassenheit bei Fehlern, Ungeschicklichkeiten, Unwahrheiten und verzerrten Erinnerungen entwickeln, die an das Motto erinnert: Der oder die Weise muss nicht zu jeder Dummheit etwas sagen, denn hinter den Beschränkungen durch die Demenz bleibt der vertraute Mensch in tiefer Würde und unmittelbarem Personsein erhalten.

Die Anerkennung, dass das, was in der Beziehung zum demenzkranken Partner möglich ist, auch in großen Institutionen gelingt, haben wir 2008 mit dem ersten Preis „SinnVoll" erfahren dürfen. Bundesweit wurden Erfahrungen in der Betreuung von Menschen mit Demenz in der letzten Lebensphase prämiert. Die Jury hat unser Ziel in den Kieler Servicehäusern der AWO auf den Punkt gebracht:

Das Projekt „Wohnen bis zum Lebensende" demonstriert in überzeugender Weise, wie durch die intelligente Verzahnung von betreutem Wohnen, Tagespflege und speziellen, auf die Bedürfnisse von demenzkranken Menschen in fortgeschrittenen Stadien zugeschnittenen Begleitungsangeboten, ein Verbleib bis zum Lebensende und ein würdiges Sterben in den „eigenen vier Wänden" möglich ist.

In der Art, wie es die Solidarität aller – auch der anderen Mieter der Servicehäuser – mit demenziell veränderten Menschen konkret einfordert und Angehörige, berufliche Helfer und ehrenamtlich Tätige zusammenführt, hat es Vorbildcharakter und Signal-funktion für alle, die sich in der Begleitung von Menschen mit Demenz engagieren (Aus dem Urteil der Jury, unveröffentlicht).

Für mich persönlich war das eindrucksvollste Ergebnis unserer retrospektiven Betrachtungen der letzten Lebensphase von Menschen mit Demenz, dass Tage oder Stunden vor dem Tod Veränderungen wahrnehmbar waren, auch wenn diese Menschen unerwartet starben. Es schien, als hätten sie einen inneren Frieden gefunden und bestimmte Herausforderungen oder Problemlagen traten nicht mehr auf. Dies betraf auch sog. Kontrakturen, die sich vor oder im Sterben plötzlich lösten, also damit offensichtlich gar keine Kontrakturen infolge einer Sehnen-verkürzung waren. Die sog. Embryonalhaltung sehen wir übrigens nur noch sehr selten, seitdem wir bei Menschen ein konsequentes Schmerzmanagement veranlassen, wenn sie sich selbst nicht mehr äußern können. Anfang des Jahr-tausends hatte ich von einem Kongress die ECPA-Schmerzskala (frz. „echelle comportementale de la douleur pour personnes âgées non communicantes", ECPA) mitgebracht, die Schmerz indirekt z. B. über Abwehrverhalten erfasst und den Hausärzten eine Indikation ermöglicht.

2.5 Gewaltvermeidung durch Professionalität statt Schadensbegrenzung

Die nächste Annäherung an die These bezieht sich auf Erfahrungen, bei denen der Problemdruck so groß wurde, dass Gewalt entstanden ist oder diese nur durch Hilfe von außen vermieden werden konnte.

Als zur Jahrtausendwende die ersten Pflegeskandale die Zeitungen füllten und Gewalt das Thema der Pflege wurde, bin ich zum Sozialministerium gegangen und wollte deutlich machen: Es gibt Gewalt in der Pflege – täglich und fast über-all, wenn sich Menschen mit Demenz in ihrer subjektiven Welt wehren. Dafür brauchen wir die Unterstützung der Öffentlichkeit und der Politik. Das Ergebnis war das Projekt „Gleich nehme ich Dir die Klingel weg", ein Schulungskonzept mit „Modellen für alle Fälle" zu Gewaltvermeidung durch Professionalität (Hamborg et al. 2003).

Jahrelang riefen mich Journalisten an: „Sie sind doch Experte für Gewalt in der Pflege, können Sie mir Einrichtungen nennen, in denen gerade Gewalt aus-geübt wird?" Zunächst galt es, klarzustellen, dass ich nicht Experte für sondern gegen Gewalt in der Pflege bin und mich nicht an medialen Skandalierungen beteilige. Natürlich gibt es schwarze Schafe in der Pflege, aber es hat zu viele gesellschaftliche Nebenwirkungen, wenn wir nur auf diese Probleme blicken und dabei die Leuchttürme übersehen.

Die Workshops wurden in zahlreichen Einrichtungen durchgeführt, um Mitarbeitende darin zu unterstützen, die Auslöser von Problemen zu erkennen, Lösungsstrategien zu finden und die Handlungskompetenz zu fördern. Die Erkenntnis über geheime oder unheimliche Regeln im Team, die Reflexion der handlungsleitenden Werte und das Erkennen von Handlungsmöglichkeiten in kritischen Situationen öffnen den Weg zu einem selbstwirksamen und wertegestützten Handeln.

In 2×3 Stunden können fast alle Mitarbeiter im Team in zeitversetzten Gruppen beteiligt werden. Durch die Kleingruppenaufträge ist dies auch in großen Gruppen möglich, einmal waren es 100 Teilnehmende pro Gruppe. Folgende Leitfragen strukturieren den Workshop:

- *Gibt es Rahmenbedingungen, Strukturen und (informelle) Regeln, die personale Gewalt nicht verhindern?*
  Aufschluss darüber gibt eine „Zauberfrage": „Was denke ich, was die meisten im Team meinen?" Im Einstiegsfragebogen wird also nicht die Gesinnung erfragt, sondern die Haltungen, die Mitarbeiter in ihren Teams wahrnehmen.
- *Wo beginnt Gewalt und wie sollte das Team damit umgehen, wenn so etwas beobachtet wird?*
  Die „Hitliste" der Gewalt hat sich in manchen Altenpflegeschulen durchgesetzt, denn damit werden persönliche Werte auf der Handlungsebene reflektiert. Kleingruppen diskutieren oft vehement Beispiele aus den Alltagsaktivitäten der Pflege mit der Frage: Wann fängt Gewalt an und was würden wir dann tun? Es gibt Gruppen, da wird Vernachlässigung und Bevormundung als „normal" für die Pflege betrachtet oder zumindest toleriert. Wer Kollegen nicht darauf anspricht, akzeptiert oder toleriert unangemessenes Verhalten stillschweigend. Manchmal braucht es die gegenseitige Unterstützung in dem Mut, z. B. bei Bevormundung oder Missachtung, die Leitung einzubeziehen, auch wenn diese eine Abmahnung ausspricht.
- *Wie können Mitarbeitende kritische Situationen professionell lösen?*
  Die Pflegekräfte werden mehr als andere Berufsgruppen von ihrer Kundschaft beleidigt, herabgewürdigt, geschlagen, gekratzt, getreten und gebissen. Das alles sind echte Probleme und Herausforderungen, die Unterstützung und keine Stigmatisierung brauchen. Notwendig sind (wie bei den Kollegen bei der Polizei) Kompetenzen und Strategien zur Deeskalation. Eines der „Modelle für alle Fälle" und die Methodik finden Sie im vierten Kapitel (Abschn. 4.3.5, Praxistipp 7). Nicht nur als Psychologe oder als Supervisor brauche ich ein positives inneres Bild des Menschen, der Krankheit und ihrer Auswirkungen, für das es sich lohnt, die Herausforderung kompetent anzunehmen. Mit dem Verständnis, der fachlichen Einordnung und Selbstreflexion wird es auch leichter, die Angriffe nicht persönlich zu nehmen.

2.6   Fachlichkeit ist kein Auftrag, das Leiden zu ertragen

Spätestens an dieser Stelle erwarte ich das ein oder andere „Aber" zu meiner positiven These der Demenz. Das Aber gilt den menschlichen Schwächen und denen der Institutionen. In meiner Tätigkeit achte ich diese Widrigkeiten als fachliche Herausforderung. Einige Aspekte möchte ich nennen:

- *Manche Einrichtungen*
  haben eine kalte, hektische, unfreundliche, ungemütliche, unpersönliche Atmosphäre und Mitarbeitende klagen offen über Zeitnot. Stress ist in jedem Moment so stark zu spüren, dass nicht nur die Pflegekräfte eigentlich lieber „nach Hause" oder einfach nur „weg" sein wollen. Menschen mit Demenz leben diese Stimmung aus, sie wollen fliehen, weglaufen oder oft „hinlaufen" – hin in eine positiv erlebte Zeit. Aber das muss nicht so sein und deshalb haben Sie – liebe Lesende – dieses Buch in der Hand.
- *Manche Pflegende*
  haben die fachlich notwendige Haltung nicht von sich aus. Deswegen braucht es intelligente Schulung, Fallbesprechungen und das Vorbild der Leitung in dieser Wertorientierung, damit Fehler vermieden werden und ein *richtiges* Verhalten möglich ist. Ein Schritt ist es, Fehler im Umgang zu erkennen. Zu diesem Zweck erarbeiten wir „nogos" – was geht gar nicht, wenn wir das Wissen um die Demenz beachten. Aber die Orientierung an der Vermeidung von Fehlern hilft nur begrenzt für eine richtige Haltung.
  Wir wissen mittlerweile aus der Hirnforschung, dass sich (die innere) Haltung immer auch in einer (äußeren) Haltung spiegelt oder umgekehrt. Wenn Pflegende die grundlegenden Dinge im Umgang beachten und ruhig zugewandt Verbundenheit ausstrahlen, erfüllen sie wesentliche Grundlagen der Beziehungsgestaltung, ganz ohne Worte. In Kap. 4 zum Expertenstandard der Beziehungsgestaltung für Menschen mit Demenz wird dies ausgeführt und ein kleines wirkungsvolles Instrument vorgestellt (Abschn. 4.2, Praxistipp 6).
- *Manche Menschen mit Demenz*
  sind von starker innerer Unruhe, von Ängsten oder Qualen getrieben. Sie wehren sich gegen die Pflege und Situationen, die sich nicht mehr verstehen. Sie kämpfen verzweifelt darum, dass ihre Bedürfnisse oder ihre Nöte erkannt werden. Andere sind schon in Verzweiflung und starre Resignation geflohen oder verlieren sich im Dunkel der Depression.
  Genau hier ist Fachkompetenz gefragt: Panik, Angst, Retraumatisierung, Schmerzen, der Harndrang ohne das Wissen, wo die Toilette ist, die innere Unruhe durch Nebenwirkungen von Medikamenten oder Krankheiten, die Folgen der Austrocknung und andere Ursachen, Auslöser oder Trigger sind eine Herausforderung an die Professionalität und kein Auftrag das Leiden zu ertragen.

> **Praxistipp 1: Fahrstuhl der Verwirrtheit**
> In meinen Schulungen arbeite ich mit einem einfachen Bild: Unser
> Leben ist wie ein Hochhaus, jedes Stockwerk steht für Lebensphasen mit
> Erinnerungen, Gerüchen … und starken Gefühlen, die immer auch mit
> einem Körpererleben verbunden sind. Die Angst, die mit einer schlimmen
> Situation verknüpft ist, kann das gleiche Herzrasen und Engegefühl
> haben, wie die aktuelle Herzrhythmusstörung oder die Schilddrüsenüber-
> funktion. Und schon geht der Fahrstuhl ab – und das alte Erleben und die
> alte Zeit werden real und lebendig. Von diesem Prozess – das wissen wir
> aus der Hirnforschung – sind alle Menschen betroffen, nur für den einen
> ist es eine unangenehme Erinnerung und für den anderen eine Panikattacke
> oder Retraumatisierung mit einem unkontrollierbaren Flashback, dem
> ungebremsten Fall in das furchtbare Erleben. Durch die Demenz ist dieses
> innere Erleben immer weniger durch äußere Reize oder gar die Einsicht in
> die aktuelle Realität zu beeinflussen.

Der Fahrstuhl der Verwirrtheit (Abb. 2.1) fährt in frühere Lebenswelten. Jede
Etage steht für eine Zeit/Phase oder auch „Wohnung des Lebens". Hinter dem
Fahrstuhlmodell steht die Erkenntnis, dass wir immer zunächst das zuletzt
Gelernte vergessen, es sei denn es ist gut verknüpft. Dies gilt für alle, aber durch
die Demenz werden obere Etagen vergessen und das Erleben in anderen Etagen
geprägt. Wir sprechen auch von einer Zeitgitterstörung oder einem Zeitsprung.
Durch bestimmte Auslöser ist ein großer Sprung in einen früheren Bezugsrahmen
mit all den dort gespeicherten Gefühlen möglich.

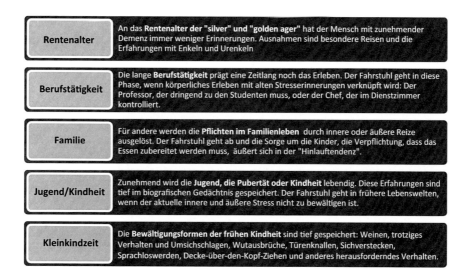

Abb. 2.1   Akute Verwirrtheit oder der Fahrstuhl der Verwirrtheit

▶   Die Regression geht auch ohne Demenz, aber ein Mensch mit Demenz
kann sich nicht mehr so schnell re-orientieren. Oft lässt sich diese Zeitgitterstörung validieren, wenn wir das aktuell erlebte Stadium des
Lebens erkennen und aufgreifen. Aber Validation wirkt umso weniger,
je stärker unbekannte innere Impulse sind (Schmerz, Übelkeit, Unruhe
als Nebenwirkung oder Symptom einer übermedikamentierten Schild-
drüsenerkrankung). Wenn es uns gelingt, die Symbolsprache der Verwirrtheit zu erkennen, finden wir möglicherweise die eigentliche
Ursache. So beklagen sich z.B. Menschen mit einer Demenz, sie seien
geschlagen worden oder würden ein Baby bekommen. Im letzten
Kapitel habe ich entsprechende Leitfragen zusammengestellt, denn
gerade in den Zeiten einer Pandemie müssen Ärzte gut informiert
werden, damit sie auch im Abstand richtig diagnostizieren und
behandeln können (Kap. 17.2.3 und Kap. 17.2.4)

Diese Erkenntnisse führen zu Handlungsmöglichkeiten und zum professionellen
Umgang: Dazu gehört empathisches Wissen, systematisch erarbeitet mit der
„Verstehenshypothese" (Expertenstandard Demenz) oder der „verstehenden
Diagnostik" (Rahmenempfehlung „Herausforderndes Verhalten bei Demenz")
oder dem Perspektivenwechsel im „Durchlauferhitzer", ein Instrument aus meinem
Schulungsprogramm „Gewaltvermeidung durch Professionalität" (Hamborg et al.
2003).

In unserem Sprachgebrauch ist dies echtes „Ver-ständ-nis". Wie schon die
Weisheit des Wortes zeigt: den anderen Stand einnehmen und sich in die Situation,
Perspektive und Gefühle hineinversetzen. In der Hirnforschung wurden die dazu-
gehörigen Spiegelneurone bei Affe und Mensch entdeckt.

Diese Erklärungsansätze und ihre Kraft für professionelles Handeln werden oft
zu wenig berücksichtigt: Innere Prozesse und das damit verknüpfte Körpererleben
haben einen Einfluss bei der akuten oder chronischen Verwirrtheit. Dafür gibt es
Behandlungsmöglichkeiten, gute Pflege und komplexe Interventionen, über die
wir gerade in der Fachöffentlichkeit diskutieren (Abschn. 7.5.5).

2.7   Raus aus der Demenzfalle

Der Hirnforscher Gerald Hüther hat mich inspiriert. Mit einfachen Worten unterstützt er die Kerngedanken der humanistischen Psychotherapie, der modernen
Pädagogik und des zeitgemäßen Managements durch die Ergebnisse der Neurobio-
logie. An einigen Stellen werde ich neues Allgemeinwissen aus der Hirnforschung
zur Veranschaulichung meiner Erfahrungen und Einschätzung einfügen. In Fortbildungen können biologische Erklärungen, für das, was wir schon immer ahnten,
stärker wirken als die Ergebnisse wissenschaftlicher Studien. Auf das entrüstete
Statement einiger Leitungskräfte „Sie wollen mir doch nicht ernsthaft sagen,
dass ich jedem Mitarbeiter sagen soll, dass es gut ist, dass er überhaupt zur Arbeit
kommt!" erzähle ich gern eine neurowissenschaftliche Anekdote zur besten Schule

der Welt: Der wesentliche Unterschied an dieser Schule war, dass der Schulleiter morgens am Tor stand und allen die Hand gab mit der freundlichen Zuwendung: Schön dass Du heute da bist. Er hat also genau das gemacht, was für manche Leitungskräfte ein absolutes No-Go ist. Beachtung ist ein biologisches Grundprinzip. Kleine Kinder lösen dies nahezu reflexhaft durch das sog. Kindchenschema aus und bekommen damit die Aufmerksamkeit als Kraftstoff zur persönlichen Entfaltung.

Aber irgendwann wirkt dieses Schema nicht mehr und damit gibt es immer weniger die unmittelbare Achtung und Begeisterung für das einfache Dasein eines Menschen.

In seinem Bestseller *Raus aus der Demenzfalle* verspricht Gerald Hüther schon im Untertitel, „wie es gelingen kann, die Selbstheilungskräfte des Gehirns rechtzeitig zu aktivieren" (Hüther 2017), und fordert zum Umdenken oder zum Paradigmenwechsel auf. Diesen leitet er mit der bekannten Nonnenstudie her. Sie wird derzeit in jedem zweiten Demenzfilm gezeigt und hat das Wissen und Unwissen um die Demenz erheblich befeuert. Über 20 Jahre haben amerikanische Nonnen für den Epidemiologen David Snowden Hirnleistungstests mitgemacht und ihr Gehirn nach dem Tod zu Forschungszwecken überlassen. Die einen hatten alle gängigen Merkmale eines Alzheimer-Gehirns aber keine Demenzsymptome, bei anderen war es genau umgekehrt und nur in etwa 10 % bestätigte der Gehirnbefund die zu Lebzeiten beobachtbare Demenz.

Diese Befunde ignorieren nicht die Pathologie der Demenz, sondern (nur) deren Wirkung. Unter diesem Blickwinkel ist die Nonnenstudie eine gewaltige Bestätigung, dass krankhafte Veränderungen im Gehirn kompensiert werden können, so sehr, dass sie sich nicht mehr auswirken. In den Reportagen wird dies anhand der Äbtissin Bernadette auf den Punkt gebracht: Vom Befund her hatte sie ein absolut dementes Gehirn, doch niemand hat es gemerkt. Wir können also (theoretisch) Bedingungen schaffen, mit denen die Pathologie vollständig ausgeglichen wird.

Gerald Hüther erklärt dies damit, dass die Nonnen nach der aktuellen Gesundheitsforschung zum Schutz vor den Auswirkungen der Demenz nahezu alles richtig machen. Er stellt damit nicht die Krankheit und die offensichtliche Pathologie infrage: „Die Abbau- und Degenerationsprozesse funktionieren immer, und je ungünstiger die Bedingungen, desto schneller schreiten sie voran." (Hüther 2017, S. 41). Das Kloster dieser Nonnen stehe für besonders günstige Bedingungen, die dazu führen, dass

- die Neubildungen von Nervenzellen (Neuroplastizität) und deren Regenerationsfähigkeit erhalten bleiben,
- die Versorgung und der Stoffwechsel von Sauerstoff und Zucker optimal sei,
- und es sich bis zuletzt lohnt, sich anzustrengen und über sich hinauszuwachsen, mit der Freude am Entdecken und Gestalten (Hüther 2017, vgl. 39 ff).

Gerald Hüther sieht damit die Bestätigung eines wichtigen psychologischen Konzeptes zur Entstehung von Gesundheit. Aaron Antonovsky hat dies „Salutogenese" (vgl. Abb. 2.2) genannt, sie wird in Kap. 5 zur Gesundheits-

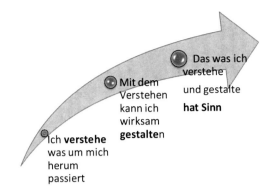

Abb. 2.2 Die "einfache" Formel der Salutogenese kann in einem sicheren System mit einem festen Weltbild und einen unzweifelhaften Handlungsauftrag gut umgesetzt werden.

förderung skizziert. Drei wichtige Grundregeln zum „Gesund bleiben" stützen innerlich die Klostermauern in diesem Orden (Hüther 2017, vgl. S. 49):

- *Verstehbarkeit*
  Nonnen haben in der Regel ein stabiles Weltbild und einen Glauben, mit dem sie alles erklären und verstehen können.
- *Gestaltbarkeit*
  Nonnen können das, was sie verstanden haben, umsetzen und sich in ihrer Selbstwirksamkeit entfalten, innerhalb der Gemeinschaft und außerhalb in ihrer pädagogischen Arbeit mit schwierigen Jugendlichen.
- *Sinnhaftigkeit*
  Nonnen betrachten das, was sie verstanden haben und gestalten können, als sinnvoll. Daraus ergibt sich ein starkes Gefühl der inneren Stimmigkeit („Kohärenz") ohne innere Widersprüche oder Spaltungen. Das Leben ist im Gleichgewicht, deshalb werden „Nonnen wie übrigens auch Mönche seltener krank" (Hüther 2017, S. 46). Auch infolge der sicheren Umgebung gebe es weniger Stress- oder Notfallreaktionen. Anstelle lähmender Ängste gelingt es,

  - die „angeboren Freude am Lernen … und damit an der Lebendigkeit" (Hüther 2017, S. 100),
  - das „Gefühl für den eigenen Körper" (Hüther 2017, S. 93),
  - die tiefe Sehnsucht nach Verbundenheit in der Begegnung mit anderen Menschen (Hüther 2017, S. 99) oder
  - die Erfüllung in ehrenamtlicher Tätigkeit (Hüther 2017, S. 112)

  zu erhalten oder wieder zu entdecken.
  Am Schluss des Buches wagt Gerald Hüther die Prognose, dass sich der aktuelle Trend des relativen Rückgangs der Demenz so fortsetzen könne, wie seinerzeit bei der Pest, nachdem ihre Ursache erkannt war. Denn den typischen „Ruheständler" gebe es immer weniger, immer mehr ältere Menschen erleben die so wichtige innere Stimmigkeit im Zusammenleben, im Ehrenamt, im Engagement und in dem Selbstbild ein „golden ager" zu sein (Hüther 2017, S. 112).
  Ganz aktuell hat die WHO neue Leitlinien zur Prävention von Demenz herausgegeben. Sie sind nicht so visionär wie der beschriebene Entwurf, aber stärken den Optimismus, dass es Möglichkeiten zur Vorbeugung der Demenz gibt.

Praxistipp 2: Wer mit 70 dement werden möchte, muss mit 50 anfangen …
Mit diesem Gedanken möchte ich auf meine kleine Schocktherapie in Demenzfortbildungen hinweisen. Wir können davon ausgehen, dass die demenziellen Veränderungen im Gehirn schon 20 Jahre vor der Diagnose beginnen. Wir alle kennen Wortfindungsstörungen, Vergesslichkeit und kognitive Ausfälle. Das kann Folge von Stress sein, aber es sind auch Symptome der Demenz. Das macht betroffen und wer betroffen ist, ist eher bereit, Neues zu lernen. „Aber wer mit 70 dement werden möchte, muss mit 50 anfangen …" und dann kommt irgendwann mein Spruch und die entlastenden Lacher: „Von nun an sind wir in der Selbsthilfegruppe zur Prävention der Demenz." Die Lerninhalte werden damit wichtig für das eigene Leben. Fast alles was uns langfristig (aber ohne Garantie) vor einer Demenz schützt, ist auch für die Arbeit mit Menschen mit einer Demenz hilfreich und führt zu neuen Ideen im Umgang und in der Betreuung. Aber viel wichtiger: Alle präventiven Erkenntnisse schützen nicht nur vor einer Demenz, sondern sind Grundlage des gesundheitsbewussten Verhaltens. Und schon gibt es – neben den Lerninhalten zur Betreuung – mit der Betroffenheit und dem Gemeinschaftserleben einer Selbsthilfegruppe ganz nebenbei eine kurze wirksame Schulungseinheit zur Gesundheitsförderung mit der Offenheit für ein Aha-Erlebnis.

2.8   Raus aus der Angst – rein in die Prävention

Mit der achten Annäherung möchte ich den Argumentationskreis schließen. Wenn die Ausgrenzung und Stigmatisierung von Menschen mit Demenz bis hin zur menschenverachtenden Aufforderung zum Senizid eine Folge der Hilflosigkeit aus Angst der Gesunden ist, reicht es nicht aus,

- einen Sinn in der Demenz für möglich zu halten und danach zu suchen (Abschn. 2.1),
- den Blick auf das Glückserleben in der Musik und das Eingebundensein zu richten und damit den Wert eines demenzfreundlichen Umfelds zu erkennen und Fehler zu vermeiden (Abschn. 2.2, 2.3 und 2.4),
- schwierige Situationen konsequent als Herausforderung an die Professionalität zu betrachten und neue Lösungswege zuzulassen (Abschn. 2.5 und 2.6),
- oder sich von den neurowissenschaftlichen Erkenntnissen inspirieren zu lassen (Abschn. 2.7).

Je mehr ein gesunder (oder noch nicht an Demenz erkrankter) Mensch dieser Krankheit aktiv vorbeugen lernt, desto mehr kann er oder sie in die eigene Kraft durch das Erleben von Selbstwirksamkeit kommen. Er oder sie bekommt möglicherweise gerade in der Konfrontation mit einer schweren Krankheit einen persönlichen Entwicklungsschub.

Demenzprävention wirkt damit auf mehreren Ebenen, es kann die Haltung zum Leben ändern, einen gesünderen Lebensstil fördern und gleichzeitig Handlungsperspektiven in der Arbeit mit Menschen mit Demenz eröffnen. Wissenschaftlich fundierte Anregungen dazu gibt eine aktuelle Leitlinie, die ich im Folgenden skizzieren und ergänzen möchte.

2019 hat die WHO eine Leitlinie zur Prävention von Demenz herausgegeben. Angesichts der erwarteten Steigerung von weltweit 50 Mio. Menschen mit Demenz auf 150 Mio. im Jahr 2050 liegt der Schwerpunkt in der verhaltensbedingten Prävention, denn wirksame vorbeugende Medikamente sind nicht in Sicht. Vor Vitaminen und Nahrungsergänzungsmitteln wird gewarnt, vermutlich weil auch unermüdlich mit provokanten Titeln die angeblich schützende Wirkung von Vitaminpräparaten beworben wird (z. B. *Die Alzheimer-Lüge* von Michael Nehls oder *Schluss mit dem Demenz-Gejammer!* von Sophie Ruth Knaak).

„Wenig überraschend konzentriert sich die Leitlinie ,Risk Reduktion of Cognitive Decline and Dementia' auf bekannte kardiometabolische Risikofaktoren wie Bewegungsmangel, Alkohol und Tabakkonsum, Übergewicht, ungesunde Ernährung, Diabetes und Hypertonie; diese gehen alle auch mit einem erhöhten Demenzrisiko einher." (ÄrzteZeitung Erste WHO Leitlinie, 14.05.2019).

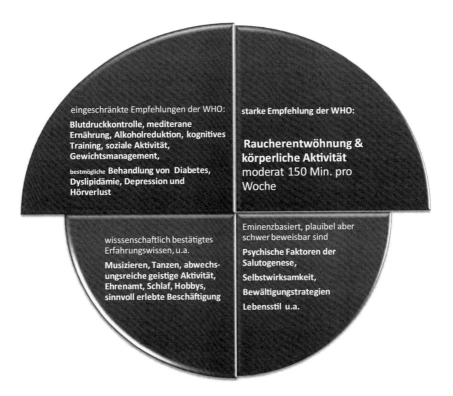

Abb. 2.3 Bekannte schützende Faktoren bei Demenz, die oberen Viertel sind von der WHO empfohlen, die unteren sind lange bekannt und werden in den folgenden Jahren eine starke wissenschaftliche Empfehlung bekommen

Diese Erkenntnisse schule ich seit 30 Jahren, jetzt liegen so viele Studien vor, dass auch die wissenschaftliche Weltgemeinschaft überzeugt ist. Es ist eine Frage der Zeit, wann es eine ausreichende Zahl von Studien zu den Erkenntnissen gibt, von denen ich seit 20, 10 oder 5 Jahren berichte.

Die Thesen von Gerald Hüter werden von der WHO noch nicht genannt. Nach den wissenschaftlich strengen Kriterien der Evidenzbasierung lassen sich die vielschichtigen psychischen Fragestellungen vermutlich erst in vielen Jahrzehnten beweisen. Aber sie sind plausibel, haben keine Nebenwirkungen und verbessern schon jetzt die Lebensqualität. Ist es dann sinnvoll, auf weitere Studien zu warten oder können wir schon mit der Umsetzung beginnen?

Die Abb. 2.3 zeigt, dass von den derzeit diskutierten, lange bekannten und erforschten präventiven Maßnahmen nur zwei uneingeschränkt als starke Empfehlung genannt werden – die Bewegung und die Raucherentwöhnung –.

Selbst die Erkenntnisse zur vorbeugenden Wirkung von geistiger Aktivität, dem Musizieren und anregender Beschäftigung haben (noch) nicht die unangefochtene Evidenz. Aber es gibt zu diesen offensichtlich wirksamen Maßnahmen eindeutige Empfehlungen von Experten, wir sprechen dann von „eminenzbasiert". Viele davon gehen auch unter dem Aspekt der angemessenen Beziehungsgestaltung in den Expertenstandard Beziehungspflege bei Menschen mit Demenz ein.

2.9   Erstes Fazit: Professionalität für demenzfreundliche „paradiesische" Erfahrungen

Der Ausflug in das Wesen der Demenz zeigt, dass wir genug Wissen haben und auf vielen Ebenen handeln können, um eine tragfähige Kultur zu gestalten, die jeden Augenblick für Menschen mit schwerster Demenz Geborgenheit ausstrahlt und persönliche Entfaltung zulässt. Dabei spreche ich ganz bewusst von der Kultur und nicht von einer 24-stündigen Betreuung. Eine demenzfreundliche Kultur ist auch mit bestehenden Personalschlüsseln möglich, das habe ich in vielen IQM-Demenz-Einrichtungen und in den AWO Servicehäusern in Kiel erleben dürfen.

Das Betreuungskonzept lässt sich in 2 Sätzen zusammenfassen:

> „Unter Milieutherapie wird bewusstes therapeutisches Handeln zur Anpassung der materiellen und sozialen Umwelt an die krankheitsbedingten Veränderungen, der Wahrnehmung, des Empfindens, des Erlebens und der Kompetenzen der Demenzkranken verstanden."
>
> „Die Milieutherapie soll den Demenzkranken trotz der zunehmenden *Adaptionsstörungen* an die Umwelt ein *menschenwürdiges*, ihrer *persönlichen Lebensgeschichte* angepasstes und möglichst *spannungs- und stressfreies* Leben ermöglichen." (Bruder und Wojnar 1994, S. 234; der Autor hat dabei Begriffe kursiv gestellt).

Zur Zeit unserer Aufbruchstimmung in der Deutschen Expertengruppe Dementenbetreuung haben 1994 die beiden Nervenärzte und Demenzpioniere

Jan Wojnar und Jens Bruder dieses kleine Manifest in der Deutschen Ärzte-zeitung formuliert. Ungebremst könnte ich dazu einen ganzen Tag reden und jeden kursiven Begriff mit einem Vortrag erläutern.

Damit wir uns nicht im Wissen, in Erfahrungen und Anforderungen verlieren, haben wir das IQM Demenz entwickelt. Es war Dr. Jens Bruder, der in der Ent-wicklungsgruppe jede einzelne Anforderung des IQM Demenz immer wieder hinterfragte: „Was hat der Demenzkranke davon?" Damals haben wir übrigens von dem oder der Demenzkranken gesprochen, weil in der Politik und Öffentlichkeit der Eindruck herrschte, Demenz sei keine Krankheit sondern Folge des normalen Alterungsprozesses. Damit hätten Menschen mit Demenz keinen Anspruch z. B. aus Mitteln der Krankenkassen und Gesundheitssorge. Auch heute sind Menschen mit Demenz von bestimmten Leistungen der Krankenkasse faktisch aus-geschlossen, aber das ändern wir nicht mit einem Begriff.

Im IQM Demenz bewerten Einrichtungen und Institutionen eigene Erfahrungen mit den Erkenntnissen der Experten und stellen sich ganz auf die Menschen mit Demenz ein. Bald werden in Deutschland 2 Mio. Menschen daran erkrankt sein. Es ist eine so relevante Zielgruppe für unser Gesundheits- und Versorgungs-system, dass es sich lohnt, sich mit einem intelligenten Qualitäts-, Personal- und Organisationssystem auseinanderzusetzen.

Mein persönliches Ziel ist, dass für möglichst viele Menschen mit Demenz das paradiesische Gefühl im Hier und Jetzt Wirklichkeit wird, nicht nur in wenigen Augenblicken am Tag sondern als gemeinsames kulturelles Erleben.

Dafür braucht es Kompetenzen auf vier Ebenen, so wie in der Abb. 2.4 dar-gestellt

- Für den Menschen mit Demenz werden durch gute Diagnostik, Therapie und Pflege die inneren Auslöser des herausfordernden Verhaltens erkannt und optimal behandelt.
- Die Familie, bürgerschaftlich engagierte Menschen und professionell Pflegende finden eine Haltung, in der sie begeistert einer sinnerfüllten Tätigkeit nach-gehen.
- Die Leitungen bekommen Rückenstärkung und Instrumente, dass sie charismatisch eine demenzfreundliche Kultur gestalten, alle Beteiligen in ihr Boot nehmen und kreativ neue Erkenntnisse umsetzen.
- Die Gesellschaft denkt und steuert um, von der totalen Misstrauenskultur hin in eine totale Vertrauenskultur, in der sich alle Beteiligten aus der Geborgenheit des Teams und im Heim oder der neuen Heimat mit den verbliebenen Fähig-keiten sinnerfüllt und selbstwirksam entfalten können (Abb. 2.4).

Dies bleibt eine Utopie, es wird nicht zu 100 % gelingen. Bisher lassen sich Schmerzen oder Depression nicht immer vollständig behandeln, nicht alle Mit-arbeitenden bekommen wir in dieses Boot, manch eine Leitungskraft schafft es einfach nicht zum charismatischen Vorbild, blockiert engagierte Teams oder stinkt

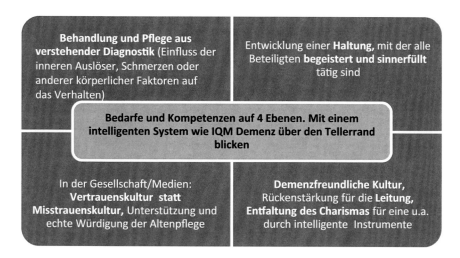

Abb. 2.4 Auf vier Ebenen ist Handlungsbedarf. Eine hohe Verantwortung liegt in der Politik, der Gesellschaft und der Medizin. Aber das Wissen darum, wer noch welche Hausaufgaben zu machen hat, unterstützt die Motivation für die Betreuung von Menschen mit Demenz

sogar wie der berühmte Fisch vom Kopf her. Manch ein Träger sorgt sich mehr um Renditen und Gewinne als um die Lebensqualität in einem demenzfreundlichen Milieu.

Aber das sind die Gründe, die uns davon abhalten, in vielen kleinen Schritten das „Richtige" zu tun und uns konsequent in die richtige Richtung zu orientieren. Wie schon das Wort ausdrückt: Alle Wege sind richtig, wenn die Richtung stimmt. Sind Sie dabei?

2.10 Zweites Fazit: Demenzfreundliche Einrichtungen werden zum Trendsetter für das Management

In den vorausgehenden Abschnitten wurde deutlich, dass Menschen mit Demenz dann gut versorgt sind, wenn bewährtes Wissen und Erfahrung im Alltag gelebt wird. Wenn dieses Erfahrungswissen dann durch Studien und neurowissenschaftliche Erkenntnisse Bestätigung findet – umso besser. Mit einem kleinen Ausflug in die Praxis möchte ich in das zweite Fazit einführen.

Praxistipp 3: Ansteckende Begeisterung durch Highlights im Alltag
In meinen Schulungen für Betreuungskräfte frage ich jedes Jahr nach Highlights und wir suchen gemeinsam danach, was warum so wirksam und begeisternd war. Wenn es passt, füge ich Aussagen aus unseren Konzepten, Arbeitshilfen und Standards hinzu und ordne die Erfahrung in weitere

> Erkenntnisse ein. Wer weiß, ob es die Bestätigung des inneren Wissens durch Schulungsinhalte ist, die ansteckende Begeisterung eines Highlights, der Blick auf das was richtig gut ist oder, oder, oder … In den Murmelgruppen (einige Minuten Austausch mit Tischnachbarn) oder in den Pausen entstehen oft Aha-Erlebnisse, neue Ideen und die Neugierde, es in der eigenen Gruppe auszuprobieren. Mein Part ist dabei nur die Würdigung, die Rückenstärkung und Bestätigung, was fachlich sinnvoll, begründbar und damit richtig ist.

Lassen sich diese Erfahrungen auch auf die Managementebene übertragen? Möglicherweise ist die Diskrepanz zwischen dem erlebten Alltag und der Theorie, den Managementmodellen und den Beratertipps in keinem anderen Bereich so groß wie in der Altenpflege.

2.10.1 Je stärker die Widersprüche, umso größer die Visionen?

In unserem Spannungsfeld können eigentlich nur Visionen helfen, als Kraftquelle in und aus dem alltäglichen Wechselbad extrem hoher Qualitätserwartungen, den Versprechungen aus einem „Rund-um-glücklich-Paket" durch eine Teilkaskoversicherung (SGB XI) mit Vollkaskoerwartung, dem schlechtem Image der Pflege, dem Helfersyndrom, den engen wirtschaftlichen Grenzen, der Pflege- und Personalnot.

Mich haben die Vorträge von Gerald Hüther inspiriert, der den Elfenbeinturm verlassen hat und mit neurowissenschaftlichen Erkenntnissen und Anekdoten Therapeuten, Lehrer, Eltern und auch Managern zu einer neuen Haltung und zu neuen Wegen anregt. Auf der Internetseite von Gerald Hüther gibt es eine umfangreiche Auswahl interessanter Informationen und Filmsequenzen (www.geraldhuether.de).

Es beginnt mit einer einfachen Erkenntnis: Ein evolutionäres Urprinzip ist das Wachstum aus dem Zusammenspiel von Sicherheit und Bindung sowie von Autonomie und Neugierde. Für Menschen mit Demenz geht es weniger um Wachstum, sondern um Erhalt und Kompensation. Eine förderliche Umgebung im Spannungsfeld von Geborgenheit und Neugierverhalten im ganz subjektiven Erleben kann neuroprotektiv wirken.

Mitarbeitende können umso besser in diesem Sinne fördern und den milieutherapeutischen Rahmen schaffen, wenn sie in einer Einrichtungskultur leben, in der genau das selbstverständlich ist. So können sie möglichst in täglicher Begeisterung ihre Potenziale zwischen der vertrauensvollen Unterstützung durch eine inspirierende Leitung und dem Erleben von Selbstwirksamkeit entfalten. Getragen von der Demenzpionierstimmung der 1990er-Jahre habe ich das oft erlebt. Das Kap. 4 beginne ich mit einem Ausflug in diese Zeit (Kap. 4)

Pflegende berichten, wie sie vor der Arbeit einen inneren Schalter umlegen und eine ganz authentische Freundlichkeit und Begeisterung für den Moment leben und alle privaten Sorgen hinter sich lassen. Ähnlich wie im Risikosport kenne ich diesen Flow, wenn es notwendig ist, sich in der Begegnung an den Grenzbereichen des menschlichen Seins 100 % und mit allen Sinnen auf einen Menschen einzulassen – in extrem herausforderndem Verhalten oder in der Sterbebegleitung –.

Auch bei Leitungskräften habe ich eine ansteckend inspirierende Begeisterung wahrgenommen, die man charismatisch nennt. Aus dem Blickwinkel der Neurowissenschaften bringt Gerald Hüther dies in einem Lufthansa-Exklusiv-Interview auf den Punkt:

> „Wir brauchen zumindestens eine andere Führungskultur. Wir brauchen Manager, die mit Leidenschaft führen und ihre Mitarbeiter begeistern. Eine der wichtigsten Erkenntnisse der Hirnforschung ist, dass Menschen nur dann ihre Potenziale entfalten, wenn sie sich für etwas begeistern. Dann geht die Gießkanne mit dem Dünger fürs Hirn an. Begeisterung ist deshalb so bedeutsamer und effektiver Verstärker für neuronale Umbauprozesse. Bis ins hohe Alter kann jeder Mensch neue Vernetzungen in seinem Gehirn aufbauen. Doch das passiert nicht mittels Gehirnjogging oder unter den Bedingungen des routinierten Alltagsbetriebs, sondern eben nur durch Aktivierung der emotionalen Zentren im Hirn." (Hüther 2016).

Sind also Einrichtungen, die sich gemeinsam mit den Menschen mit Demenz und all ihren extremen Herausforderungen auf den Weg machen, für diese Managementvisionen besonders geeignet, weil diese Kultur als eine notwendige Bedingung für die Arbeit mit der Zielgruppe gelebt werden muss?

Werden damit die Heimleiter vom Schmuddelkind der Nation zum Trendsetter des visionären Managements? Warum nicht, auch die Philosophie spricht in der Dialektik davon, dass sich eine Synthese aus These und Antithese bildet, die umso genialer wird, je größer die Spannung in der Polarität ist.

2.10.2 Voraussetzung ist nicht Charisma zu können, sondern Charisma zu wollen

IQM Demenz ist ein strukturierendes System zum intelligenten Management der Qualitäts-, Personal- und Organisationsentwicklung. Es setzt auf Instrumente, ritualisierte Fragen zur Entwicklung durch Selbstbewertung und nicht auf Beratertipps für die Führungsperson. Eine Voraussetzung ist Charisma zu wollen.

Es wäre so einfach, vom feudalen über den demokratischen Führungsstil direkt in das Management 4.0 oder 5.0 zu springen. In der Literatur, in Vorträgen, in Folien oder im Netz kursieren umfangreiche Kataloge an Verhaltensvorschlägen und an Anforderungen zur Entfaltung der Persönlichkeit für die Leitungskraft. Auf eine kleine Auswahl werde ich in Kap. 5 zur gesundheitsbezogenen Führung oder Kap. 4 zum Expertenstandard Beziehungspflege Demenz nicht verzichten.

Aber wer hat das alles gelesen, gelernt, verinnerlicht und setzt alles selbstverständlich im Leitungsalltag um? Sind Sie dieser Superman? Oder kennen Sie so einen?

Ich kenne jedenfalls auch viele, die grandios mit utopischen Gedanken scheiterten und dann verbittert „autoritär lernten".

IQM Demenz gibt keine Rezepte, sondern fragt nach, wie konkrete Anforderungen im Alltagshandeln und im Management be- und erkannt oder gesehen, umgesetzt oder gelebt werden. Das Was und Wie ergibt sich im Erkennen der eigenen Potenziale und in innovativen Qualitätsverbesserungsprojekten, mit denen neue Impulse möglichst nachhaltig in die Leitungskultur verankert werden.

Praxistipp 4: Beides können: Potenzialentwicklung und Leitung einer „Beutetierherde"

In den AWO Servicehäusern in Kiel haben wir seit vielen Jahren die 2-tägige Fortbildung „Pferdeflüsterer" für Mitarbeitende in Leitungsfunktionen. Zunächst waren es interessierte oder neue Einrichtungs-, Abteilungs- und Pflegedienstleitungen (PDLs) oder deren Vertretungen, später dann auch Schicht- oder Praxisanleiter. Es sind oft Mitarbeitende die das Herz am richtigen Platz haben, fachlich Vorbilder und Leistungsträger sind, aber bei denen es nicht schadet, wenn sie noch Handwerkszeug für die Leitungsrolle, für Delegation oder andere Leitungskompetenzen erarbeiten. Es stehen sich 10 Teilnehmende und 3 Seminarleitungen gegenüber: Unsere Qualitätsbeauftragte ist begeisterte Reiterin und bringt den arbeitspsychologisch pragmatisch-effizienten Blick mit, ihre Freundin ist Reittherapeutin und Feldenkraistrainerin und leitet das Führen der Pferde und die Achtsamkeitsübungen an. Mein Job ist es, zunächst Videos zu machen und damit dann die Selbsterfahrung zu begleiten und diese auf das berufliche Feld zu übertragen.

Ziel ist ein erfahrungsbasiertes Lernen, durch bisher nicht ausreichend genutzte Wahrnehmungs- und Kommunikationsfähigkeiten und das Erkennen und Einsetzen der Körpersprache, um die eigene Haltung und das Gesagte in Übereinstimmung zu bringen.

Echte Aha-Erlebnisse sind durch das unmittelbare Erleben in der direkten Begegnung und im Leiten und Führen von 500 kg schweren Tieren sehr wahrscheinlich, denn die Tiere merken sofort, ob die äußere Haltung mit der inneren Haltung übereinstimmt.

Der erste Tag ist eine Outdoor-Erfahrung auf einer Koppel mit Pferdehaaren, Sonne, Staub oder Matsch. Ganz unmittelbar gilt es, mit einer kleinen Herde und Pferden mit unterschiedlichen Charakter in Kontakt zu treten und Vertrauen aufzubauen. Das Führen um Hürden und Barrieren erfordert eine eindeutige Körpersprache, Präsenz und innere Haltung. Es gelingt leichter konzentriert, eindeutig und entschlossen in Kontakt zu treten, wenn vorher eine innere Zentrierung oder eine kleine Feldenkraisübung zur Achtsamkeit gemacht wird. Mit den Pferden üben

Mitarbeitende nebenbei zentrale Kompetenzen, um zu delegieren und in kritischen Situationen führen zu können.

Der zweite Tag findet indoor statt, dient der Reflexion und dem Transfer auf den Alltag durch ein Paarinterview, das Videofeedback in der Gruppe und deren anerkennende Rückmeldung.

Viele Themen für den Führungsalltag entstehen aus der Erfahrung und Beobachtung mit den Pferden: Teamdynamiken, herausfordernde Rollen, Leiten, Führen, Motivieren, Ziele setzen und delegieren. Durch das Vertrauen untereinander sind Übungen und Rollenspiele möglich, um konkrete Handlungsperspektiven im beruflichen Alltag zu erarbeiten. Die Erkenntnisse werden abschließend in einer Selbstverpflichtung konkretisiert. Die gemeinsame Erfahrung in der Gruppe ist eine gute Voraussetzung der weiteren abteilungsübergreifenden Zusammenarbeit und sie ist eine Basis für unsere kontinuierliche Unterstützung.

Diese Erfahrung ist intensiv, die Teilnehmenden genießen es, aus dem Alltag herauszutreten. Alle nehmen „ihre Videos" mit und manche hängen ihre Lieblingsfotos an ihren Arbeitsplatz, weil sie gute Laune machen. Wirkungsvolle Methoden aus dem Feldenkrais werden im Alltag besser integriert, weil sie mit einer bewegenden Erfahrung verknüpft sind. Kurze Entspannungsübungen sind nicht nur Stresskiller, sie werden auch als zentrales Instrument zur Klärung emotional aufgeladener Situationen genutzt. Das Training bleibt im Gedächtnis: Viele empfehlen es weiter oder schicken Kollegen im nächsten Jahr.

Managementtrainings mit Pferden sind nicht neu, aber es hat sich bei uns bewährt, diese unter handverlesenen Leistungsträgern einzusetzen, hierarchieübergreifend und interdisziplinär. Es entsteht in den Gruppen eine große Offenheit und Verbundenheit, die sich ganz selbstverständlich durch die gemeinsame Erfahrung in den Alltag trägt. Interessant ist, dass es in den sehr persönlichen Videofeedbacks bislang keine Rechtfertigung und kein beschämtes „Sich-erklären" gibt, so wie manchmal nach Rollenspielen. Die Frage „wie habt Ihr mich wahrgenommen" kommt häufig sogar direkt von den Teilnehmenden. Möglicherweise liegt dies daran, dass es für alle ein Abenteuer ist.

Unsere Lernmethode spricht ungewohnte Kanäle an. Das Setting vermittelt Fähigkeiten der Beobachtung, der Selbstwahrnehmung und des bewussten Einsatzes der eigenen Körpersprache (sog. Embodiment). Körpersprache und Gesprächsführung zueinanderzubringen, sich bewusst durch innere Haltung für schwierige Situationen und Gespräche zu stärken, ist unverzichtbar auch in der direkten Pflege. Dies ist bisher den Kollegen oft wenig bewusst.

Ein weiterer Aspekt betrifft die Sensibilität für die Entwicklung des eigenen Teams. Wir wünschen uns Mitarbeitende, die mitdenken, die sich einbringen, Eigeninitiative, Verbindlichkeit und Verantwortung zeigen, Kritik annehmen und immer wieder über sich hinauswachsen. Dies ist aber nur dann möglich, wenn die Atmosphäre nicht durch Machtkampf, Konkurrenz, Intrigen, „Zickenterror", Rechtfertigung, Opfermerkmale, Angst und damit Vermeidungsverhalten bestimmt ist. Das alles sind Hinweise darauf, dass uralte Überlebensregeln in einer Welt voller Gefahr das Teamverhalten auf das einer Beutetierherde reduziert. Angesichts der vermeintlichen Bedrohung würden alle untergehen, wäre es ein Team von selbstwirksamen Individualisten.

Wenn wir ein Beutetierverhalten beobachten, können wir fragen: Wo ist der Feind, der ein Team auf das Verhalten von Fluchttieren zurückwerfen kann? Gibt es eine geheime Leitung, die ein Vakuum erlebt und in den Kampfmodus geht um Leitungsfunktionen zu übernehmen?

Früher war es immer wieder notwendig, dass sich die Sippe wie eine Beuteherde verhält, der Stärkste schützt (Rolle des Leithengstes) und die Klügste versorgt und führt zu den besten Futterstellen (Rolle Leitstute). Diese kollektive Überlebensstrategie ist tief in uns verankert und wird in kritischen und herausfordernden Situationen reaktiviert. Nur dann ist eine Leitung hilfreich, die diese alte Rolle geübt hat und zum Fels in der Brandung von Engpass, Stress und Chaos wird. Aber aus der Felsenrolle gilt es sich spätestens dann zu verabschieden, wenn die Krise bewältigt ist und die gewürdigt wurden, die in dieser Zeit über sich hinausgewachsen sind.

Die Pferdeflüsterer vermitteln in nur 2 Tagen, Kompetenzen gezielt einzusetzen und durch Wissen und Reflexion neue Handlungsperspektiven zu erarbeiten. Diese Erfahrungen fördern den Zusammenhalt und das Teamgefühl und sie leisten einen Beitrag zur Gesundheitsförderung durch neue Kompetenzen zur Entspannung. Das Heraustreten aus dem Alltag wird auch als positiver Benefit des Arbeitgebers wahrgenommen.

Literatur

ÄrzteZeitung, Erste WHO-Leitlinie, 20 Empfehlungen zur Demenz-Prävention,14.05.2019. https://www.aerztezeitung.de/extras/druckansicht/?sid=988057&pid=976423. Zugegriffen: 24. Febr. 2020

Bruder J, Wojnar J (1994) Milieutherapie. Hamburger Ärzteblatt, 52, Hamburg, S 234–246

Hamborg M, Entzian H, Huhn S, Kämmer K (2003) Gewaltvermeidung in der Pflege Demenzkranker. Wissenschaftliche Verlagsgesellschaft, Stuttgart

Hüther G (2016) Lufthansa-Exclusive No 9, 2016 Interview Professor Gerald Hüther durch Angelika Janssen. https://kulturwandel.org/inspiration/interviews-und-texte/interview-lufthansa-exclusive/. Zugegriffen: 24. Febr. 2020

Hüther G (2017) Raus aus der Demenzfalle. Arkana, München

Senizid, wegweiser-demenz, Beiträge im Chat „Wohnen, Betreuung und Pflege" am 31.05.2019 und 01.07.2019. www.wegweiser-demenz.de/weblog-und-forum/rat-im-internetforum.html. Zugegriffen: 24. Febr. 2020

Einführung: Wie wirkt IQM Demenz?

3

Inhaltsverzeichnis

Nach dem Ausflug in das Wesen der Demenz und der Argumentation, warum genau in diesem Arbeitsfeld neuste Managementkonzepte prädestiniert sind, soll das integrierte Qualitätsmanagement Demenz (IQM Demenz) kurz vorgestellt werden. In jedem Abschnitt werden die Vorgehensweisen, die damit verbundenen Prinzipien und die Wirkungen auf die Einrichtung in einer Tabelle zusammengestellt.

3.1 Vorbereitung – der Start in das IQM Demenz

Wenn sich eine Einrichtung zur Einführung von IQM Demenz entschieden hat, beginnt der Prozess mit einem gemeinsamen Workshop für die Einrichtungsleitungen und den Qualitätskoordinator, schnell entsteht eine Gruppe von Gleichgesinnten. Mit dem Austausch untereinander wächst das Vertrauen für einen gemeinsamen 2-jährigen Prozess, manchmal sogar die Basis für Freundschaften, Kooperationen und Bündnisse (vgl. Tab. 3.1).

© Springer-Verlag GmbH Deutschland, ein Teil von Springer Nature 2020
M. Hamborg, *IQM Demenz in der Altenpflege,*
https://doi.org/10.1007/978-3-662-61311-5_3

Tab. 3.1 Personen und deren Wirkungen im IQM Demenz

Vorgehen	Prinzip	Beobachtete/erwartete Wirkung
Leitungen werden in dem ersten Workshop informiert und in IQM Demenz eingewiesen	– Träger und Leitung sind informiert, einbezogen und unterstützen das Projekt – **Vertrauen in** das Instrument und **die Gruppe** – Motivation durch Vorbild und Interesse der Leitung	– Mitarbeitende bekommen **„Freiräume" für die Weiterentwicklung ihrer Einrichtung** – Die Leitung unterstützt, steuert, entfaltet Charisma und ansteckende Begeisterung
Ein **Qualitätskoordinator** wird benannt und nimmt an allen IQM-Demenz-Terminen teil	Personalentwicklung, enge Anbindung an die Leitung in einem neuen Verantwortungsbereich	Der Qualitätskoordinator übernimmt die Steuerung und Organisation, er oder sie sorgt für Zeit und Raum
Moderatoren werden für die Qualitätsbereiche benannt und durch den „Qualitätskoordinator" unterstützt	– Personalentwicklung für Mitarbeitende, die im Team für eine moderierende und steuernde Funktion und zur fachlichen Weiterentwicklung aufgebaut werden sollen – Vorbereitung auf die Aufgabe auch durch IQM Demenz	Mitarbeitende fühlen sich gesehen, sie werden unterstützt im Ausprobieren einer neuen Rolle. Sie bekommen in einem definierten Bereich Verantwortung übertragen. Sie lernen andere Einrichtungen kennen, finden dort interessante und engagierte Kollegen, bekommen einen Motivationsschub und neue Ideen

Fragen und Bedenken werden geklärt, gegenseitige Erwartungen formuliert und die Arbeitsweise und das System vorgestellt. Je besser die Leitung informiert und beteiligt ist, desto wirkungsvoller entwickelt sich die Einrichtungskultur.

In der ersten Phase werden Moderatoren ausgewählt, um eine der 12 Selbstbewertungsgruppen zu leiten. Bestenfalls sind es Leistungsträger oder solche, die es werden können. Je nach Personalentwicklungskonzept können für 6 Qualitätsbereiche in zwei Phasen 3, 6 oder 12 Mitarbeitende ausgewählt werden, große Einrichtungen können auch 2 Personen schicken. Es müssen nicht immer Pflegekräfte sein, manche Einrichtungen haben davon profitiert, dass sie eine Verwaltungs- oder Hauswirtschaftskraft beauftragt haben.

Die Kompetenz in der neuen Rolle wird durch eine eintägige Schulung pro Qualitätsbereich erhöht. Die Themen werden für die eigene Einrichtung durchgearbeitet und die Erfahrungen mit Kollegen aus anderen Häusern ausgetauscht. So kommen die Teilnehmenden mit Fachwissen, Eindrücken, Erkenntnissen und vielen Aha-Erlebnissen aus anderen Heimen in die Einrichtung zurück.

3.2 Organisation – die Schulung vor Ort

Nach dem Workshop für die Leitungen beginnt die Schulung der ausgewählten Moderatoren immer gemeinsam mit dem Qualitätskoordinator (vgl. Tab. 3.2). Dafür ist bisher kein Tagungshotel vorgesehen, die Gruppe wird von einer beteiligten Einrichtung eingeladen. Dies senkt die Kosten und fördert die Gruppenbildung und die gegenseitige Unterstützung. Unverzichtbar ist die Besichtigung, mit Zeit für Nachfragen und Reflexion der Beobachtungen unter dem Fokus: Was hat Sie besonders beeindruckt, was nehmen Sie mit?

Da die Schulungsinhalte konkret das Handlungsfeld der Praxis abbilden, gibt es in den Kleingruppen sofort lebhafte Diskussionen. Ein Verhaken in die Themen ist kaum möglich, da die Kompetenz zur Moderation mit den zeitlichen und inhaltlichen Begrenzungen unmittelbar in der Kleingruppe erprobt wird und die Schulungsleitung den Arbeitsprozess im Auge behält und ggf. unterstützt. Manch spannende Diskussion muss dann mit einem Zwischenergebnis stehen bleiben. Dies hat den positiven Effekt, dass ein offenes Thema unterschwellig im Gehirn weiterarbeitet und dadurch neue Ideen und sog. intuitive Lösungen angeregt werden.

In dem direkten Erfahrungsbezug der Themen liegt auch der zentrale Unterschied zu anderen QM-Systemen.

Manchmal erinnere ich mich an die Ausreizung meiner Frustrationstoleranz, weil wir in einem halben Jahr die DIN ISO einführen sollten und ich die Prozesslogik der ingenieurswissenschaftlichen Norm auf unsere gute Praxis zu übertragen hatte. Es begegneten sich Welten im Denken und in der Sprache.

Tab. 3.2 Die Schulungen im IQM Demenz und deren Wirkungen

Vorgehen	Prinzip	Beobachtete/erwartete Wirkung
– IQM-Demenzschulungen finden vor Ort statt, jede Einrichtung lädt ein. Das System wird in einer Gruppe von 5 bis max. 10 Einrichtungen eingeführt – Es wird immer eine Hausführung eingeplant und die Eindrücke im kollegialen Dialog ausgetauscht	– Motivation in einer Gruppe „Gleichgesinnter", die sich gegenseitig wertschätzend unterstützen – Netzwerkbildung und Blick über den Tellerrand – Das Rad nicht immer neuer erfinden, voneinander Lernen	– Besichtigungen und der gemeinsame Erfahrungsaustausch eröffnen neue Perspektiven und inspirieren zu Aha-Erlebnissen – Es entsteht keine Konkurrenz, da jede Einrichtung einzigartig erlebt und gewürdigt wird – Die Selbstwirksamkeit und das fachliche Selbstbewusstsein werden gestärkt, schon allein durch den Fokus der Wahrnehmung auf das, was schon da ist. Das Glas ist also immer halb voll, bevor erarbeitet wird, was noch fehlt

Dies war ein wechselseitiger Prozess: Die Schwierigkeiten, die wir damit hatten, unsere kreativen Abläufe in der Norm zu beschreiben, hat auch die Norm beeinflusst. Unser leitender Auditor sagte mir einmal: Wir haben viel von Ihnen gelernt und konnten dies auch bei der Überarbeitung der Norm (von DIN ISO 9001 in DIN ISO 9000/2000) berücksichtigen. Etwas anders erging es mir in meiner Ausbildung zum Assessor der European Foundation for Quality Management (EFQM). Ich brauchte v. a. höchste Konzentration, die Anforderungen der einzelnen Kriterien zu begreifen, sie waren versteckt und verknüpft in langen Schachtelsätzen. Nach diesen Schulungen war ich – wie es so schön heißt – „platt" und reif für eine Rotweinmeditation.

Umso mehr freue ich mich in den IQM-Demenz-Seminaren an dem begeisterten Austausch der Teilnehmenden in der Schulung und den erfüllten, sprudelnden Gesprächen in den Pausen. Gründe dafür sind der inspirierende Austausch unter Gleichgesinnten und die Anforderungen, die direkt aus der Alltagswelt abgeleitet wurden.

3.3   Die Arbeit in sechs Selbstbewertungsteams

Die Moderatoren und Qualitätsbeauftragten werten oft schon auf der Rückfahrt die Eindrücke aus. Da sich die Gruppen überregional zusammensetzen, fördert der gemeinsame Weg nach einer gemeinsamen intensiven Erfahrung nicht nur das Fachwissen und den Zusammenhalt zwischen Leistungsträgern, sondern auch die gemeinsame Motivation, dies auf das eigene Selbstbewertungsteam zu übertragen.

Die Abb. 3.1 zeigt den Zusammenhang der 6 Qualitätsbereiche. Im Mittelpunkt steht die Arbeit mit dem Menschen; die Pflege, die soziale Betreuung, die Hauswirtschaft und Haustechnik haben engen Bezug zum Menschen. Es geht um Beziehungsgestaltung, um Haltung, Fachwissen und professionelles Handeln, um Milieutherapie, Lebensweltgestaltung und Problemlösungen ganz dicht am Menschen mit Demenz.

Eine gute oder begeisternde Arbeit vor Ort braucht ein Leitungsteam, das Unterstützung und Sicherung gewährleistet. Unter dieser Überschrift werden in dem ersten Ring 3 Qualitätsbereiche bearbeitet. Dabei ist *Personalmanagement* weit mehr als Fortbildungsplanung, Kompetenzentwicklung oder Platzierung, also die Suche nach dem richtigen Platz oder Aufgabenbereich zur persönlichen Entfaltung. Hier finden sich Themen aus den Bereichen Gesundheitsförderung, Teamleitung und -führung und die Ansatzpunkte, die eine Einrichtung für neue Mitarbeiter attraktiv machen. Hoher Gesprächsbedarf liegt in den Anforderungen für einen verlässlichen Dienstplan.

Im *Informationsmanagement* wird das zentrale Bedürfnis nach Informiertheit, Informationsfluss und Verstehen reflektiert. Hier ist der Austausch untereinander besonders wertvoll, denn eine Kommunikationsmatrix oder Pflegeplanung gibt es überall und auch die damit verbundenen Herausforderungen, alles in der knappen Zeit effizient, professionell und motivierend zu gestalten.

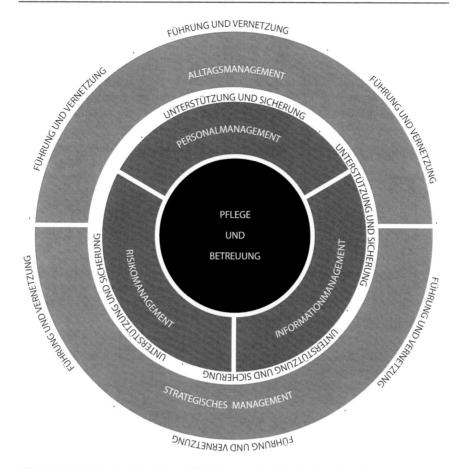

Abb. 3.1   Die 6 Qualitätsbereiche im IQM Demenz. Im Mittelpunkt steht die praktische Arbeit vor Ort, der Qualitätsbereich *Pflege und Betreuung*. Diese Arbeit wird durch das Management durch *Unterstützung und Sicherung, Führung und Vernetzung* gestärkt

Das *Risikomanagement* schützt und stärkt die Mitarbeitenden in der praktischen Arbeit. Die Anforderungen der Gefährdungsanalyse und Arbeitssicherheit werden im Erfahrungskontext bewertet und es wird deutlich, was eigentlich bekannt sein sollte und wie z. B. psychischen Belastungen vorgebeugt werden kann.

Diese drei Qualitätsbereiche stehen in direkter Verantwortung von Leitung, Pflegedienstleitung (PDL) und Qualitätsmanagement (vgl. Tab. 3.3).

Mit dem äußere Ring – *Führung und Vernetzung* – wird das Management oder das Leitungsteam gestärkt. Im *Alltagsmanagement* schlagen viele Themen eine Brücke zwischen den Mitarbeitenden und dem Träger oder der obersten Leitung. Dies betrifft nicht nur ethische Fragen und Alltagsprobleme, die auf einer höheren Ebene bearbeitet werden sollten. Je mehr bekannt ist, wie die Wirtschaftlichkeit durch das Management sichergestellt wird, umso besser können eigene Beiträge

Tab. 3.3 Die Qualitätsbereiche und deren Wirkungen im IQM Demenz

Vorgehen	Prinzip	Beobachtete/erwartete Wirkung
– 12 bereichs- und hierarchie-übergreifende Selbst-bewertungsteams für 3–6 Sitzungen zu 1½ h und Vorbereitungsaufgaben – Möglichst viele und unter-schiedliche Mitarbeitende sollten in diese 12 Teams (je 4–6 Personen) eingebunden werden	– Personalentwicklung für viele Einzelpersonen, Teamentwicklung und bereichsübergreifende Kommunikation – **Selbstwirksamkeit und** Aufgabenorientierung, Motivation durch **Partizipation, Trans-parenz, Identifikation** mit der Einrichtung	– Mitarbeitende erleben sich in einer verantwortlichen und gestaltenden Rolle – Sie lernen andere Bereiche kennen, dieser Perspektiv-wechsel fördert **gegen-seitige Wertschätzung** – Alle verstehen sich als Qualitätsbeauftragte. Je mehr Mitarbeitende in einer der Gruppen mitgestalten, umso größer ist die Wirkung auch auf die Zufriedenheit

dafür geleistet werden. Je mehr sich die Beteiligten im Selbstbewertungsteam von der obersten Leitung bei ihren großen täglichen Herausforderungen gesehen und unterstützt fühlen, umso mehr erleben sie die Loyalität von ihren Vorgesetzten, das wohl wichtigste Element gesundheitsbezogener Führung.

Im *strategischen Management* geht es neben der langfristigen Ausrichtung des Unternehmens auch um den Mehrwert, der sich durch die Weiterentwicklung von Vernetzung, Kooperation und Quartiersbezug entwickelt.

Wenn ein Haus ein Magnet für Ehrenamtliche und Praktikanten, für Kinder-gärten, Chöre und Vereine wird, profitieren alle von der Einbindung in den Stadt-teil, auch wenn die Personalschlüssel eng sind und bleiben. Viele Aktionen lassen sich nur umsetzen, wenn sie von Menschen im Quartier mitgetragen werden.

3.4   Das Instrument und die Phasen

Das Instrument IQM Demenz steht für jeweils 6 Qualitätsbereiche in zwei Phasen in Excel-Mappen zur Verfügung. Die Ergebnisse der Bewertung und Notizen zu den Anforderungen werden direkt eingegeben. Die Abb. 3.2 zeigt die insgesamt vier Phasen der Einführung über etwa 2 Jahre.

3.4.1   Eine Einrichtung lernt sich kennen – die Profilerhebung

In der Profilerhebung werden hintereinander in den 6 Qualitätsbereichen konzeptionelle Anforderungen abgefragt. Als Ergänzung zur beschriebenen Wirkung in Tab. 3.4 möchte ich einen typische Reaktionen nennen: „Das wusste ich ja noch gar nicht … Das ist wirklich alles schon geklärt und geregelt …"

Michaela Krumrey, Qualitätsmanagementbeauftragte vom Katharinenhof am Dorfanger, schreibt über Veränderungen in der Beziehung: „Zur Wirksamkeit lässt sich sagen, dass sich die Beziehungen sehr intensiviert haben. Alle Beteiligten sind

Tab. 3.4 Die Phase der Profilerhebung und die Wirkungen im IQM Demenz

Vorgehen	Prinzip	Beobachtete/erwartete Wirkung
Profilerhebung in 6 Qualitäts-bereichen (Pflege und Betreuung, Personalmanagement, Informationsmanagement, Risikomanagement, Alltags-management, strategisches Management)	– Mitarbeitende werden zu Experten in ihrem Qualitäts-bereich – In der Profilerhebung wird deutlich, was schon da ist und wer was wie macht – Konzepte werden hinterfragt und dazugehörige Abläufe benannt	– Mitarbeitende werden ernst genommen, sie erhalten Wertschätzung und geben Impulse durch Erkenntnisse aus dem Instrument und der Einführungsschulung – Sie erkennen den Ist-Stand zu konkreten konzeptionellen Anforderungen und Quali-tätsindikatoren – Als wertvoll wird der intensive Austausch zwischen den Arbeits-bereichen betrachtet, denn die Erfahrungen der Arbeits-bereiche werden gewürdigt

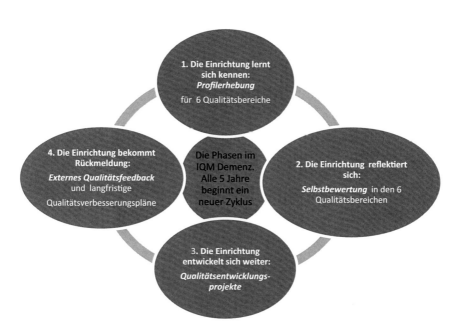

Abb. 3.2 IQM Demenz wird über 2 Jahre in vier Phasen eingeführt. Alle 5 Jahre soll dieser Prozess wiederholt werden. In der Zwischenzeit gibt es Workshops, in denen sich die Einrichtungen in ihren Projekten oder Herausforderungen unterstützen und den Stand der Qualitäts-verbesserungspläne vorstellen. Damit werden Synergien genutzt

eingebunden in ein Miteinander, die Geschäftsführung, die Einrichtungsleitung, die Pflegedienstleitung, die Kollegen im Bereich von Pflege und Betreuung, die Hauswirtschaft und Küche, die Verwaltung und die Haustechnik. Es ist erkennbar, dass alle ein gemeinsames Ziel verfolgen: die bisher erreichte Qualität zu verbessern, vorhandene Lücken zu erkennen und zu schließen. Der Austausch mit den Angehörigen und Betreuern findet auf Augenhöhe statt, offen und direkt." (Krumrey, zugegriffen am 24.Feb.2020?).

Für eine neue Leitungskraft ist die Teilnahme an den Gruppen ein Volltreffer, wenn er oder sie so kompakt in das Denken und Handeln der Einrichtung eingeführt wird und es gemeinsam kennenlernen und reflektieren kann. Einige Einrichtungen haben die Profilerhebung vor der Eröffnung der Einrichtung durchgeführt und so Startschwierigkeiten vermieden.

Das Vorgehen ist einfach, die Erkenntnisse werden sofort in Stichworten in die Excel-Tabelle eingetragen. Natürlich sind die Mappen so geschützt, dass eigentlich nichts „zerschossen" werden kann.

Neben dieser Protokollierung des Ist-Standes kommt auch Fleißarbeit auf die Mitarbeitenden zu: Aus den Bewohnerprofilen werden Indikatoren und Merkmale für das Qualitätsmanagement und den Entwicklungsprozess zusammengestellt. Dies bildet den Ist-Stand ab, wird er weitergeführt, haben die Einrichtungen einen tagesaktuellen Überblick auch über die Ergebnisindikatoren für die MDK-Prüfungen (Medizinischer Dienst der Krankenversicherung) und andere Kennzahlen wie die durchschnittliche Verweildauer. Dabei gilt es, eine doppelte Arbeit zu vermeiden: In den meisten EDV-Systemen der Pflege lassen sich Daten problemlos in Excel-Tabellen ziehen oder verknüpfen. Kleine Einrichtungen, die keine teure Software haben, bekommen mit den Tabellen ein hilfreiches Werkzeug geschenkt, andere nutzen und erweitern ihre bestehende Software (vgl. Tab. 3.5).

Tab. 3.5 Das Instrument und seine Wirkungen im IQM Demenz

Vorgehen	Prinzip	Beobachtete/erwartete Wirkung
– Instrument für die Selbstbewertungsgruppen auf Excel-Basis, hinzu kommen (selbstrechnende) Bewohnerprofile – Themen in jedem Qualitätsbereich werden auf die Sitzungen aufgeteilt und bearbeitet	Umfangreiches Expertenwissen geht in die Einrichtung und steht zur Selbstreflexion und Konzeptentwicklung zur Verfügung	Die Beantwortung der Anforderungen bietet einen schnellen Überblick zum Ist-Stand, auch für neue Mitarbeitende **Mehrwert:** – Bewohnerprofile ermöglichen auch kleinen Einrichtungen (ohne EDV-Dokumentation) diverse Kennzahlen inkl. Qualitätsindikatoren und kostenlosem Pflegegradmanagement – Zusatzbögen zum Personalmanagement bieten Grundlagen für eine professionelle Analyse des Dienstplans

3.4.2 Wertschätzender Ist-Soll-Abgleich in der Selbstbewertung

In der zweiten Phase schätzt sich die Einrichtung systematisch nacheinander in den 6 Qualitätsbereichen ein. Dafür stehen Kataloge mit konkreten Anforderungen zur Verfügung, die aus der kanadischen Vorlage und den Erfahrungen aus dem Bundesprojekt und den weiteren Gruppen entwickelt wurden. Bei aktuellen Veränderungen und neuen Erkenntnissen werden diese kontinuierlich fortgeschrieben.

Ein ritualisiertes Vorgehen in der Selbstbewertung schafft Sicherheit und Routine, die Fragen in der vorgegebenen Zeit zu beantworten und einzuschätzen. Auch in dieser Phase gibt es lohnende zusätzliche Fleißarbeit, so werden z. B. die Listen im Personalmanagement zur Steilvorlage für die Dienstplanoptimierung. Sie sammeln Daten, die die Einrichtung sonst in teurer Beratung erarbeiten würde (vgl. Tab. 3.6).

3.4.3 Qualitätsverbesserung und Prozessbegleitung

Die dritte Phase beginnt mit einer Schulung zum Projektmanagement. Dabei werden gemeinsam die drei ausgewählten Projekte diskutiert, präzisiert und wertvolle Anregungen und Erfahrungen von anderen Teilnehmenden berücksichtigt.

Tab. 3.6 Die Selbstbewertung und deren Wirkungen im IQM Demenz

Vorgehen	Prinzip	Beobachtete/erwartete Wirkung
Selbstbewertung in 6 Qualitätsbereichen	Die Selbstbewertung fokussiert die Umsetzung und weist auf Handlungsbedarf hin	Die Bearbeitung der Anforderungen stärkt das Selbstbewusstsein und die Selbstwirksamkeit. Es werden alle Ziele, Werte, Vorgehensweisen und Prozesse beleuchtet, Stärken und Schwächen erkannt. Dies betrifft auch aktuelle Fragen, z. B.: – Wie weit sind Sie auf dem Weg zum Magnethaus, dass Mitarbeitende, Ehrenamt und Kundschaft anzieht? – Wie weit sind Sie in der gesundheitsbezogenen Führung und anderen Managementanforderungen? – Wo sind Ihre Potenziale? Wo liegen Ihre Alleinstellungsmerkmale?
Im Themenspeicher werden Handlungsbedarfe dokumentiert und mit der Leitung besprochen	Der Handlungsbedarf wird erkannt. Was schnell erledigt werden kann, wird sofort umgesetzt. Alles Weitere geht in einen systematischen Qualitätsentwicklungsplan	Gute Ideen, Ziele und Maßnahmen ergeben sich direkt aus den Anforderungen des Instrumentes und dem Erfahrungsaustausch (in der Selbstbewertungsgruppe und durch die Schulung der Moderatoren)

Tab. 3.7 Beratung und deren Wirkungen im IQM Demenz

Vorgehen	Prinzip	Beobachtete/erwartete Wirkung
Beratungstage durch die Experten des IQM Demenz, 2 Tage sind im Gesamtpreis kalkuliert	Prozessbegleitung vor Ort und Beratung	Reflexion, Impulse von außen, Unterstützung im Entwicklungsprozess bei Projekten oder besonderen Herausforderungen
Durchführung von 3 Projekten aus dem Themenspeicher	Prioritätensetzung, systematische Bearbeitung und Vielseitigkeit sind gewährleistet, da sich die Einrichtungen der IQM-Demenz-Gruppe zu ihren Projekten abstimmen und gegenseitig inspirieren	– Bedarfe und Ideen werden systematisch umgesetzt – Pionier- oder Aufbruchstimmung und gegenseitige Motivierung und Austausch der Ergebnisse der Einrichtungen in der Gruppe

Hinzu kommt, dass ein Beratungstag für die Prozessbegleitung in dieser Zeit genommen werden sollte. In den ersten IQM-Demenz-Gruppen waren übrigens mehr Beratungstage einkalkuliert, es wurden aber durchschnittlich nur 2 Tage abgerufen. Viele Fragen können meist direkt geklärt werden, denn jede Schulung beginnt mit der Reflexion zum aktuellen Stand und es findet viel Austausch und kollegiale Beratung statt (vgl. Tab. 3.7).

3.4.4 Qualitätsfeedback – die Rückmeldung durch Fachleute

Die erste Runde endet mit der Zertifizierung durch ein 2- oder 3-tägiges Qualitätsfeedback. In Anlehnung an das kanadische Modell haben wir den Zertifizierer auch „Peer" benannt. Es geht dabei um eine kollegiale Rückmeldung auf Augenhöhe nach einem sehr intensiven Besuch und nicht um die Überprüfung von scheinbar objektiven Befunden. Die Grundlage sind zahlreiche Interviews zu den Anforderungen aus allen 6 Qualitätsbereichen. Immer 2 Personen werden zu einem Thema befragt und geben im Gespräch eine Einschätzung zu der Wichtigkeit, der Bekanntheit und der Umsetzung ab. Bei den Paarungen werden Trägervertreter, Leitung, PDL, Pflegefachkräfte, Betreuungskräfte, die Pflegedokumentation, Hauswirtschaft, Haustechnik, Personalvertretung, Hygienebeauftragte usw. genauso befragt wie An- und Zugehörige und Heimbeirat. Aus diesen Ergebnissen werden Stimmigkeitsprofile für die Bereiche errechnet und gegenübergestellt: Dabei werden die Einschätzungen aus der Selbstbewertungsphase denen aus dem Qualitätsfeedback und der abschließenden Rückmeldung der Fachleute von außen gegenübergestellt. Wer Zahlen, Daten und Fakten mag, hat damit eine reiche Quelle zum Erkenntnisgewinn (vgl. Tab. 3.8).

Tab. 3.8 Die Phase 4 – das Qualitätsfeedback und seine Wirkungen im IQM Demenz

Vorgehen	Prinzip	Beobachtete/erwartete Wirkung
Qualitätsfeedback: Jeweils 2 Personen (unterschiedlicher Bereiche/Hierarchien) werden nach dem Prinzip der Selbstbewertung befragt	– Zertifikat und Abschlussbericht – Stimmigkeitsprofil: Übereinstimmung der Sichtweisen, Werte und Ziele unter den Berufsgruppen, Angehörigen, Heimbeirat usw.	– Wertschätzung durch externe Fachleute auf allen Ebenen – Anregungen aus Interviews, teilnehmender Beobachtung und Erkenntnissen eines mehrtägigen Besuches

Unmittelbar interessant sind im Abschlussgespräch die Rückmeldungen zu den Ergebnissen, zu unterschiedlichen Meinungen und Eindrücken aus den Interviews, der Dokumentationssichtung und den Hospitationen in den Wohnbereichen. Im Gespräch und im Abschlussbericht wird der aktuelle Stand der Einrichtung umfassend gewürdigt. Alleinstellungsmerkmale, Leuchttürme und besondere Ressourcen werden genannt und natürlich auch die Themen, in denen Entwicklungsbedarf liegt. In den Qualitätsfeedbacks kann ich mich an keine Rechtfertigungen erinnern. Zumeist wurden vorab alle meine Anmerkungen und Nachfragen aus den Interviews unmittelbar nach den Gesprächen zusammengetragen und in den Teams ausgewertet.

Nach dem Qualitätsfeedback nutzen die meisten Einrichtungen ihre festen IQM-Demenz-Tage, um an den Rückmeldungen aus dem Qualitätsfeedback, an dem Themenspeicher und den neuen Projekten kontinuierlich weiterzuarbeiten.

Einige starten gleich mit dem nächsten großen Projekt und führen IQM Demenz nicht weiter, andere nutzen den Austausch in den Arbeitstagungen der Deutschen Expertengruppe Dementenbetreuung e. V. (DED) oder im Deutschen Qualitätsbündnis Demenz (DQD).

Zentrales Instrument ist der Qualitätsverbesserungsplan, mit dem sich die Einrichtungen gegenseitig über den Stand der abgeschlossenen, laufenden und geplanten Projekte informieren und die Erfahrungen zu den Themenfeldern in bewährter Offenheit austauschen (vgl. Tab. 3.9).

Tab. 3.9 Kontinuität im Austausch

Vorgehen	Prinzip	Beobachtete/erwartete Wirkung
Mitarbeit im Deutschen Qualitätsbündnis Demenz	Austausch der weiteren Projekte, Qualitätsverbesserungsplan	– Kontinuierliche Qualitätsverbesserung durch den Austausch im Netzwerk – Erfahrungsaustausch und Strategien zu aktuellen Herausforderungen

Literatur

Krumrey M, Katharinenhof am Dorfanger – Über Veränderungen in der Beziehung zu den Familienangehörigen und Betreuern. https://www.iqmdemenz.de/fileadmin/redaktion/iqm_demenz/erfahrung/8d_Erfahrungen_Katharinenhof_Fredersdorf.pdf. Zugegriffen: 24. Febr. 2020

Der Expertenstandard Beziehungsgestaltung bei Menschen mit Demenz – Triebfeder oder Managementvision für das Regal?

Inhaltsverzeichnis

Mit dem neuen Expertenstandard „Beziehungsgestaltung in der Pflege von Menschen mit Demenz" geht das Deutsche Netzwerk für Qualitätsentwicklung in der Pflege einen ambitionierten Schritt zurück nach vorn.

In den 1980er- und 1990er-Jahren gab es die erste große Aufbruchstimmung in der Pflege, immer mehr Menschen mit Demenz forderten unsere Kompetenz heraus. Mit den Fortschritten der Sozialpsychiatrie suchten wir nach anderen Wegen der Betreuung, wir begriffen das störende Verhalten als Herausforderung an unsere Professionalität und suchten in interdisziplinärer Zusammenarbeit nach neuen Perspektiven. Neue Ideen von charismatischen Leitungen bekamen mit Altenpflegepreisen öffentliche Unterstützung und es gab einen ansteckenden

© Springer-Verlag GmbH Deutschland, ein Teil von Springer Nature 2020
M. Hamborg, *IQM Demenz in der Altenpflege,*
https://doi.org/10.1007/978-3-662-61311-5_4

Erfahrungsaustausch der Praktiker. Daraus gingen die Deutsche Alzheimer Gesellschaft und die DED, die Deutsche Expertengruppe Dementenbetreuung e. V., hervor. Bis in die 2000er-Jahre gab es in der DED das „Blitzlicht", ein mehrstündiger moderierter Erfahrungsaustausch zu erstaunlichen Erfahrungen und „Wundern". Die besondere Wirkung von Musik, Berührung, Zuwendung, Validation, Biografiearbeit, der Einsatz von Tieren und viele heute selbstverständliche Handlungskonzepte wurden zusammengetragen, weiterentwickelt und sind heute Standard. All dies wurde mit der spezialisierten Dementenbetreuung auch in Rahmenvereinbarungen umgesetzt und gesondert finanziert. Später zertifizierte Erwin Böhm mit markigen Worten, komplexen Thesen und seitenlangen Biografien Einrichtungen und Christian Müller Hergel verbreitete die Gedanken von Tom Kitwood. Er führte erfolgreich das Dementia Care Mapping (DCM) mit dem englischen Lizenzmodell ein und die personenzentrierte Pflege nach Kitwood steht nun Pate für die personenzentrierte Pflege im Expertenstandard (Abb. 4.1). An dieser Stelle möchte ich einr Begriffsverwirrung vorbeugen. Der zentrale Begriff im Expertenstandard ist der Zungenbrecher „Person-zentrierung", da der bekannte Begriff der „Personenzentrierung" nur in Verbindung mit Tom Kitwood gebraucht wird. Aber der Begriff wird nicht nur in der UN Menschenrechtskonvention verwendet, viele werteorientierte Handlungskonzepte sind personenzentriet und unterscheiden sich nur in Nuancen. Im Folgenden spreche ich also nur dann von dem personenzentrierte Ansatz nach Kitwood, wenn es um Kitwood und DCM geht.

Andere Experten entschieden sich für die tägliche reflektierte Praxis. Mein Konzept „Normalität als Modell" und die „Schatzsuche" in der Arbeit mit Menschen mit Demenz blieben Phrasen in der Musik dieser Pionierzeit. Aber eine zentrale Frage bleibt bis heute: Wie gelingt es, die richtige Haltung zu vermitteln?

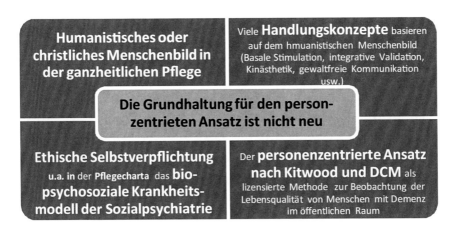

Abb. 4.1 Die philosophischen Ideen ordnen sich in die bestehenden Grundlagen vieler bisheriger Konzepte ein, Kitwood und Dementia Care Mapping *(DCM)* sind nur ein Beispiel

Wir veränderten die Sprache und „Oma, Insasse oder Pflegefall", das „Du" und Verniedlichungen kamen auf die Liste der verbotenen Worte. Wir vertieften die „Ich-Du-Beziehung" und übten in Rollenspiele den Perspektivenwechsel. Falsches Verhalten wurde als No-Go erkannt, benannt und sanktioniert.

Humanistische Konzepte und die ganzheitliche Pflege sollten den handlungsleitenden Rahmen spannen.

- Wir schrieben Leitbilder und suchten bei jedem nach letzten Ressourcen und existenziellen Bedürfnissen bei den Menschen mit Demenz.
- Wir formulierten seitenlange Pflegeplanungen und Biografiebögen.
- Wir setzen Pflegestandards für Mitarbeitende, die die gewünschte Haltung nicht von sich aus zeigten.

Im Zentrum stand die Begegnung mit dem Menschen mit Demenz, die wir durch das Qualitätsmanagement auf allen Ebenen absichern wollten. Das war und ist auch ein zentrales Ziel von IQM Demenz.

In dem nun eingeführten Expertenstandard spielt diese Zeit keine Rolle – dieser Entwicklungsprozess war noch nicht Gegenstand pflegewissenschaftlicher Forschung –. Aber die alten fachlichen Erkenntnisse finden sich alle wieder und werden sorgfältig als Erwartung an die Pflegefachkraft und die Leitung einer Einrichtung formuliert.

Es ist vielleicht ein Schritt zurück, Professionalität in der Gestaltung von Beziehungen durch einen Expertenstandard vorzugeben. Auch vor 30 Jahren haben wir Haltung und Verhalten vorgeben wollen. Im 21. Netzwerkworkshop zur Implementierung des Expertenstandards am 22.03.2019 war wieder etwas von der alten Stimmung zu spüren. Die Projekteinrichtungen und Kliniken setzten insbesondere mit Fallbesprechungen und Verstehenshypothesen Impulse in die Mitarbeiterkultur und Geschäftsführungen unterstützten den Pioniergeist. Die Projektteams zur Implementierung glichen ab, welche Anforderungen sie aus den Erläuterungen des Expertenstandards schon umsetzten und beschriebene neue Verfahren. In der Diskussion wurden erste Sorgen geäußert, wie wohl der Medizinische Dienst der Krankenversicherung (MDK) das alles prüfen werde.

Andreas Büscher verwies in seinem Abschlussstatement darauf, dass der § 113 SGB XI „grandios gescheitert" und damit „abzuschaffen" sei, da bislang kein Expertenstandard im Bundesanzeiger verbindlich veröffentlicht wurde. Trotzdem wird damit der derzeitige Stand des Wissens abgebildet, an dem sich alle zu orientieren haben.

4.1 Hundertprozentige Umsetzung oder kontinuierlicher Prozess

Die Kriterien an das Management zur „Anerkennungskultur", zur Arbeitsorganisation, zum Kompetenzprofil der Pflegefachkräfte und zur Haltung sind visionär – aber eindeutig – in den Empfehlungen formuliert. Es gab die einhellige Meinung in der

Netzwerkkonferenz, dass dieser Expertenstandard kaum zu 100 % umsetzbar sei und die Anforderungen eher einen kontinuierlichen Prozess unterstützen.

Visionen stehen im Regal oder sind Triebfeder für kontinuierliche Entwicklung. Dafür kann der vorgestellte Ausschnitt aus dem IQM Demenz eine wertvolle Unterstützung leisten, denn hier wird die Prozesshaftigkeit in dem fortlaufenden Verbesserungsprozess durch eine Bewertung der Prioritäten, der Bekanntheit und der Umsetzung erfasst.

Die Leitung bekommt eine kompakte Ist-Analyse und kann Schwerpunkte für eine langfristige Strategie setzen. Damit wird die Idee des Expertenstandards aufgegriffen, Entwicklungsimpulse für eine sich kontinuierlich entwickelnde Beziehungsgestaltung in der Arbeit mit Menschen mit Demenz zu setzen, die nicht wie ein Qualitätsstandard 1 zu 1 umzusetzen sind.

Die Leitungen können damit regelmäßig den Entwicklungsstand evaluieren, nachsteuern und nachweisen, wie sie sich an den Anforderungen orientieren.

Damit wird es zum Weg nach vorn. Aus bewährtem Wissen werden konkrete Anforderungen entwickelt, die Leitungsebene wird in die Verantwortung genommen und es lassen sich verbindliche Vorgaben für eine entbürokratisierte Dokumentation, für die generalisierte Ausbildung und die Weiterbildung und andere Herausforderungen ableiten. Damit zieht die Selbstbewertung rote Fäden in einem visionären Gesamtbild, wie sich die Struktur, die Konzepte und jeder und jede Einzelne entwickeln können.

4.2   Kann Haltung verordnet werden oder ist Haltung schon die Haltung?

Während es in den anderen Expertenstandards um das „Was" der Pflege, also um Verfahren und nachvollziehbare Dokumentationen geht, wird jetzt das „Wie" zum Standard: Es geht um die Haltung der Mitarbeitenden und um Kompetenzen der Beziehungsgestaltung.

Es gilt, als oberstes Ziel das „Personsein" zu erhalten, indem sich der Mensch mit Demenz gehört, verstanden, angenommen fühlt und mit anderen verbunden ist (Abb. 4.2). Dies müsse mit und durch alle Maßnahmen umgesetzt werden wie Christian Müller Hergel gerne betont.

Auch angesichts vieler neuer Begriffe und Wortschöpfungen und dem hohen Sprachniveau des Standards, stellen sich zwei Fragen:

- Können neue philosophienahe Begriffe bei Pflegefachkräften tatsächlich handlungsleitende Erkenntnisprozesse auslösen?
- Kann ein Expertenstandard wirksam eine personenzentrierte Haltung einführen sowie die dafür erforderliche Reflexionsfähigkeit und Empathie, den Perspektivenwechsel und ein hypothesengeleitetes Verständnis des Verhaltens von Menschen mit Demenz? – Psychotherapeuten haben diesen Weg nicht gewählt, aus guten Gründen bleiben sie bei ethischen Selbstverpflichtungen oder dem hippokratischen Eid und legen in den Ausbildungen einen hohen Anteil an Selbsterfahrung und Supervision fest.

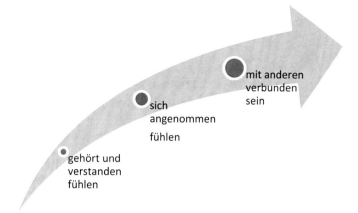

Abb. 4.2 Zentrales Ziel ist, dass sich der Mensch mit Demenz gehört, verstanden, angenommen und verbunden fühlt. Dies wird in dem Pfeil deutlich

Praxistipp 5: Ganz einfach Haltung durch Haltung üben: Freund oder Feind
In meinen Fortbildungen arbeite ich zum Thema „Haltung" mit Erkenntnissen der Hirnforschung. Die Grundaussagen des „Embodiments" lassen sich mit dem veranschaulichen, was immer mehr zum Alltagswissen wird: Wenn ich lächle, geht es mir automatisch besser. Wir können unsere Stimmung eher durch unser Verhalten beeinflussen als durch positive Gedanken. Eine besondere Relevanz hat dies bei dem sog. Abwehrverhalten in der Pflege.

In Millisekunden entscheiden Mensch und Tier, ob ihnen ein Freund oder ein gefährlicher Feind begegnet (Abb. 4.3). Im Gehirn sorgen dafür der kleine Mandelkern und die Mustererkennung über den Thalamus und zwar unmittelbar, sofort und vorbewusst: Kommt dort ein Freund? Könnte etwas bedrohlich sein? Wenn ja,

- muss ich mit einem potenziellen Feind kämpfen, weil ich mich stärker fühle?
- sollte ich besser fliehen?
- oder ist es besser, sich totzustellen?

Das dritte Reaktionsmuster, der „Totstellreflex" war überlebenswichtig im Kontakt mit großen Katzen, denn auch der berüchtigte Säbelzahntiger fraß bekanntlich kein Aas. Tatsächlich sind die Muster „Kampf-Flucht-Totstellen" in der Altenhilfe täglich zu beobachten:

- Der Kampf durch die körperliche Abwehr von Pflege, bis hin zum Schlagen, Kratzen, Beißen oder Kneifen.
- Die Flucht bei der „Hin- oder Weglauftendenz" oder die sog. senile Bettflucht im Krankenhaus.

- Der Totstellreflex zeigt sich in dem „Sich-noch-schlafend-Stellen", in der Versteifung und in anderen Symptomen der Depression oder bei der Psychose in einem Stupor, einer regungslosen äußeren Erstarrung.

Die Beziehungsgestaltung als „Freund" wird in Millisekunden definiert. Dies gelingt nur durch eine bewusst freundliche Haltung in der die Mimik, Gestik, Körperhaltung und Stimme unzweifelhaft deutlich macht: Hier kommt kein Feind. Es geht zunächst um den ersten unmittelbaren Eindruck, erst dann setzt die bewusste Ebene an.

In Schulungen üben wir, wie wir zu unserem Gegenüber die Haltung der freundlichen Begegnung einnehmen. Im persönlichen Feedback über die Wirkung werden Selbstreflexion und Empathie direkt erfahrbar. Dies ist eine ganz kurze Übung mit großer Wirkung.

Dabei kommt nicht darauf an, welche Haltung wir ausstrahlen möchten, sondern wie unsere Haltung von unserem Gegenüber erkannt wird. Aus diesem Grund sind Partnerübungen in Schulungen unverzichtbar und sogar ein Handyfoto dieser beziehungsfördernden Haltung kann als bleibende Erinnerung mitgenommen werden.

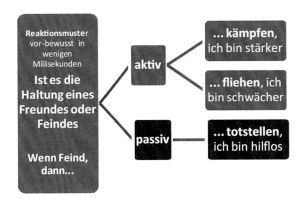

Abb. 4.3 Die drei vor-bewussten Reaktionsmuster wirken blitzschnell. Es geht um Freund oder Feind? Kommt ein Freund, ist sofort Vertrauen da. Der erste Eindruck in Millisekunden wird durch Erfahrung und andere kognitive Fähigkeiten weiter verarbeitet. Je geringer diese Steuerung infolge einer Demenz ist, desto stärker ist der Einfluss dieses Musters

Praxistipp 6: Haltung erkennen – eine kleine Beobachtungsliste

Ein kleines praktisches Instrument für die angemessene Haltung zeigt die folgende Aufstellung aus einem Beobachtungsbogen für das Demenzfreundliche Krankenhaus.

In den ersten 10 Merkmalen wird die Haltung wahrgenommen: Sind die Pflegekräfte freundlich zugewandt, strahlen sie Ruhe aus, sprechen sie langsam und deutlich usw. Auf der Webseite „wegweiser-demenz.de" habe ich diesen Bogen als Selbstreflexionsinstrument für Mitarbeiter im Krankenhaus und als Feedbackbogen für Angehörige eingeführt. (Hamborg, Checkliste für den demenzfreundlichen Umgang - . „Jetzt weiß ich endlich, was ich alles richtig machen kann", zugegriffen am 9.11.2020)

Heute empfehle ich, dass Praxisanleitungent Auszubildende damit sensibilisieren. Neue Pflegekräfte werden aufgefordert, zunächst nur die Haltungen zu beobachten, so werden sie automatisch in die „richtige" Haltung eingearbeitet, denn wer andere beobachtet, ist eher in der Lage auch sich selbst zu beobachten. Angehörige äußern in Vorträgen: „Jetzt weiß ich endlich, wie ich es richtig machen kann." Für den Expertenstandard kann dieser einseitige Bogen ohne großen Aufwand als Beobachtungs- und Beratungsinstrument genutzt werden.

Wie oft konnten Sie eine demenzfreundliche Kommunikation im Krankenhaus beobachten?

Nonverbale Kommunikation – denn an der Haltung erkennen Sie die Haltung?! Die Mitarbeitende sind

- Freundlich und zugewandt
- Strahlen Ruhe aus
- Setzen Berührung und Körperkontakt achtsam und respektvoll ein
- Halten beim Sprechen Blickkontakt, möglichst auf Augenhöhe
- Sprechen langsam und deutlich
- Vermeiden Lärm und Reizüberflutung
- Deuten auf wichtige Gegenstände und machen Bewegungen vor
- Bewahren Ruhe in kritischen Situationen
- Geben dem Patienten etwas in die Hand, wenn er oder sie unruhig mit den Fingern „nestelt" ◄

Im ersten Abschnitt wird nur die Körperhaltung beobachtet. Dies gilt natürlich nicht nur für ein demenzfreundliches Krankenhaus.

Durch die Beobachtung werden alle Beteiligten für den „richtigen" Umgang sensibilisiert. Damit entfaltet ein kleines Instrument eine große Wirkung und ist für die Einarbeitung genauso hilfreich, wie für die Beratung. Fachliche Aspekte werden im zweiten Teil berücksichtigt. Deshalb lohnt sich der Download!

4.3   Workshop IQM Demenz zur Implementierung: Der Expertenstandard nimmt das Management in die Pflicht

Ein Verdienst des vorliegenden Expertenstandards ist, dass er das Management einer Einrichtung konkret einbezieht. Dezidiert werden Anforderungen an die Leitung gestellt. Diese wurden bislang schon im IQM Demenz berücksichtigt, in der Fassung 4.0 werden sie an die Formulierungen des Standards angepasst und als eigenständiges Werkzeug zur Verfügung gestellt.

Dieses Kapitel soll dazu beitragen, dass Einrichtungen mit Ausschnitten aus dem IQM Demenz eigenständig arbeiten. Die aktuellen Bögen können von den Lesern beim Autor kostenlos über eine Mail bestellt werden, dies betrifft auch eine vereinfachte Version für Betreuungskräfte oder Auszubildende.

In dem 4-seitigen Selbstbewertungsbogen sind die konkreten Anforderungen (zumeist in Formulierungen des Standards) thematisch zugeordnet und systematisch bearbeitet. Die Ergebnisse aus den 5 Handlungsebenen werden abschließend berechnet und das Management bekommt die begehrten „ZDF" (Zahlen-Daten-Fakten), die dann auch in einem späteren Durchlauf Vergleichswerte liefern. Das Vorgehen folgt einem Ritual mit drei Schritten:

Zunächst wird die Anforderung vorgelesen. Dann folgt der Austausch, was und wie es im Team geregelt ist. Im dritten Schritt geht es um Prozente zur Wichtigkeit, Bekanntheit und Umsetzung vor Ort. Unterschiedliche Einschätzungen werden im Protokoll notiert. Danach wird entschieden, ob eine Schriftform vorhanden oder nötig ist und welche Erkenntnis in dem Themenspeicher oder in einem späteren Projekt berücksichtigt werden sollte (vgl. Abb. 4.4).

Zu jeder Anforderung bearbeitet das Team 4 Kriterien als Kennzahl in Prozentwerten:

1. **Bedeutsamkeit:** Wie wichtig ist diese Anforderung aus Sicht der Akteure?
2. **Bekanntheit:** Wie bekannt ist sie den Beteiligten und allen, die es wissen müssen?
3. **Umsetzung:** Wie hoch ist der Umsetzungsgrad dieser Anforderung? Zumeist ist zu erwarten, dass die durchschnittliche Prozentzahl unter der „Bekanntheit" liegt. Gerade bei Fragen zur Haltung ist durchaus auch ein höherer Wert denkbar: Mitarbeiter machen es manchmal intuitiv richtig, aber sie wissen nicht immer, was sie tun und welche Fachbegriffe ihr Handeln beschreibt.
4. **Schriftform:** „Wer schreibt, der bleibt" hat sich als geflügeltes Wort nicht nur in der Pflege durchgesetzt. Aber Kenntnisnahmelisten sind kein Garant für das Verständnis, denn die intellektuellen und sprachlichen Hürden mancher Konzepte sind so hoch gehängt, dass viele die Latten einfach unterlaufen. Deshalb gilt es eine Entscheidung zu treffen: Muss diese Anforderung tatsächlich als Verfahren oder Checkliste schriftlich formuliert werden oder kann sie als Ausdruck einer gelebten Kultur ggf. in übergeordneten Indikatoren abgebildet

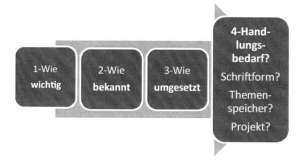

Abb. 4.4 Vorgehensweise bei der Selbstbewertung: Vier Ergebnisse zu jeder Anforderung. Jede Anforderung wird nach Wichtigkeit-Bekanntheit-Umsetzungsgrad prozentual bewertet. Erkenntnisgewinn haben dabei die Unterschiede zwischen den Teilnehmern. Danach wird der Handlungsbedarf festgelegt. Es soll nicht alles ausdiskutiert werden, denn dann würden 90 min nicht ausreichen. Der Handlungsbedarf ergibt sich meist aus mehreren Anforderungen, deshalb werden die Impulse und Anregungen aufgenommen und in der Gesamtsicht berücksichtigt

werden. Tipp: Die Notizen in den Selbstbewertungsbögen und die Protokolle eignen sich gut dazu, Praktikanten und neue Mitarbeiter in die Kultur der Einrichtung einzuführen.

Für den Träger und die Einrichtungsleitung hat diese Systematik den Vorteil, eine eigene Einschätzung, Zielvorgaben und Erwartungen in den Handlungsfeldern zu formulieren. Diese lassen sich schon mit den Ergebnissen der ersten Selbstbewertung abgleichen. Relevante Diskrepanzen ließen sich im Weiteren reflektieren, Anforderungen gemeinsam neu definieren und bewerten, um – wenn zielführend – Indikatoren oder Kennzahlen herauszuarbeiten.

Wie alle Expertenstandards werden in 5 Handlungsebenen Anforderungen an die Struktur, die Prozesse und die Ergebnisse formuliert. In der Evaluation Abb. 4.5 wird dies deutlich. Die einzelnen Handlungsfelder werden im Folgenden erläutert. Die Ausschnitte aus dem IQM Demenz bieten einen Eindruck, wie sich Einrichtungen positionieren sollten, wenn Sie die Anregungen aus den Erläuterungen ernst nehmen. Viel stärker als in anderen Standards wird das Management in die Pflicht genommen, denn zu oft machen Teilnehmende nach inspirierenden Fortbildungen die frustrierende Erfahrung, dass die Erkenntnisse im Team boykottiert oder von der Leitung nicht gewollt oder unterstützt werden.

Um dies zu vermeiden, geht der Standard einen radikalen Weg: Die Beziehungsgestaltung für Menschen mit Demenz wird „in erster Linie" als eine Führungsaufgabe verstanden und als konkrete Erwartung auf den fünf Handlungsebenen formuliert. In den folgenden Tabellen bekommen Sie einen Eindruck, wie die Fragestellung in dem Modul „Expertenstandard Beziehungsgestaltung Demenz nach IQM Demenz" erfasst werden.

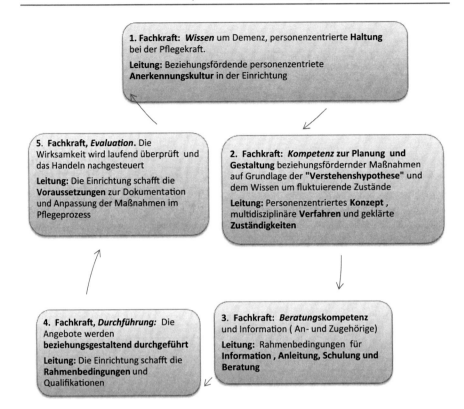

Abb. 4.5 Das prozesshafte Denken im Expertenstandard. Notiert sind Stichworte zu Anforderungen an die Pflegeperson sowie Stichworte zum Management der Einrichtung

4.3.1   Erste Handlungsebene: Vorbild des Managements in der Beziehungsgestaltung

Als Mitte der 1990er-Jahre durch die Einführung der Pflegeversicherung auch die Privatisierung der Altenpflege und der Abbau der kommunalen Steuerung beschlossen wurde, kursierte ein geflügeltes Wort in der Szene: *Wie wird man ohne Ausbildung in wenigen Jahren Millionär? Werden Sie Heimleiter und bauen Sie ein Heim. Die Investitionskosten werden so lange von dem Kostenträger gezahlt, bis alles Ihnen gehört.*

Je wichtiger die Renditeerwartung ist, desto schwieriger wird es für die Leitungen, die geforderte Haltung mit Charisma in den Teams vorzuleben und eine Anerkennungskultur zu gestalten. Genau dies erwartet der Expertenstandard, wenn er von der Führungsaufgabe spricht.

Das Leitungsteam soll nach den Grundlagen zeitgemäßer Management-strategien handeln und damit den Rahmen für eine „sinnvoll und erfreulich, selbst-ständig und eigenverantwortlich erlebte Arbeit" sicherstellen.

Kreative Ideen der Pflegenden sind in der Ablaufstruktur zu verankern, Pflegende sollen so weit wie möglich in wichtige Entscheidungen einbezogen werden und sie sollen befähigt werden, gelassen, entspannt und zielsicher in Krisensituationen zu reagieren. Dies stellt höhere Erwartungen als der klassische demokratische Führungsstil, den wir früher geschult haben.

Diese Anforderungen bilden nicht nur neue Managementstrategien ab sondern auch die gesundheitsbezogene Führung. Wenn Mitarbeitende ihre Arbeit als selbst-wirksam, erfreulich und sinnvoll erleben wollen, brauchen sie Vorgesetzte, die glaubwürdig vorleben, was sie erwarten (Abb. 4.6).

In der Pflegeorganisation ist die personenzentrierte Pflege zu verankern und eine realistische Fortbildungs- und Qualifizierungsplanung zu erstellen. Mit der Forderung nach mindestens einer gerontopsychiatrischen Fachkraft im Wohn-bereich wird der visionäre Ansatz deutlich, denn es gibt kaum Pflegefachkräfte, die diese Weiterbildung haben.

An dieser Stelle bleibt die Frage offen, warum die in anderen Leitlinien unstrittige multiprofessionelle Zusammenarbeit in einem Demenz-Experten-standard der Pflege nicht konkret ausgeführt wird. Der Mensch mit Demenz braucht nicht nur Fachkräfte in der Pflege, er oder sie braucht auch Fachkräfte mit anderen Kompetenzen und intelligente Strategien zur Sicherstellung der Professionalität.

Auf der ersten Handlungsebene geht es auch um eine Definition der Zielgruppe (Abb. 4.7). Demenz ist dabei bewusst weit gefasst und soll nach den Kriterien der Tabelle eingeschätzt werden, da diese Aspekte für die Beziehungsgestaltung von besonderer Bedeutung sind. Der Nachteil ist, dass sich so drei unterschied-liche Demenzdefinitionen für eine Person ergeben: Eine vom Arzt, eine für den Expertenstandard und eine für die Erfassung der Qualitätsindikatoren. Es bleibt die Frage: Verwirre ich damit die Fachkräfte oder gebe ich ihnen neue Ideen durch unterschiedliche Sichtweisen?

4.3.2 Zweite Handlungsebene: Verankerung der Person-zentrierung in den Strukturen, Verfahren und Konzepten

Das Leitungsteam legt in den Konzepten die Grundlagen für beziehungsfördernde und gestaltende Angebote. Dafür wird die Personenzentrierung als ein „bio-psychosoziales Konstrukt konzeptionell verankert" und ggf. eine Brücke zu den bisherigen Formulierungen in den Konzepten und Leitlinien geschlagen, deren Grundlage meist im christlichen oder humanistischen Menschenbild oder in der Pflegecharta liegen.

Selbstbewertung im Austausch: Aspekte zur Umsetzung des Expertenstandards Demenz als Führungsaufgabe IQM DEMENZ	
	1.1 Was macht die Leitung, wie wird es bei den MA angenommen?
Wie stellen wir sicher? ...	a) Die Arbeit wird sinnvoll und erfreulich erlebt?
	b) Die Mitarbeirter sind selbstständig und eigenverantwortlich in ihrem Arbeitsbereich tätig?
	c) Das Team wird als wichtigste Motivationsquelle erlebt? *(Supervision, Besprechungszeiten, Teamdynamiken u.a.,)*
	d) Mitarbeiter reagieren zeitnah auf die Bedürfnisse des Menschen mit Demenz? *(Nachfragen, Zeit, Rückmeldung u.a.)*
	e) Pflegende können neue Interventionen in die Ablaufstruktur einbringen (Erkenntnisse aus Fortbildungen und Fallbesprechungen, kreative Ideen usw.)
	f) Pflegende sind soweit wie möglich in wichtige Entscheidungen einbe-zogen - (Belegung, Einstellung, Ablauforganisation, bauliche Veränderungen)
	g) Schwierigkeiten und Herausforderungen werden lösungsorientiert, offen und ohne Schuldzuweisungen angesprochen
	h) Pflegende sind so qualifiziert und angeleitet, dass sie selbsbewusst und professionell auftreten und sicher argumentieren
	i) Pflegende reagieren in Krisen gelassen, entspannt und zielsicher
Wie stellen wir sicher? ...	**1.2 Wie stellen wir die Qualifikation sicher?**
	a) Kontinuierliche Schulung/Auffrischung zum Grundwissen Demenz und Beziehungsgestaltung findet für alle statt
	b) Jeweils ein Mitarbeitender im Arbeitsbereich hat eine Zusatzausbildung Gerontopsychiatrie
	c) Eine gerontopsychiatrische Fachkraft ist in die Managementebene eingebundent
	1.3 Wie stellen wir eine personenzentrierte Pflegeorganisation sicher? Die Pflegefachkraft steht verantwortlich als Bezugspflegende in direkter Kommunikation mit allen Beteiligten. Sie hat die Planungsverantwortung, sorgt für die personelle Kontinuität in einem stabilen Team und ist in der direkten pflegerischen Versorgung tätig.

Abb. 4.6 Im IQM Demenz werden die Anforderungen wenn möglich direkt in den Worten des Standards formuliert. Die ritualisierte Grundfrage ist immer: „Wie stellen wir sicher?" Diese Formulierung richtet die Aufmerksamkeit auf das, was ist, und nicht auf das, was fehlt, und fokussiert auf die Kompetenzen und nicht auf die Defizite. *MA* Mitarbeitende

Das alles ist nicht neu, schon lange wurde der Blick auf die Menschenwürde, die Einzigartigkeit, die Partizipation und die Selbstbestimmung trotz vorhandener Einschränkungen gerichtet. Für die Akzeptanz eines Expertenstandards wäre es somit einfacher, an diese historischen Wurzeln und Erfahrungen anzuknüpfen und nicht den Eindruck zu erwecken, es gehe um etwas völlig Neues. Es liegt nun bei den Einrichtungen, diese Verbindung herzustellen (Abb. 4.8).

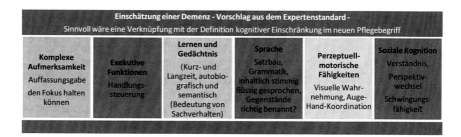

Einschätzung einer Demenz - Vorschlag aus dem Expertenstandard -					
Sinnvoll wäre eine Verknüpfung mit der Definition kognitiver Einschränkung im neuen Pflegebegriff					
Komplexe Aufmerksamkeit Auffassungsgabe den Fokus halten können	**Exekutive Funktionen** Handlungs-steuerung	**Lernen und Gedächtnis** (Kurz- und Langzeit, autobio-grafisch und semantisch (Bedeutung von Sachverhalten)	**Sprache** Satzbau, Grammatik, inhaltlich stimmig flüssig gesprochen, Gegenstände richtig benannt?	**Perzeptuell-motorische Fähigkeiten** Visuelle Wahr-nehmung, Auge-Hand-Koordination	**Soziale Kognition** Verständnis, Perspektiv-wechsel Schwingungs-fähigkeit

Abb. 4.7 Der Standard fordert zu einer Einschätzung der Demenz nach 6 Kriterien auf. Diese Kriterien lassen sich problemlos in die Beschreibung der kognitiven und kommunikativen Fähigkeiten aus dem Modul 2 des NBI integrieren, sodass nicht zwei systematische Einschätzungen nebeneinander stehen müssen

Auf dieser Grundlage wären die Führungsleitlinien entsprechend zu ergänzen, denn das Leitungsteam soll Veränderungsprozesse für personenzentrierte Entwicklungen anregen, sie fördern und auf allen Ebenen Wertvorstellungen und Haltungen hinterfragen. Eine interessante Diskussion in der Umsetzung könnte sein, ob und wie die verantwortlichen Pflegefachkräfte Pflegende zum Aufbau vertrauensvoller Beziehungen sensibilisieren können.

In den meisten Pflege- und Betreuungskonzepten sind vermutlich nur geringfügige Änderungen zu erwarten, da die Ressourcenorientierung, die Teilhabe oder die kooperative Zusammenarbeit mit Angehörigen schon lange zum pflegerischen Selbstverständnis gehören. Die im Expertenstandard postulierte „Defizitorientierung" ist schon lange nicht mehr konzeptionell hinterlegt. Hier tappt der Expertenstandard in die Negativfalle, mit der die öffentliche Meinung ein schlechtes Bild der Pflege zeichnet.

Ein interessanter Erfahrungsaustausch ergibt sich in diesem Handlungsfeld z. B. bei der Fragestellung, ob und wie die Perspektiven von Bewohnern, An- und Zugehörigen, Kollegen, Therapeuten oder anderen Kooperationspartnern berücksichtigt werden. In aktuellen pflegefachlichen Debatten wird zum „Paradigmenwechsel" in der Pflege mit dem neuen Pflegebegriff aufgefordert, hin zu aufgabenbezogener Pflege, Trainings und Edukation, Partizipation, Selbstbestimmung und Teilhabe.

Abb. 4.8 Im biopsychosozialen Verständnis greifen die drei Faktoren ineinander. Dies ist ein Grundmodell der Sozialpsychiatrie und wird aktuell durch die Epigenetik bestätigt, denn ob Gene angeschaltet werden, hängt von der sozialen Einbindung und damit von Beziehungen ab

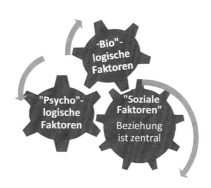

Das Selbstbewertungsteam könnte die Diskrepanz diskutieren, die sich aus den bisherigen defizitorientierten Anforderungen an das pflegerische Handeln und an die Dokumentation ergibt: Die Pflegedokumentation musste bislang Leistungskomplexe, Zeiten und Hilfebedarfe nachweisen, damit sich die Pflegeeinstufung in der Planung und im Nachweis wiederfindet. Die Zukunft wird zeigen, inwieweit die Begutachtungsrichtlinie, die Vergütungs- oder die Leistungs- und Qualitätsvereinbarungen die Grundlagen dafür legen, dass der geforderte Paradigmenwechsel auch Grundlage des Denkens und der Dokumentation werden kann (Abb. 4.9).

Selbstbewertung im Austausch: Aspekte zur Umsetzung des Expertenstandards Demenz als Führungsaufgabe IQM DEMENZ	
2.1 Wie stellen wir folgende Aspekte im Konzept sicher?	
Wie stellen wir sicher? …	a) **Person-Zentrierung ist als bio-psycho-soziales Konstrukt verankert:** "Der Blick wird auf die Menschenwürde, Einzigartigkeit, die Partizipation und Selbstbestimmung trotz vorhandener Einschränkungen gelegt"
	b) Die **Kultur der Einrichtung** ist für alle Beteiligten beschrieben, für Menschen mit Demenz; Bezugspersonen; Mitarbeiter aus Pflege, Betreuung, Versorgung; interne und externe Kooperationspartner, das Ehrenamt usw.
	c) Das Leitungsteam regt **Veränderungen für personenzentrierte Entwicklungen** an und hinterfragt Wertvorstellungen und Haltungen auf allen Ebenen
2.2 Wie stellen wir folgende Aspekte in den Pflege- und Betreuungsangeboten sicher?	
Wie stellen wir sicher? …	a) Vorhandene Ressourcen werden gefördert und erhalten
	b) Teilhabe und Inklusion werden gefördert
	c) Mitarbeiter kooperieren mit Angehörigen
	d) Verantwortliche Pflegefachkräfte sensibilisieren Mitarbeiter zu vertrauensvollen Beziehungen
2.3 Wie stellen wir folgende Aspekte in der Organisationstruktur sicher?	
Wie stellen wir sicher? …	a) Die Koordination der Beteiligten und innerprofessionelle Teamarbeit sind geregelt und Maßnahmen zwischen Pflegefachkraft und Betreuung abgestimmt
	b) Verantwortungsbereiche, Aufgaben und Kommunikationsstrukturen sind verbindlich beschrieben
	c) Alle Beteiligten sind in die Informationsstrukturen eingebunden und relevante Informationen fließen zeitgerecht in die Planung ein
	d) Die Kooperation mit externen Therapeuten, Ärzten und Apothekern ist geregelt
	e) Die unterschiedlichen Perspektiven der Beteiligten werden in Pflege- und Mitarbeitervisiten-/gesprächen nachvollziehbar erfasst

Abb. 4.9 Die Fragen beschreiben die Anforderungen an die Konzept- und Organisationsentwicklung. Gleichzeitig sind sie so konkret, dass unmittelbar deutlich wird, was getan oder geplant werden muss, damit alle in die Lage versetzt werden, den Standard umzusetzen

Selbstbewertung im Austausch: Aspekte zur Umsetzung des Expertenstenstandards Demenz als Führungsaufgabe IQM DEMENZ	
3. Wie stellen wir die Beratung der Angehörigen sicher?	
Wie stellen	a) Es steht ein Raum für ein ungestörtes Gespräch in angenehmer Atmosphäre zur Verfügung
wir sicher?	b) Es werden passgenaue, zielgruppenspezifische Informationen, Brochüren und Publikationen angeboten (z.B. DALZ – wegweiser-demenz.de, Romane, Informationen zu Beratungsstellen, Selbsthilfegruppen, §45-Kurse)

Abb. 4.10 Wie in jedem Standard wird auf der dritten Ebene die Anforderung an die Beratung der Angehörigen geregelt. Im Standard wird das edukative Ziel des neuen Pflegebegriffs noch nicht beachtet

4.3.3   Dritte Handlungsebene: Stärkung der Familien

Je besser die Zusammenarbeit im Pflegemix zwischen den familiären, ehrenamtlichen und professionell Pflegenden ist, desto eher ist es möglich, eine hohe Qualität zu erreichen und zu halten. Ein Grundgedanke von IQM Demenz ist es, dass Familie und Umfeld des Pflegebedürftigen einbezogen und mit allen Erfahrungen und Beziehungsqualitäten gewürdigt werden. Umfassende Informationen und die Beteiligung an allen Entscheidungen und Planungen spielen dabei eine große Rolle (Abb. 4.10).

Der Expertenstandard fokussiert in dieser Handlungsebene den Beratungsaspekt, für den das Leitungsteam einen professionellen Rahmen und entsprechende Informationen zur Verfügung stellt. Eine weiterführende Frage könnte sein, ob und wie es in der Beratung gelingt, den Dialog, die unterschiedlichen Sichtweisen, Werte und Einschätzungen für eine konstruktive Zusammenarbeit und Beteiligung zu nutzen, und gleichzeitig die edukativen Aspekte des neuen Pflegebegriffs zu beachten.

4.3.4   Vierte Handlungsebene: Stärkung der pflegefachlichen Kompetenz und der Milieutherapie

Das Leitungsteam soll die direkten Rahmenbedingungen dafür schaffen, dass die Pflegefachkräfte die an sie gestellten Anforderungen an Wissen, Kompetenz und Haltung mit den anerkannten Methoden der Beziehungsgestaltung in einer angemessenen Atmosphäre erfüllen können.

Grundlage dafür ist die bewährte Milieutherapie. Da Menschen mit Demenz im fortgeschrittenen Stadium nicht mehr lernen können, ist der umgedrehte Anpassungsprozess notwendig. Anders als in der Sozialisation, wo ein Mensch Kompetenzen entwickelt, sich an die Herausforderungen seiner Umgebung anzupassen, braucht der Mensch mit Demenz eine Umgebung, die ihm eine identitätsstiftende subjektive

Welt ermöglicht und auf Diskussionen, Stress und Reglementierungen und auf ein Training mit dem Risiko eines Misserfolgs verzichtet.

Nach einem Schlaganfall kann und muss ein Patient trainieren und Anpassungsmechanismen üben, in der fortgeschrittenen Demenz ist dies nicht mehr möglich. Deshalb unterscheidet sich die Milieutherapie bei Demenz von allen anderen Rehabilitationskonzepten.

Die Anforderungen aus dem Expertenstandard gehen nicht so weit. Der Standard schlägt Angebote zur Beziehungsgestaltung auf 4 Ebenen vor.

Die Lebenswelt eines Menschen mit Demenz soll durch vertraute und persönliche Gegenstände und Erinnerungsstücke gestaltet werden. Alltagsgegenstände sollen – wie die Ergotherapeuten sagen – gezielte Körperinformationen vermitteln: Ein schwerer Kaffeebecher ist z. B. leichter zu nutzen als eine Schnabeltasse aus Plastik.

Eine Lebensweltorientierung und eine anregungsreiche, aber überschaubare und nicht überfordernde Architektur wünschen sich eigentlich alle im Heim. Für Menschen mit Demenz sind sie unverzichtbar (Abb. 4.11).

In unseren Einrichtungen haben wir folgende Erfahrung gemacht: Kaum hatten wir in einer WOHNgruppe für Menschen mit Demenz die funktionelle Gestaltung zu einer biografisch vertrauten, wohnlichen Atmosphäre verändert, forderten die orientierten Bewohner dies für andere Bereiche, denn alle wollten das Wohnzimmer und nicht den funktionalen Tagesraum (Abb. 4.12).

Ein Milieu wirkt nicht allein von sich aus. Der Standard fordert die Leitung auf, dass sie Pflegende anleitet und unterstützt, um damit über die Einrichtung, die Requisiten und persönlichen Dinge mit dem Menschen in Beziehung treten zu können. Die Leitungsebene kann diese Anforderung sehr gut in den Alltag einbeziehen (Abb. 4.13).

Zu ausgewählten Gegenständen, Bildern, Dekorationen (oder Nippes wie die Rheinländer sagen) können wir fragen: Für welche Bewohner ist dies gedacht, damit das professionelle Gegenüber auf eine ganz individuelle Weise in Kontakt treten kann. Den dazugehörigen Begriff „Kommunikations- und Interaktionskatalysator" nutze ich bestenfalls in diesem Zusammenhang in den Schulungen als Aufmunterung und nicht zum Auswendiglernen.

Aber wenn wir uns die Innenarchitektur und Gestaltung in einem Heim ansehen, können wir die Frage stellen: „Wie fördert die Raumgestaltung die Beziehung, das Wohlbefinden oder die Selbstständigkeit?" Damit bekommen wir neue Erkenntnisse oder bemerken Fehleinschätzungen.

Abb. 4.11 Der Standard schlägt Angebote zur Beziehungsgestaltung auf 4 Ebenen vor. Die einzelnen Inhalte werden in den folgenden Fragen aus der Selbstbewertung deutlich

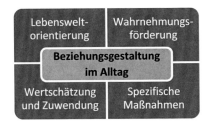

4.1 Wie stellen wir Grundlagen der Haltung und Beziehungsgestaltung sicher?		
Wie stellen wir sicher? ...		a) Pflegefachkräfte werden in die Lage versetzt, den Menschen mit Demenz in seiner je eigenen Individualität und Situation zu begreifen und in dieser zwischenmenschlichen Begegnung seine Ressourcen und Fähigkeiten zu entdecken, um sie dann behutsam in den Alltag einzubinden
		b) Pflegefachkräfte werden in die Lage versetzt, das seelische, emotionale, soziale und körperliche Wohlbefinden der Menschen mit Demenz zu unterstützen, indem sie seine situativen Äußerungen wahrnehmen, zeitnah darauf reagieren und eine lebensweltorientierte Begleitung anbieten
		c) Pflegefachkräften steht ausreichend Zeit zur Verfügung, wenn Interaktionen verlangsamt sind und mehr Zeit zum Verstehen und Reagieren und beim Äußern individueller Bedürfnisse nötig ist
		d) Menschen mit Demenz erleben ein möglichst hohes Maß an Sicherheit und Geborgenheit, obwohl ihre Selbstwirksamkeit schwindet
		e) Es erfolgt eine kontinuierliche Betreuung durch vertraute und als positiv wahrgenommene Bezugspersonen
		f) Es werden relativ gleichmäßige Tagesabläufe mit positiven Erlebnissen in den Alltagsroutinen ermöglicht
		g) Ständig wechselnde Tagesabläufe wie auch monotone Abläufe werden weitgehend vermieden

Abb. 4.12 Anforderungen zu organisatorischen Grundlagen der Haltung und Beziehungsgestaltung

Aus Qualitätsfeedbacks möchte ich einige Beispiele nennen:

- In manchen Einrichtungen sehe ich teure Therapiewände, damit Menschen Gegenstände, Stoffe oder Sandpapiere erfühlen sollen. Über die ästhetische Wirkung lässt sich streiten, bisher habe ich kaum jemanden getroffen, der oder die gezielt mit dieser „Therapiewand" in Beziehung zu Menschen mit Demenz tritt.
- Nahezu „hip" waren eine Zeitlang in manchen Stationen oder Gärten Bushaltestellen und dekorierte Warteplätze. Tatsächlich warten dort manchmal mehr oder weniger geduldig Menschen auf den Bus, mehr oder weniger milde belächelt. Bisher konnte mich niemand überzeugen, dass das Warten in der Scheinwelt einer Bushaltestelle das Wohlbefinden erhöht. Wenn mir eine Leitungskraft stolz die Bushaltestelle zeigt, versuche ich es mit dem – auch im Standard geforderten – Perspektivenwechsel: Was machen Sie persönlich am liebsten: zuhause

4.2 Wie stellen wir Beziehungsgestaltung in einem wahrnehmungsförderndem Millieu sicher?	
Wie stellen wir sicher? ...	a) Es werden persönliche Gegenstände und Möbel, Bilder, Handtaschen, Erinnerungsstücke genutzt
	b) Gegenstände aus der früheren Arbeits- oder Lebenswelt werden einbezogen
	c) Vertraute und gut handhabbare Alltagsgegenstände (Kaffeebecher aus Porzellan) werden benutzt
	d) Räumlichkeiten sind wohnlich, überschaubar und anregungsreich, aber nicht überfordernd gestaltet
	e) Pflegefachkräfte und Assistenten nehmen flankierende Angebote zur Umsetzung der Herausforderungen an

Abb. 4.13 Anforderung zur Wahrnehmungsförderung. Zentrale Frage ist: Wie unterstützt die Wahrnehmung des Milieus die Beziehungsgestaltung z. B. durch Erinnerungsstücke?

ankommen, mit dem Bus fahren oder warten? Oft kommt die Erkenntnis: Also dann wäre es doch besser, eine Atmosphäre so wie zuhause zu gestalten, eine in der etwas zu entdecken oder zu finden ist und nicht eine des Wartens.

- In einem Heim waren auf einer Sperrholztafel unterschiedliche Schalter und elektrische Gegenstände dekoriert. Es habe einen Bewohner gegeben, für den das genau das Richtige war. Aber jetzt würden sich nur einige Frauen darüber beschweren, warum so etwas an der Wand hängt. Auch über Beschwerden lassen sich Beziehungen gestalten.

4.3.5 Fünfte Handlungsebene: Evaluation ist mehr als die Wirksamkeit

Die fünfte Handlungsebene nimmt das Leitungsteam konkret in die Pflicht, Fallbesprechungen so zu implementieren, dass Pflegekräfte ihre Methodenkompetenz und wichtige Grundlagen ethischen Handelns entfalten lernen.

Die dazu erforderlichen Kompetenzen einer Pflegefachkraft sind zweifellos wichtig für die optimale Beziehungsgestaltung. In Schulungen arbeite ich manchmal mit einem Kompetenzprofil, in dem diese Anforderungen an die Pflegefachkraft zusammengefasst sind. Diese Methode ist aber nur seriös, wenn sich Mitarbeiter in der Selbst- und Fremdwahrnehmung auch als kompetent erleben können, weil sie die eigenen und fremden Erwartungen in der zur Verfügung stehenden Zeit erfüllen können, alles andere ist vorprogrammierte Demotivierung und Frustration.

- Wie oft sind wir in Schulungen oder Teambesprechungen wie in einer kollektiven Depression zunächst mit den direkten und oft existenziellen Auswirkungen der Pflegenot, des Personalmangels und des nicht verlässlichen Dienstplanes konfrontiert?
- Wie oft erleben wir, dass neue Anforderungen zunächst per se abgelehnt werden, weil im Team die Haltung vorherrscht, es sei sowieso alles nicht zu schaffen. Aus diesen Gründen wird das dezidierte Anforderungsprofil an die Pflegefachkraft an dieser Stelle nicht als Instrument vorgestellt.

Die wichtigsten Anforderungen an den Pflegeprozesses werden durch die Reflexion der Evaluation hinterfragt (Abb. 4.14).

Damit wird der Blick darauf gelegt, wie und nicht ob die Anforderungen berücksichtigt werden. Dies ist pragmatisch und nicht als suggestiver Trick gedacht: Das Handeln wird mit der Brille der Erfahrung und der Kompetenz ausgewertet. Es ist effektiver, eine bestehende Pflegeplanung anzupassen, als große Erwartungen an den Anfang einer neuen Planung zu stellen.

Zentrale Fähigkeit für die Reflexion ist der Perspektivenwechsel. Verständnis und Empathie entstehen durch das Hineinversetzen in einen Menschen, das Sehen der Welt mit seinen Augen. Die Einnahme der anderen Perspektive passt

5.1 Wie stellen wir Evaluation und Reflexion sicher?	
Wie stellen wir sicher? ...	a) Wir beschreiben in Fallbesprechungen das Verhalten und Befinden aus der Perspektive des Menschen mit Demenz als sinnvoll oder problemlösend
	b) Wir beschreiben Beziehungen und Maßnahmen in der Außenperspektive
	c) Wir gleichen die Eigenwahehmung mit der Perspektive des anderen ab
	d) Wir ordnen den Teilbereich der eigenen Wahrnehmung in den Kontext der Person mit Demenz ein
	e) Wir hinterfragen automatisiertes oder vorbewusst gesteuertes Handeln
	f) Wir gestalten für die Person offene Situationen zur Teilhabe
	g) Für eine verstehende Haltung fördern wir stabile, verlässliche, tolerante Beziehungen in Nähe und Distanz
	h) Funktionsorientiertes Handeln ist in Beziehungshandeln eingebettet
	i) Wir berücksichtigen Erfahrungen, Einschätzungen und Empfindungen aller am Prozess beteiligter Personen
	j) Wir entwickeln die Verstehenshypothese als Grundlage der Planung kontinuierlich weiter

Abb. 4.14 Mit der Frage an die Evaluation wird auch deutlich, wie die gewünschte Haltung reflektiert werden kann

besonders gut, wenn das eigene Handeln zu überdenken ist, d. h. im Pflegeprozess evaluiert oder im PDCA-Zyklus (Plan, Do, Check, Act) gecheckt wird.

Praxistipp 7: „Durchlauferhitzer" für kritische Situationen, Perspektivenwechsel und Verständnis

In 8 Schritten wird das wechselseitige Handeln und die unterschiedliche Wahrnehmung, Bewertung und Gefühlslage bearbeitet und bietet die Voraussetzung für eine systematische Selbstreflexion und für den Wechsel der Perspektive (vgl. auch Abb. 4.15).

Auf der Webseite wegweiser-demenz.de finden Sie weitere Informationen und die Möglichkeit zum Download des Arbeitspapiers und eines typischen Beispiels, dem Diebstahlvorwurf. (Hamborg, M. Krisenintervention – Modelle für alle Fälle (Zugegriffen am 9.11.2020)

Wie lassen sich kritische Situationen verstehen?

1. Tragen Sie in die Sprechblase ein, was der Bewohner machte oder sagte.
2. Was nehmen Sie wahr, welche Mimik, welche Gesten, welche der Worte?
3. Was für ein Gefühl haben Sie?
4. Wie bewerten Sie die Situation, warum verhält sich der/die Bewohnerin so?

5. Tragen Sie in die Sprechblase ein, was Sie geantwortet haben
6. Was nimmt der Bewohner wahr, welche Haltung, welche der Worte?
7. Wenn Sie sich in die Person hineinversetzen, welche Gefühle vermuten Sie?
8. Wie wird der Pflegepartner die Situation einschätzen bewerten?

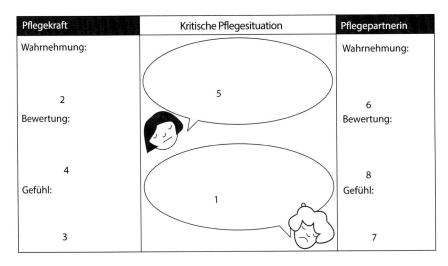

Abb. 4.15 In 8 Schritten können schwierige Situationen aufgearbeitet werden. Mit dem Perspektivenwechsel entstehen oft neue Ideen und innerer Abstand zum Geschehen

Wenn Sie zunächst Ihre Wahrnehmung, Ihre Gefühle und Ihre Bewertung reflektieren, bekommen Sie den inneren Abstand und eine validierende Haltung.

1. Was genau haben Sie wahrgenommen? Beschreiben Sie nur die Situation.
2. Wie erklären Sie sich die Situation, welche fachliche Bewertung haben Sie? Welche Erklärungen bekommen Sie über das Krankheitsbild und die Biografie?
3. Welche Gefühle haben Sie? Ihr Handeln wird davon bestimmt, ob Sie z. B. unsicher, ängstlich, gestresst, neugierig, gelassen oder gut gelaunt sind.

In akuten Situationen gibt es naturgemäß wenig Zeit zum Nachdenken. Bitte nehmen Sie sich Zeit zur Besinnung, atmen Sie einmal tief durch – so kann sich Ihre innere Ruhe auf den Menschen in einer chaotischen Lage übertragen und Sie bekommen Zugang zu Ihrer fachlichen Sicherheit –. Genau dafür sind Training, Vorbereitung und Reflexion Ihrer Erfahrungen durch die folgenden Fragen von Nutzen.

Da Sie das Verhalten einer anderen Person beeinflussen möchten, ist es hilfreich, sich in diese hineinzuversetzen und mit Verständnis und Empathie die andere Perspektive einzunehmen:

1. *Was nimmt dieser Mensch wahr?* Bitte beachten Sie, dass von außen häufig nicht erkennbar ist, mit welchen Zuständen (Schmerz, Unruhe, Herzrasen) die Person mit Demenz gerade kämpft. Das Nichterkennen dieser internen Zustände kann die Wirksamkeit Ihrer Maßnahmen beeinflussen.
2. *Wie erklärt sich der Mensch mit Demenz seine Lage?* Infolge der Vergesslichkeit, aber auch bei einem *Delir* kommen Erklärungsmuster häufig aus der subjektiven Welt der Vergangenheit. Können Sie nachvollziehen, welchen Einfluss Krankheitssymptome, die Biografie oder „Antriebe" (Pflichtgefühl oder das Bedürfnis nach Sicherheit und Schutz) auf das Verhalten haben?
3. *Welche Gefühle lassen sich erahnen?* (Anregungen zur *Validation* oder Gesprächsführung).

Sie lernen, sich in den Menschen hineinzuversetzen und Sie bekommen eine Vorstellung, was der Mensch in dieser Situation wahrnehmen müsste, damit er sich verstanden, sicher, geborgen oder wertgeschätzt fühlt. So können Sie eine Beziehung gestalten, in der Ihr Gegenüber denkt: „Da ist eine Person, die es gut mit mir meint. ... der ich vertrauen kann!"

Jetzt müssen Sie „nur" das tun, was die gewünschte Wahrnehmung auslöst. Wenn Ihre Intervention keinen Erfolg hat, dann hat Ihr Gegenüber vermutlich etwas anderes wahrgenommen, denn die „Wahrgebung" Ihrer Botschaften liegt ganz beim Empfänger – auch bei einem Menschen mit Demenz – (Vergl. Hamborg, M. Krisenintervention – Modelle für alle Fälle (Zugegriffen am 9.11.2020) ◄

In einer Fallbesprechung werden die wechselseitigen Wirkungen der Interaktion und der Beziehungsgestaltung in der Außenperspektive betrachtet. Gleichzeitig wird die Eigenwahrnehmung mit der Perspektive des Anderen abgeglichen. Grundlage der jeweils subjektiven Bewertungen sind die Erfahrungen der beteiligten Personen. Die Empfindungen der Beteiligten werden mit der Frage nach den Gefühlen reflektiert.

In kleinen Rollenspielen können die Sichtweisen vertieft werden, Pflegende treten in die – im Expertenstandard gewünschte – „leibliche Resonanz", es ist das intensive Einlassen auf den Pflegebedürftigen durch körperliches Nachspüren. Doch Rollenspiele und Begriffe aus der Selbsterfahrungswelt sind in Schulungen und Fallbesprechungen aus vielen Gründen eher unbeliebt.

> **Praxistipp 8: Fallbesprechungen – ideal oder real**
> Zentrales Instrument der Evaluation ist die Fallbesprechung, die idealerweise alle Beteiligten einbezieht, Mitarbeitende, Therapeuten, Ärzte und An- und Zugehörige (Abb. 4.16). Verantwortlich ist die Bezugspflegefachkraft, die vorher eine Pflegevisite durchgeführt und den Pflegegrad überprüft hat. Alle bringen ihre Beobachtungen und Erfahrungen ein, finden Erklärungsansätze und suchen nach neuen Möglichkeiten, mit Herausforderungen umzugehen. Ethische Fragestellungen und existenzielle Themen haben genau soviel Raum wie die persönliche Belastung einzelner. Vielleicht ist alles sogar in eine Supervision eingebunden, mit der auch neue persönliche Erkenntnisse und Entwicklungen einhergehen. Die Kompetenzen werden gestärkt, die Teamarbeit und die Zusammenarbeit gefördert und es gibt viele weitere positive Effekte.
>
> Ziel sind pragmatische Lösungen und Rituale zur Strukturierung der Übergabe. Der Expertenstandard schlägt einen 4-stufigen Ablauf vor. Zu den Stufen 2 und 3 werden wir in weiteren Praxistipps Anregungen geben.

Diese (ideale) Anforderung muss mit realen Zeiten hinterlegt und geplant werden. Das ist eine Führungsaufgabe, aber es steht in der gesellschaftlichen Verantwortung, dafür Rahmenbedingen zu schaffen. Derzeit wird oft nur Zeit für die Fallbesprechung eingeplant, wenn diese geringer ist als die Zeit- und Energiefresser durch das herausfordernde Verhalten und der Leidensdruck auf das gesamte System. Spätestens im neuen Personalbemessungsverfahren wird deutlich, welcher Wert dieser fachlichen Anforderung eingeräumt wird. Bis dahin gilt es hocheffiziente Reflexionsstrategien zu entwickeln, so wie der folgende Praxistipp.

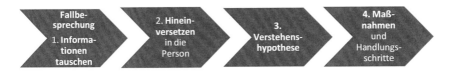

Abb. 4.16 Fallbesprechungen sollten 4 Elemente berücksichtigen

Praxistipp 9: „Einfrieren" – Verständnis durch Verstehen

Diese Methode, das sprichwörtliche Verstehen durch das „Einfrieren" in die Haltung des Anderen, löst viel weniger Widerstand in Seminaren oder Fallbesprechungen aus als das klassische Rollenspiel. Alle Teilnehmer werden zu einer kleinen Übung auf gefordert:

1. Bitte stehen Sie alle mal auf … Schulter kreisen, lockern, schütteln usw.
2. Auf 1–2–3 gehen Sie kurz in der Haltung eines Menschen mit schweren Verhaltensstörungen, Sie simulieren den Gang oder die Bewegung.
3. Jetzt „frieren" Sie in der Haltung ein.
4. Welche Gefühle und Gedanken kommen Ihnen in dieser Haltung?

Wenn alle so wie Frau Meier im Raum herumlaufen, bringt dies mit einer kurzen Sequenz Bewegung in die Gruppe, schafft neue Konzentration, Entspannung und auch Abgrenzung durch gemeinsames Lachen. Noch im Stehen werden die Erfahrungen ausgetauscht oder kurz aufgeschrieben. Damit entsteht zwangsläufig ein Verständnis für den Menschen, wenn wir uns – wie das Wort schon sagt – in dessen Stand versetzen, können wir ihn ver-stehen. Dies ist eine ganz kleine Übung, die das abdeckt, was im Standard als „leibliche Resonanz" formuliert wird. Diesen Begriff verwende ich nur bei philosophieaffinen Pflegenden.

Haben Mitarbeitende nur wenig Zugang zu ihrer Schwingungsfähigkeit oder Einfühlung, kann eine Leitungskraft zum Modell oder Vorbild werden und eigene Eindrücke, Gefühle oder Stimmungen beschreiben und nachfragen, wer ähnliches oder anderes an sich wahrgenommen hat.

Praxistipp 10: Verstehenshypothese – je kürzer desto besser

Mit den Erkenntnissen aus dem „Einfrieren" wird es möglich, eine erste Hypothese zu formulieren, wie das Verhalten dieses Menschen zu verstehen sei. Es ist absolut subjektiv, das wird schon durch das Wort „Hypothese" deutlich. Damit ist jedes Gefühl richtig, weil es Erkenntnisse zum Verständnis liefert. Je unterschiedlicher die Gefühle im Team sind, umso besser. Im Standard werden die 4 Aspekte der Verstehenshypothese ausgeführt.

Bewährt haben sich folgende Fragen:

- Welche Hintergrundinformationen sind wichtig?
- Wie wirken sich die bekannten körperliche Krankheiten, Depressionen, Wahnerleben und Symptome wie Schmerz oder Harndrang auf das Empfinden aus?
- Welche Empfindungen werden durch Medikamente ausgelöst oder verstärkt?
- Wie ordnen Sie das Verhalten in Ihr Wissen über die Lebensgeschichte des Menschen ein. So wird z. B. eine Bettflucht oder Weglauftendenz zur Hinlauftendenz mit dem Aha-Erlebnis, dass die innere Wahrnehmung und

die Zeitgitterstörung den alten aber aktuell und real erlebten Antrieb ausgelöst hat, die (damals so hilflosen kleinen) Kinder zu versorgen.

- Was denken Sie, was in diesem Menschen vorgeht, was treibt ihn an, welche Gedanken, Bilder oder Gefühle gab es beim „Einfrieren"?
- Wie sehr wird die Wahrnehmung durch eine (ansteckende) Unruhe im Raum oder durch eine Überforderung durch nicht mehr einzuordnende oder zu verstehende Reize verändert? Das Verhalten wird damit nicht nur auf der Beziehungsebene betrachtet, sondern in seinem Kontext beschrieben.

Mit diesen Fragen lässt sich die Verstehenshypothese formulieren: „Herr/ Frau … verhält sich (nach unserem bisherigen Erkenntnisstand) so, weil …" (vgl. Abb. 4.17).

Noch pragmatischer ist ein Vorgehen, dass auf einem Netzwerktreffen diskutiert wurde: Eine Verstehenshypothese kann auch eine Metapher, ein Slogan oder ein Sprichwort sein, das für diesen Mensch und unsere Beziehung zu ihm stehen kann. In der Supervision frage ich manchmal: „Was wäre diese Herausforderung oder das Lebensthema dieses Menschen, wenn es ein Film- oder Buchtitel, ein Star oder Sternchen, ein Spiel oder ein Lied wäre?" Diese bildhafte oder analoge Beschreibung schafft den notwendigen Abstand und führt zu neuen Erfahrungen.

Ausflüge in die Erkenntnistheorie und in philosophische Grundlagen sowie Formulierungen des Expertenstandards mögen für Dozenten hilfreich und anregend sein, bildungsfern sozialisierte Pflegekräfte oder Menschen aus anderen Kulturkreisen dürfen bei der Einführung weder überfordert noch abgeschreckt werden.

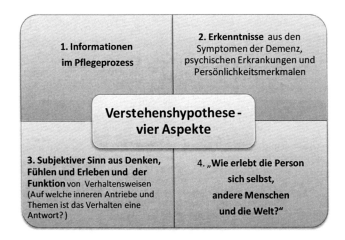

Abb. 4.17 Die Verstehenshypothese entsteht aus 4 Sichtweisen. Sie kann trotzdem kurz und knackig sein, da das Ergebnis wichtig ist und nicht die Antwort auf jede einzelne fachliche Frage

Praxistipp 11: Eine Hypothese – der „Hammer" bei der Evaluation?
Ein hypothesengeleitetes Vorgehen ist, wie es so schön heißt, ein „echter Hammer". Es nimmt Druck aus der ungeliebten Evaluation und befreit das Denken. Eine Hypothese ist eine – nur eine – Erklärung der Wirklichkeit. Sie muss nicht richtig sein und sie lässt sich ganz selbstverständlich in der Evaluation des Pflegeprozesses weiterentwickeln. Weil die Maßnahmen (aus den bisherigen Erklärungsmodellen) versagt haben, suchen wir nach anderen Perspektiven. Mit dem neuem Verständnis werden neue Interventionen möglich. Das eine oder andere Mal mag deutlich werden, dass z. B. Absprachen noch nicht allgemein umgesetzt wurden, obwohl sie schon in der letzten Pflegeplanung als richtig erkannt wurden. Beiläufig fördert das beschriebene Vorgehen auch die gewünschte Haltung und das Denken im PDCA-Zyklus bei der Würdigung des bisher Erarbeiteten.

Praxistipp 12: Sinnhaftigkeit – wie wird das Schlimmste zum Besten, was gerade geht?
Der Expertenstandard spricht nicht nur davon, dass Pflegende die Verhaltensauffälligkeiten verstehen und durch Selbsterfahrung nachvollziehen können, sie sollen es auch als sinnvoll und problemlösend für den Menschen mit Demenz betrachten. Fast im Nebenbei werden im Expertenstandard Grundlagen der systemischen Interventionen eingeführt. Welchen Sinn hat permanentes schrilles Rufen oder der dauernde Schrei nach Hilfe? Eine provozierende Frage in der Fallbesprechung ist folgende Spekulation:

- Warum ist dieses schwierige Verhalten die derzeit beste Problemlösungsstrategie für diese Person?
- Wo liegt der Sinn, obwohl vielleicht alle Beteiligten am Rande der Erschöpfung oder des Nervenzusammenbruchs stehen? Damit werden neue und andere Lösungswege möglich.

Manchmal kann es sinnvoll sein, Fallbesprechungen in Schulungen vorzubereiten. Dazu hat sich besonders die folgende kleine Methode bewährt.

Praxistipp 13: Den schwierigsten Menschen mitnehmen – in die Fortbildung
In einem einseitigen Arbeitspapier werden die Teilnehmer gebeten, einen Pflegebedürftigen, der von der Fortbildung profitieren soll, symbolisch als Begleiter in die Gruppe zu holen. Nach Stichworten zu typischen Sätzen, zur Biografie, zu Krankheiten, zu Wohlbefinden, Freude, Trauer oder Schmerz usw. wird auch ein kleines Smiley zu dem typischen Gesichtsausdruck gezeichnet. Abschließend folgt sinnvollerweise die Übung „Einfrieren" und die Teilnehmer können sich erste Stichworte für eine Verstehenshypothese notieren.

4.4   Nachdenklicher Kommentar – Stolpersteine und kritische Würdigung

Bisher ist deutlich geworden, dass sich Einrichtungen mit der Implementierung weiterentwickeln können, insbesondere wenn die Gesellschaft in die Pflicht genommen wird, die Rahmenbedingungen für die Umsetzung zu schaffen.

Bis dahin führt die Anforderung „der Expertenstandard sei in erster Linie eine Führungsaufgabe" Leitungskräfte, die dafür brennen, in ein Dilemma.

Dieser Abschnitt richtet sich somit an die, die gern weiterdenken und kritische Positionen erarbeiten.

Das Erkennen von Stolpersteinen kann dabei helfen, sich im Überangebot der visionären Anforderung zurechtzufinden und letztlich auch der Gefahr des Ausbrennens vorzubeugen. Eine kleine Hilfe könnte dabei sein, die 4 Stolpersteine zu vermeiden (vgl. Abb. 4.18).

Neue Inhalte werden in alte Wissensstrukturen und Erfahrungen verankert
Dies ist ein Grundprinzip des Lernens. Wenn die Einrichtung die neuen Begriffe einführen will, sollte sie diese alltagssprachlich nachvollziehen. In den Praxistipps wurden einige Anregungen dazu gegeben.

Vielseitigkeit anstelle von Einseitigkeit als Grundprinzip der evolutionären Entwicklung
Jahrzehntelang bewährte, vielfältige und stabile Erfahrungen, Modelle und Handlungskonzepte werden bei evolutionären Entwicklungskonzepten so mit Neuem verknüpft, dass Aha-Erlebnisse entstehen und zu einer neuen Aufbruchstimmung führen. Der Standard bietet dafür bisher keine tragfähigen Brücken. Der personenzentrierte Ansatz ist nicht (nur) die des DCM. Immerhin wurde aus dem Entwurf für die Konsensuskonferenz der direkte Bezug zu dem Ansatz von Tom Kitwood herausgenommen.

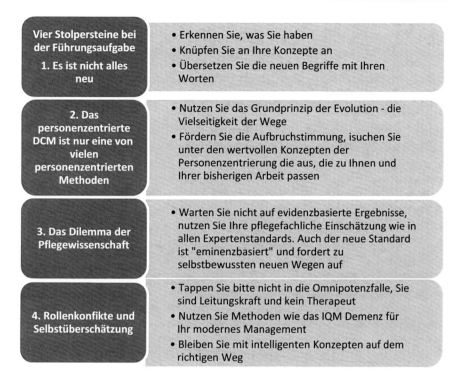

Vier Stolpersteine bei der Führungsaufgabe 1. Es ist nicht alles neu	• Erkennen Sie, was Sie haben • Knüpfen Sie an Ihre Konzepte an • Übersetzen Sie die neuen Begriffe mit Ihren Worten
2. Das personenzentrierte DCM ist nur eine von vielen personenzentrierten Methoden	• Nutzen Sie das Grundprinzip der Evolution - die Vielseitigkeit der Wege • Fördern Sie die Aufbruchstimmung, isuchen Sie unter den wertvollen Konzepten der Personenzentrierung die aus, die zu Ihnen und Ihrer bisherigen Arbeit passen
3. Das Dilemma der Pflegewissenschaft	• Warten Sie nicht auf evidenzbasierte Ergebnisse, nutzen Sie Ihre pflegefachliche Einschätzung wie in allen Expertenstandards. Auch der neue Standard ist "eminenzbasiert" und fordert zu selbstbewussten neuen Wegen auf
4. Rollenkonfikte und Selbstüberschätzung	• Tappen Sie bitte nicht in die Omnipotenzfalle, Sie sind Leitungskraft und kein Therapeut • Nutzen Sie Methoden wie das IQM Demenz für Ihr modernes Management • Bleiben Sie mit intelligenten Konzepten auf dem richtigen Weg

Abb. 4.18 Der Expertenstandard soll und kann motivieren und eine Aufbruchstimmung entfalten. Dafür ist es hilfreich, die Stolpersteine zu kennen. (*DCM* Dementia Care Mapping)

Das Dilemma der Pflegewissenschaft

Pflege braucht Wissenschaft und Pflegewissenschaft braucht die Erfahrungen in der Pflege, aber „es gibt noch keine gesicherten Ergebnisse, deshalb muss die Pflegefachkraft aus ihrem eigenen Wissen heraus einschätzen und evaluieren". Nach dieser demütigen Aussage der Pflegeforschung in den bisherigen Expertenstandards lässt sich den Pflegefachkräften nur schwer vermitteln, warum gleichzeitig in einem Standard so viele Normen gesetzt werden, obwohl noch die empirische Evidenz fehlt.

Die reflektierte Praxis ist eigentlich oft mit ihren Innovationen und Erkenntnissen der Pflegewissenschaft voraus. Dies ist keine Arroganz sondern ein einfacher Erkenntnisprozess für eine Forschung, die nicht im Labor, sondern im Zusammenspiel von menschlichem Handeln, Interaktionen und Systemen arbeitet und eine gute Praxis beschreibt, analysiert, theoretisch einordnet, bewertet, evaluiert und weiterentwickelt. Es ist ein Dilemma der jungen Pflegeforschung, dass es so gut wie keine evidenzbasierten Forschungsergebnisse gibt und diese vielleicht angesichts der Komplexität der Zusammenhänge auch nicht zu erwarten sind. Eine interessante Perspektive liegt diesbezüglich im Austausch und in einer möglichen systematischen Zusammenarbeit von IQM Demenz und der Versorgungsforschung am Deutschen Zentrum für neurodegenerative Erkrankungen dem DZNE.

4.4.1 Klarheit statt Rollenkonflikt und Selbstüberschätzung

Welche Kompetenz braucht eine Leitungskraft, um bei sich und anderen die beschriebenen Erkenntnisprozesse auszulösen? Es sind Erkenntnisse, die selbst in einer Supervision oder in psychotherapeutischen Prozessen mühsam erarbeitet werden.

Methodisch müsste die Leitungskraft diese Erfahrungen durch Selbsterfahrung und Reflexion persönlicher Extremerfahrungen anleiten. Aber diese Methode gehört in die Hand von Supervisoren, die genug Feldkompetenz haben, diesen Ansatz auch bei schwersten gerontopsychiatrischen Herausforderungen glaubwürdig zu vertreten, und das alles mit persönlichen Erfahrungswelten nachvollziehbar machen können. Eine Leitungskraft darf diese Selbsterfahrung nur sehr bedingt anleiten. In Kap. 5 zur Gesundheitsförderung werden wir den riskanten Rollenkonflikt beschreiben, in dem Führungskräfte bei psychisch behandlungsbedürftigen Mitarbeitendenin eine Therapeutenrolle abgleiten können. Alle Konzepte gesundheitsbezogener Führung warnen davor. Übrigens: In der ersten Fassung des Expertenstandards für die Konsensuskonferenz war noch vorgesehen, die Pflegefachkräfte mit der Supervision der anderen zu beauftragen.

Wenn eine Leitungskraft die Führungsaufgabe ernst nimmt – und es gibt viele gute Gründe dafür – dann helfen neben fachlicher psychologischer Begleitung von innen oder außen auch weitreichende Anstrengungen zum Aufbau einer entsprechenden Einrichtungskultur. Ein erster Schritt kann sein, die Methoden von IQM Demenz mit einem Workshop zur Implementierung des Expertenstandards zu erproben.

4.5 IQM-Demenz-Workshop zur Implementierung der Anforderungen

Bei Berücksichtigung möglicher Stolpersteine können die Erwartungen und Anforderungen des Expertenstandards in nur einer gut vorbereiteten Sitzung von ca. 1½ Stunden effektiv durch ein kleines handverlesenes Selbstbewertungsteam eingeschätzt werden (vgl. Abb. 4.19). Die Teilnehmenden bearbeiten die Anforderungen, tragen zusammen, wie dies bisher praktiziert wird, und schätzen den Umsetzungsgrad ein. Durch die ehrliche hierarchie- und bereichsübergreifende Selbstbewertungsgruppe ist zudem ein Transfer der Informationen, Erkenntnisse und Strategien in die Arbeitsbereiche zu erwarten.

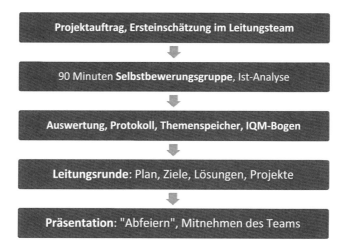

Abb. 4.19 Die Ergebnisse aus 90 min Selbstbewertung sind in einen Projektplan eingeordnet

Durch die differenzierte Fragestellung sind oft nur stichwortartig Kommentare in eine einfache Excel-Tabelle einzutragen. Diese können im Protokoll so ergänzt werden, dass die Einschätzungen nachvollziehbar werden.

Die Handlungsschritte im Projektplan sind schlank und pragmatisch:

- Jour fixe, Projektauftrag und Vorbereitung: Das Leitungsteam nimmt an dieser Stelle eine eigene Einschätzung zum Umsetzungsstand in den Handlungsfeldern vor. Es entlastet auch den Moderator, weil es keinen Druck gibt, überall 100 % erreichen zu müssen.
- Ist-Analyse, 1½-stündige Auftaktsitzung der Selbstbewertungsgruppe unter Beteiligung einer Leitungskraft: Ziel ist eine offene Arbeitsatmosphäre. Wichtige Ideen werden im Protokoll im „Themenspeicher" festgehalten.
- Aufarbeitung des Arbeitspapiers und des Protokolls.
- Jour fixe, Auswertung der Ergebnisse im Leitungsteam – Erarbeitung der Strategie, konkreter Ziele und Handlungsfelder: Der Themenspeicher wird dabei für weitere Planungen oder kleine Projekte hinzugezogen.
- Präsentation der Ergebnisse und der Strategie durch Vertreter des Selbstbewertungsteams in den Arbeitsbereichen: In diesem Zusammenhang erfolgt eine inhaltliche Sensibilisierung/Fortbildung zu ausgewählten Themen.
- Jour fixe: Präzisierung der weiteren Schritte unter Einbeziehung der Ideen der Mitarbeiterschaft nach Auswertung der Teambesprechungen.
- Umsetzung der vereinbarten Schritte, Definition von Ergebnisindikatoren.
- Jour fixe: Evaluation auf Grundlage der Ziele, Indikatoren oder Kennzahlen und Entscheidung darüber, wie die damit verbundene neue Kultur in der Einrichtung nachhaltig verankert werden kann.

- Wertschätzung und Rückmeldung an die Teams/Mitarbeiterversammlung über die erreichten Ziele. Im den IQM-Demenz-Gruppen legen wir viel Wert darauf, dass die erreichten Ziele gemeinsam „abgefeiert" werden.
- Vereinbarung eines Termins, an dem der Umsetzungsgrad erneut eingeschätzt wird.

Im besten Fall ist damit eine Implementierung mit wenigen Schritten erreicht, weil alle Beteiligten erkennen, dass ihr tatsächliches Handeln genau den Anforderungen entspricht und dies nun mit entsprechenden Begriffen im Konzept und der Dokumentation verankert werden kann. Andere Einrichtungen können aus dem Themenspeicher und den zusammengetragenen Informationen und Einschätzungen weiterführende Projekte ableiten.

Für die Nachhaltigkeit dieses Veränderungsprozesses kommt der Führungsebene eine zentrale Aufgabe zu. Eine tragfähige Einrichtungskultur legt die Basis für eine kontinuierliche Entwicklung der Haltung, der fachlichen Kompetenz und des Erlebens eigener Wirksamkeit. Menschen wachsen über sich hinaus, wenn sie eine neue Haltung finden und die Bestätigung und Resonanz dafür im Team erleben.

Dieser Mechanismus kann aber auch oder trotz einer nicht unterstützenden Leitung gelingen. Immer wieder habe ich in gerontopsychiatrischen Weiterbildungen beobachtet, wie engagiert Pflegekräfte unter schlechten Rahmenbedingungen und einem fast pathologischen Leitungssystem eine beeindruckende Arbeit vor Ort leisten.

4.5.1   Gute Arbeit bei schlechter Leitung: Das gallische Dorfprinzip

Dieses Prinzip formuliere ich in Anlehnung an die gezeichnete Weltliteratur über die Abenteuer eines kleinen gallischen Dorfes mit dem berühmten Zaubertrank: Identifikation, gegenseitige Unterstützung, Begeisterung und das Erleben von Selbstwirksamkeit sind auch gegen eine Leitung – die Römer – oder eine Trägerkultur möglich. Das Teamist die wichtigste Motivationsquelle. Dies wird in Fortbildungen bei zwei Fragen sichtbar: Was gibt Kraft? Was macht Spaß?

Zwei Antworten stehen ganz oben: „Wir sind ein tolles Team" und die „Dankbarkeit der Pflegebedürftigen". An erster Stelle stehen die gegenseitige Unterstützung und die Selbstwirksamkeit im pflegerischen Kontakt. Auf der anderen Seite wird als Energiefresser der Wunsch nach Anerkennung durch die Leitung und die Gesellschaft genannt. Dies meint nicht die Einführung des Mindestlohnes für die Pflege und die regelmäßige Erhöhung des Pflegeversicherungsbeitrages verbunden mit vollmundigen Versprechungen in Zeiten des Fachkräftemangels. Vielleicht sind Pflegekräfte zufriedener, wenn die Leitung und der Träger sichtbar für das eintritt, was in anderen Arbeitsfeldern selbstverständlich ist: ein gesicherter Dienstplan, Besetzung der offenen Stellen, Karrieremöglichkeiten mit einer leistungsbezogenen Vergütung und vielleicht sogar ein Gehalt, das auch bei einer 30-Stunden-Stelle eine Rente über der Grundsicherung ermöglicht.

Viele Fachleute gehen davon aus, dass wesentliche Grundannahmen des Expertenstandards Beziehungspflege Demenz in vielen guten Einrichtungen bereits verankert sind und nur noch kleine Anpassungen und Korrekturen erforderlich sind. Andere Einrichtungen brauchen gezielte Projekte zur Förderung der Mitarbeitenden und zur Etablierung der gewünschten Kultur. Es reicht nicht aus, die Anforderungen an die Pflegefachkräfte im Curriculum der generalisierten Ausbildung zu berücksichtigen, dies kann bestenfalls eine Grundlage legen. Die in diesem Kapitel zusammengetragenen Werkzeuge eigenen sich, den Standard in Workshops in der berufspraktischen Anleitungszeit einzuführen. Diese Gruppenanleitung schafft zudem Synergien, wenn mehrere Auszubildende zusammengefasst werden.

Haltung braucht Rückenstärkung und Kompetenz braucht Entfaltung. Beides geht besser in einer offenen Institution, in der Grundlagen des visionären Managements gelebt werden.

4.6 Anleitung für die IQM-Demenz-Checkliste für das Selbstbewertungsteam

Die zentrale Auftaktsitzung der Selbstbewertung im Rahmen der Implementierung soll erfolgreich, strukturiert und interessant sein und sie soll allen Beteiligten Spaß machen. Die folgende Checkliste ist eine Hilfe für eine gelungene Sitzung.

Fragen zur Vorbereitung für den Moderator

- Haben Sie alle Fragen so verstanden, dass Sie diese ihren Kollegen erklären können?
- Haben Sie sich Notizen dazu gemacht, damit Sie auch bei einem Blackout souverän bleiben?
- Haben Sie sich auf Fragen vorbereitet, bei denen es ggf. ausufernde Diskussionen oder Unmut geben könnte?
- Haben Sie sich notiert, wie viel Zeit Sie zur Diskussion und Selbstbewertung pro Frage einplanen?
- Haben Sie einen angemessenen Raum und eine wertschätzende Arbeitsatmosphäre organisiert?
- Haben Sie eine handlungsfähige Gruppe aus unterschiedlichen Arbeitsbereichen und Hierarchien zusammengestellt? Ist eine Führungskraft dabei?
- Wurden alle Teilnehmenden über den Auftrag/die Arbeitsgruppe informiert?
- Haben alle Teilnehmenden die Unterlagen?
- Ist geklärt, wer die Sitzung leitet und das Protokoll erstellt?
- Ist der Zeitrahmen so gewählt, dass Sie pünktlich beginnen und enden können?
- Haben Sie mit der Leitung einen Termin zur Besprechung der Ergebnisse vereinbart?

Einstieg in die Sitzung

Haben Sie den Auftrag an die Arbeitsgruppe deutlich gemacht?

Haben Sie jede und jeden Teilnehmer begrüßt, auch mit dem wertschätzenden Hinweis warum er oder sie von Ihnen und der Geschäftsleitung ausgewählt wurde?

Haben Sie die Teilnehmenden in die Methodik eingeführt? (Vorstellung der ritualisierten Frage: „Wie stellen wir sicher?").

Bearbeitung der Fragen

- Zunächst wird die Anforderung vorgelesen, Verständnisfragen geklärt und zusammengetragen, was Sie in den Arbeitsbereichen diesbezüglich machen. Notieren Sie in der Tabelle kurz die Stichworte, wie Sie diese Anforderung erfüllen und wo Sie noch Handlungsbedarfe sehen.
- Im nächsten Schritt folgt die Selbstbewertung mit drei Prozentwerten. Einen hohen Erkenntniswert hat es, wenn einzelne Teilnehmer eine abweichende Einschätzung begründen. Dies wird im Protokoll notiert und begründet. Abschließend wird der gemeinsame Durchschnittswert (Prozent) eingetragen.

  - Entscheiden Sie dann, **wie wichtig diese Anforderung aus fachlicher Sicht ist.** 100 % hat höchste Priorität.
  - Schätzen Sie ein, **wie sehr die fachliche Anforderung den Mitarbeitern bekannt ist,** die es wissen müssten. Wenn bestimmte Punkte aus der Anforderung in Ihrer Einrichtung unbekannt waren oder bislang keine Rolle spielten, ist natürlich der Prozentzahl niedriger anzusetzen. Diese Diskussionen werden im Protokoll vermerkt.
  - Die dritte Prozentzahl betrifft die **Umsetzung, wie diese Anforderung in der Einrichtung gelebt wird.** In Ausnahmefällen kann dieser Wert auch höher sein als die Bekanntheit, denn es gibt Mitarbeiter, die machen alles richtig, auch wenn sie es fachlich (noch) nicht benennen können.

- Abschließend werden 2 Kreuze gesetzt: Wurde bereits die Anforderung im Konzept oder in einem Standard **schriftlich festgehalten,** wird diese Quelle in der Spalte Bemerkung notiert. Im letzten Schritt wird geklärt, ob eine „**Schriftform erforderlich"** ist. Bitte beachten Sie, nicht alles kann, sollte oder muss verschriftlicht und per Kenntnisnahmeliste abgezeichnet werden. Dies ist kein Garant für die Umsetzung, Papier ist bekanntermaßen geduldig und kein Beweis einer hohen Einrichtungskultur.
- Bitte beachten Sie die Zeit: Diskussionen und Themen, die interessant und ausfernd sind, werden kurz im Protokoll festgehalten und können später weitergeführt werden, am besten auch mit anderen Beteiligten. Bleibt eine Fragestellung offen wird im Protokoll vermerkt, wer die fehlenden Informationen (bis wann) nachträgt. Gegebenenfalls wird dann eine Folgesitzung vereinbart.
- Kleine und größere Erkenntnisse und Ideen für die weitere Entwicklung, für Entscheidungen oder spätere Klärungen und Diskussionen werden im Themenspeicher am Ende des Protokolls notiert. Auch wenn nicht alles umsetzbar ist,

braucht die Schere nicht schon im Kopf zu beginnen, denn auf jede gute Idee kann es auch eine gute Antwort geben.

Ergebnis und Bewertung des Ergebnisses
- Selbstkontrolle: Sind Protokoll und die Exceltabelle schlüssig und wurden die offenen Fragen ergänzt?
- Ist es sinnvoll, dass eine Leitungskraft das Protokoll gegenliest und auf mögliche Fettnäpfchen in den Formulierungen hinweist?
- Haben Sie mit der Leitung abgestimmt, wie viel Zeit der auswertende Jour fixe in Anspruch nehmen darf?
- Haben Sie eine Idee, wie Sie die direkten Anforderungen des Expertenstandards an die Pflegefachkräfte weitergeben und die Dokumentation herausarbeiten und durch ein Schulungskonzept präzisieren können?
- Haben Sie eine Vorstellung, welche Form der Wertschätzung oder Anerkennung jede und jeden Teilnehmer und Sie persönlich stärken und motivieren würde?
- Haben Sie eine eigene Einschätzung, wer aus dem Selbstbewertungsteam weitere Verantwortung in der Umsetzung übernehmen könnte und würde?

Die Unterstützung und Begleitung der Moderatoren stehen im Fokus bei der Anwendung von IQM Demenz. Einen ganz hohen Stellenwert für die Motivation und fachliche Weiterentwicklung hat es, wenn dieses Instrument in einer Gruppe von Einrichtungen eingeführt wird, denn der Erfahrungsaustausch mit Gleichgesinnten wird als besonders wertvoll betrachtet. Im IQM-Demenz-Prozess ist dies dadurch sichergestellt, dass engagierte Einrichtungen zusammenarbeiten und sich gegenseitig anregen und inspirieren, weil sie nicht in gegenseitiger interner oder externer Konkurrenz stehen. Dies ist bei Einrichtungen des gleichen Trägers nicht automatisch sichergestellt. Wenn Sie als Träger dieses Implementierungsprojekt starten wollen, kann zum Start ein kompetent moderierter Workshop durch einen Moderator der beteiligten Einrichtungen die gewünschten Effekte verstärken.

Literatur

Hamborg, M. Krisenintervention – Modelle für alle Fälle, wegweiser-demenz.de, Blog, https://www.wegweiser-demenz.de/index.php?id=165 (Zugegriffen am 9.11.2020)

Hamborg, M Checkliste für den demenzfreundlichen Umgang - . „Jetzt weiß ich endlich, was ich alles richtig machen kann" wegweiser-demenz.de, Blog, https://www.wegweiser-demenz.de/index.php?id=166 (Zugegriffen am 9.11.2020)

So geht Gesundheitsförderung – tun Sie mehr von dem, was Ihnen gut tut, und weniger von dem, was schadet

5

Inhaltsverzeichnis

Diese einfache Formel steht für gesundes Leben, sie ist das Motto für meine Workshops zur Selbstpflege und sie kommt mir immer dann in den Sinn, wenn mein inneres und äußeres Gleichgewicht ins Wanken gerät.

So einfach wie diese Lebensweisheit klingt, für die betriebliche Gesundheitsförderung ist sie eine Herausforderung. In den Zeiten der Arbeitslosigkeit ist Gesundheit reine Privatsache, die Philosophie „hire and fire" fordert die Anpassung sogar an pathogene also krankmachende Bedingungen. Die Thematik ist hinlänglich beschrieben, die Arbeitsverdichtung, die Erwartungen an die Mobilität, die ständige Erreichbarkeit und Einsatzbereitschaft, extreme Diskrepanzen zwischen Ansprüchen und Möglichkeiten, schädliche Umwelteinflüsse, Dauerkrisen, fehlende Wertschätzung, Mobbing, Engpass-Krankheits-Urlaubsspiralen … Organisationsversagen – alles hausgemacht und änderbar –.

© Springer-Verlag GmbH Deutschland, ein Teil von Springer Nature 2020   79
M. Hamborg, *IQM Demenz in der Altenpflege*,
https://doi.org/10.1007/978-3-662-61311-5_5

Dies ist ein generelles Problem, aber in der Altenpflege gibt es weitere Herausforderungen, denken Sie nur an:

- Papiere können liegen bleiben, Menschen nicht,
- Sicherstellung der Qualität in einem 7-Tage-24-Stunden-Schichtmodell,
- Fachkräftemangel und offene Stellen,
- negatives Image und Misstrauenskultur,
- Bezahlung am Rande des Niedriglohns und hohe Renditeerwartungen.

In diesem Kapitel möchte ich zunächst den inhaltlichen Rahmen für ein zentrales Thema der Altenhilfe spannen. Damit Arbeit identitätsstiftend wahrgenommen wird, schaue ich zunächst darauf, was die Person selbst tun oder ändern kann. Auch die Betriebe sind gefordert. Wichtige Aspekte sind die Fairness und die Grundprinzipien betrieblicher Gesundheitsförderung. Deren Wirkung zeigt sich in den Krankheitstagen, die durch das Betriebsklima halbiert werden können. Dazu sollte auch die psychische Belastung reduziert werden und es gilt, eine unterstützende Haltung zu finden, für Mitarbeitende, die psychisch erkranken. Insbesondere die Depression und das Burnout müssen nicht zwangsläufig in die Verrentung oder in den Berufswechsel führen. In Abschn. 5.6 werde ich einige Erfahrungen beisteuern, was das Management tun kann. Eine zentrale Rolle spielt die Einrichtungskultur und die gesundheitsfördernde Führung. Die Ausführungen dazu schließen sich an das Kap. 2 und 4 an und münden in konkreten Vorschlägen, wie die Methodik von IQM Demenz für ein Projekt der Gesundheitsförderung genutzt werden kann.

5.1   Arbeit als Säule der Identität – und der Gesundheit

Die Gewährleistung eines Dienstplanes, um die vereinbarten Leistungen auf dem gewünschten Niveau sicherzustellen, ist manchmal wie die Quadratur des Kreises bei überdurchschnittlich hohem Krankenstand und offenen Stellen. Die Gesundheit im Team und die personenbezogene Unterstützung hat damit Priorität.

In den schnell ausgebuchten BGW-Seminaren und Vorträgen zu diesem Thema wird deutlich, dass es in der gesundheitsbezogenen Führung nicht um Einzelaktionen, Kampagnen oder punktuelle Maßnahmen geht, sondern um ein abgestimmtes Vorgehen im Leitungskonzept.

Im Mittelpunkt steht

- die Stärkung der Arbeit als wichtige Säule der Identität,
- die Interaktion der Leitung mit jedem und jeder einzeln,
- die Förderung der Potenziale, der Selbstwirksamkeit und
- letztlich des biologischen Sinns (in der Arbeit – und nicht nur in Hobbys) „über sich hinauszuwachsen".

Das Verständnis der Arbeitsaufgaben in einem transparenten Kontext, Erfolgs-erlebnisse und Freude in der Arbeit sind weitere Aspekte, um langfristig gesund zu bleiben. Viele dieser Anforderungen haben wir schon in Kap. 4 diskutiert, denn sie sind auch die Grundlage der Beziehungsgestaltung. Wie dies gelingen kann, möchte ich mit den folgenden Kapiteln herausarbeiten und damit die Methodik von IQM Demenz in den fachlichen Kontext stellen.

> **Praxistipp 14: Denken Sie mehr, was Ihnen gut tut, und weniger, was Ihnen schadet**
> Die Tab. 5.1 richtet den Blick auf gesundheitsfördernde psychische Faktoren. Dieses starke Handwerkszeug der Salutogenese fordert unmittelbar zur persönlichen Reflexion auf, schnörkellos werden die Themen positiver und negativer Glaubenssätze gegenübergestellt. Diskutieren müssen wir darüber eigentlich nicht mehr, so stark ist die Aufforderung, sich einfach nur zu verändern.

Tab. 5.1 Gesundheitsfördernde psychische Faktoren

Denke mehr von dem was Dir gut tut und weniger von dem, was schadet
Die Spalten zeigen, wie Denken und Wahrnehmung die Gesundheit fördert oder krank machen: Dabei kann ich mehr auf das achten, was links steht und ich kann rechts den pathogenen Gegenpol reduzieren. Beides fördert Gesundheit!

Denke mehr → **Der gesundheitsfördernder Blick achtet auf** …	*Denke weniger* → **der krankmachender Blick sieht** …
… das Eingebunden sein in ein gutes Ganzes (Stimmigkeit oder „Kohärenz")	… die Unstimmigkeiten, Probleme, Schwierigkeiten, Fehler
… das über sich hinauswachsen wollen. (Grundprinzip von Entwicklung und Evolution)	… es war schon immer so. (Der Status quo, bis zur Erstarrung oder „Entropie")
… den Menschen als frei handelndes Subjekt, (Wichtig ist es, sich selbst wertschätzend wahrzunehmen)	… Normen, Rollen, Regeln und scheinbar objektive Wahrheiten. (Abhängigkeit von der Wahrnehmung und Wertschätzung durch andere)
… Ressourcen & Stärken. Potenziale dienen der Kompensation von Schwächen (Prinzip: Selbstwirksamkeit und Selbstvertrauen)	… das Schwarz-Weiß, stark oder schwach, siegen oder versagen, (Oft durch Perfektionismus und innere Antreiber)
… positive und attraktive Gesundheitsziele (z. B. „ich habe genug geraucht, ich bin frei, selbstbestimmt und unabhängig")	Vermeidungsziele (z. B. ich will nicht mehr rauchen, wenn ich weiter rauche bekomme ich Krebs…)
… das Vertrauen, dass sich Systeme in Krisen selbst regulieren (systemisches Denken, Optimismus, Zuversicht)	… die Ursache in sich und im Klein-Klein suchen. (Detailbezogenheit, Selbstkritik, „Flöhe husten hören")
… auf den eigenen Anteil **und** den Kontext und die Zusammenhänge	… Schuld und Schuldige (Sündenbockprinzip)
… und denkt „ sowohl als auch"	… und denkt „entweder – oder".

Gesundheitsförderung hat mit der persönlichen Sichtweise zu tun. Das berufliche und private Umfeld hat eine starke prägende und beeinflussende Funktion. Aber die psychologischen Werte und Normen in der beruflichen Kultur lassen sich manchmal leichter verändern als starke innere Glaubenssätze. Aber mit den Normen ändern sich auch die Glaubenssätze!

Mir persönlich hilft jedenfalls der Blick in diese Tabelle, wenn ich mich mal wieder erinnern muss, woran ich im Tun und Lassen üben sollte.

Aber auch für diese konträren psychischen Werte gilt das Sowohl-Als-Auch-Prinzip: Es gibt Situationen, da sind strenge Regeln, Schwarz-Weiß-Denken, Fehlersuche im Klein-Klein und das Festhalten am Alten wichtig, um das Überleben zu sichern. Sie bieten Struktur im Existenzkampf und Halt, um nicht von Angst überwältigt zu werden.

5.1.1 Grundgedanken der Salutogenese

Die Grundbegriffe der Salutogenese (verstehen – gestalten – Sinn finden) (Abb. 5.1) habe ich bereits bei den Erkenntnissen zur Nonnenstudie ausgeführt und gezeigt, dass die konsequente Umsetzung dieser Prinzipien sogar stärker als die Demenz sein können (Abschn. 2.7).

Werden unsere Pflegenden danach gefragt, was ihnen Kraft in der Arbeit gibt und „Spaß macht", sind zwei Aspekte besonders häufig: Dankbarkeit der Pflegebedürftigen/deren Angehörigen und das Team. Das Team wird auch dann noch als tragend wahrgenommen, wenn es sich nach dem „gallischen Dorfprinzip" durch gemeinsamen Frust, Galgenhumor und einer verbindenden Antihaltung oder gegen einen gemeinsamen Feind definiert (Abschn. 4.5.1).

Auch in Einrichtungen mit hoher Zufriedenheit kommt es zu krankheitsbedingten Engpässen. Manche Mitarbeitende haben dabei das Gefühl, häufiger einzuspringen, als dies tatsächlich der Fall ist. In vielen Teams habe ich ein interessantes Phänomen beobachtet: Die Personen, die am stärksten klagen, sind

Abb. 5.1 Zur Erinnerung: Drei Grundgedanken der Salutogenese

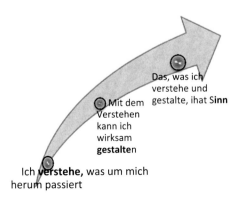

Das, was ich verstehe und gestalte, ihat **Sinn**

Mit dem Verstehen kann ich wirksam **gestalte**n

Ich **verstehe,** was um mich herum passiert

selten oder gar nicht eingesprungen. Sie hatten eher eine polarisierende Funktion im Team oder waren auch in anderen Aspekten eine Herausforderung für die Leitung. Fairness ist ein zentraler Wert im Team.

Viel häufiger habe ich Menschen erlebt, die immer für das Team da sind und nicht „nein" sagen wollen oder können, sich aber im Loyalitätskonflikt zwischen der Arbeit, der Familie oder Partnerschaft und den eigenen Bedürfnissen zerrissen fühlten, bis hin zu bedrohlichen Anzeichen des Burnout.

5.2 Ungerechtigkeit: Hausgemacht und änderbar

Das Gefühl von Ungerechtigkeit verstärkt sich, wenn die Gratifikation für Leistungsbereitschaft, Flexibilität und Übernahme von mehr Verantwortung fehlt. Es braucht eine große intrinsische Motivation, wenn die oder der Kollege mehr verdient, weil er oder sie länger im Betrieb ist, und dann nicht einspringt, keine Extraaufgaben übernimmt und offen äußert: „Du bist ja selbst schuld, wenn Du an das Telefon gehst."

Hinzu kommen weitere „hausgemachte" De-motivatoren, Managementfehler, Organisationsversagen oder Strategien mit Nebenwirkungen, z. B. mit der Botschaft „Mein Arbeitgeber verzichtet auf Leiharbeit, mein freies Wochenende nach 10 Tage ist ihm weniger wert."

Wenn Leistungsgerechtigkeit tariflich nicht gewollt ist, sind starke Motivatoren in Team und Leitung notwendig, damit auch die Y- und Z-Generation begeistert in diesem Lohnsystem arbeitet.

Praxistipp 15: Der Baum der Gesundheit, Fairness ist eine Wurzel – Unfairness macht radikal

Zeichnen Sie sich doch bitte einmal Ihren Baum. Er steht seit jeher für Stabilität, Kraft, Gesundheit und langes Leben, er ist aber bedroht von Waldsterben, saurem Regen, Feuer, Trockenheit und Umweltgiften. In diesem Bild stehen die beschriebenen, negativen gesellschaftlichen Bedingungen und die hausgemachten Probleme für kranke oder geschädigte Wurzeln. Ein guter Baum kann vieles kompensieren durch gute Wurzeln – durch betriebliche Kultur, die private Work-Life-Balance und persönliche Kraftquellen –.

Die **Unfairness** in der Gesellschaft, in einer Konzern-, Träger- oder Tarifstruktur spielt im beruflichen Alltag eine untergeordnete Rolle, auch ein Baum gewöhnt sich daran, wenn einige Wurzeln im Beton enden.

Fairness zeigt sich in transparenten und gerechten Regeln im Dienstplan, in der Arbeitseinteilung, im Verhalten der Vorgesetzten, in der gegenseitigen Loyalität, im Umgang und bei Konflikten untereinander oder mit Angehörigen. Die Regeln der Fairness können den Stamm stabil machen durch Betriebsvereinbarungen, Richtlinien und transparenten, gerechten Verfahren, an denen Kollegen mitbestimmen. Sie wirken hinein in einen starken

Ast, wenn sie im Alltag relevant sind. Das stärkt den ganzen Baum und leistet einen Beitrag für gute Früchte.

Gesundheitsförderung betrachtet das Wurzelwerk, die Stämme, Äste und Zweige, durch die viele Einflussfaktoren auf das Ganze wirken, wie auf einen gesunden Baum. Wir schauen also nicht nur auf den sprichwörtlichen Apfel, der vom Haus täglich spendiert wird. Nicht alles lässt sich ändern, ein Baum kann sogar auf Felsen wachsen, wenn einige Wurzeln von einer kleinen Quelle genährt werden.

Wie der Baum verfügt der Mensch über die Fähigkeit der Selbstregulation und kann Einschränkungen lange kompensieren. Wir betrachten dabei folgende Äste:

- **Arbeitsorganisation:** Von fairen Regeln bis zum sicheren Dienstplan und klugen Pausenregelungen.
- **Arbeitsbedingungen:** Von der Vermeidung von Fehlern durch den Arbeitsschutz bis zu ergonomischen und intelligenten Hilfsmitteln, handfest wie ein moderner Lifter oder digital wie ein Chip im Schuh.
- **Führungsverhalten:** Vom Vorbild der Vorgesetzten für gesundheitsbezogenes Verhalten bis zum Multitalent, der oder die alle so begeistert, fördert und fordert, wie er oder sie es brauchen. Diese Führungskräfte schaffen Arbeitsbedingungen für körperliche und psychische Gesundheit. Manchmal finden sie den richtigen Platz und Umgang für Mitarbeitende, die mit oder trotz körperlicher und psychischer Krankheiten arbeiten können.
- Dies alles steht in einer **Wechselwirkung der handelnden Personen** mit all ihren persönlichen Anteilen und ihrer unterschiedlich ausgeprägten Selbstpflegebereitschaft. Es ist bekanntlich nicht selbstverständlich, dass sich Menschen für ein gesundheitsbewusstes Verhalten begeistern lassen.

Die „einfache" Botschaft dieser komplexen Zusammenhänge ist: Jeder und Jede braucht die ganz persönliche Nahrung oder Kraftquelle. Welche Zweige und Äste in dem persönlichen Baum der Gesundheit besonders viel brauchen, ist so unterschiedlich wie die Menschen. Dies im Leitungsteam zu wissen und zu beachten, ist eine Führungsaufgabe. So wird der Baum der Gesundheitsförderung zum Baum der Erkenntnis, der bekanntlich auch nur Äpfel trug.

5.3   Grundprinzipien der betrieblichen Gesundheitsförderung

Damit trägt die Leitungsebene eine zentrale Verantwortung. Es sind richtig dicke Bretter zu bohren, denn nicht nur in den Strukturen liegen die Herausforderungen. Vorgesetzte selbst sind ganz als Mensch gefragt.

Heiko Ernst (2019) bringt es in der *Psychologie Heute,* ich nenne sie manchmal die Bild-Zeitung für Psychologen, auf folgenden Punkt: „Manager mit einem zu starken Ego schaden nicht nur sich selbst, sondern unserer gesamten Wirtschaft – in nicht unerheblichem Ausmaß. Experten veranschlagen die Kosten der Ich-Sucht auf etwa 6–15 Prozent des jährlichen Bruttoeinkommens einer Volkswirkschaft. … Das laute Ich ist also beides zugleich arrogant und defensiv. Es läuft Gefahr, uninformierte, irrationale Entscheidungen nicht nur zu treffen, sondern auch durchzufechten, ‚koste es was es wolle‘. Zum Schaden nicht nur der Firma, der Kollegen, sondern auch der eigenen Person." (Ernst 2019).

Die zahlreichen Angebote zur Selbstfindung der Führungskraft sollen hier nicht diskutiert werden. Das Wichtigste sind die Bereitschaft, mit den erkannten eigenen Grenzen zu wachsen, und das Ziel, den eigenen Beitrag für eine positive Team-kultur zu leisten und sich als Teil des Ganzen weiterzuentwickeln. Systeme wie IQM Demenz bieten dafür ein umfassendes Portfolio. Die Entscheidung liegt im Management,

- ob die psychische Belastung durch die Stärkung des Einzelnen (Salutogenese) und/oder
- durch die Entwicklung des Charismas der Führungskraft und/oder
- durch die Erkenntnisse der Arbeitsmedizin zu Organisationsentwicklung gefördert wird.

Diese Aspekte werden in Anlehnung an die Unfallverhütungsvorschrift zusammengefasst (vgl. Tab. 5.2).

> **Praxistipp 16: Spielfeld der betrieblichen Gesundheitsförderung**
> Die unterschiedlichen Ebenen gesundheitsbezogener Führung möchte ich mit einer Grafik zusammenfassen, die wortwörtlich als Spielfeld genutzt werden kann. Dies stärkt die Sensibilität, „Managementfehler" zu ver-meiden, und hilft, das zu erkennen, was die Gesundheit im Betrieb stärkt (Abb. 5.2).

Als Gestalttherapeut ist es mir wichtig, Zusammenhänge zu visualisieren oder noch besser „begreifbar" zu machen, deshalb folgende „Spielanweisung": Stellen Sie „Mensch-ärgere-Dich-nicht-Figuren" auf die Felder, wo Sie handeln wollen und müssen. Oder nutzen Sie es wie im Roulette und legen Sie Ihren Einsatz in die Felder, wo es sich am meisten lohnt, oder wie im Monopoly, wo Sie am stärksten investieren wollen.

Tab. 5.2 Das Weniger und das Mehr betriebliche Gesundheitsförderung (vgl. GUV-I 8626, S. 28)

Grundprinzipien betrieblicher Gesundheitsförderung: Maximieren Sie die Ressourcen – Minimieren Sie die negative Einflüsse und Beanspruchungen	
Tue mehr: Wie stellen wir sicher, dass folgende Faktoren **maximiert** werden?	*Tue weniger:* Wie stellen wir sicher, dass folgende Faktoren **minimiert** werden?
Handlungs- und Gestaltungsspielräume	Störungen im Arbeitsablauf, Handy, sofort auf Emails reagieren müssen usw.
Arbeitsbedingungen und Arbeitsatmosphäre	Vorhandene Risiken und Unfallgefahren Negative Umgebungsfaktoren (psychische Belastung, Lärm, Hitze/Kälte/Temperatur-wechsel, Feuchtigkeit, Gerüche, Chemikalien, Räumliche Enge usw.)
Vorhersehbare Arbeitszeiten, verbindlicher Dienstplan und Flexibilität für das Privatleben	Flexibilitätserwartung, Ausreizen der Identi-fikation und der persönlichen Bereitschaft
Soziale Kompetenzen, Gewaltfreie Konflikt-lösung, Abgrenzung in schwierigen Begegnungen	Sozialer Stress, unklare intransparente Rollen, Rollenkonflikte
Soziale Unterstützung im Team und durch die Leitung	Konkurrenz, sich als Einzelkämpfer beweisen zu müssen
Fachliche Kompetenzen	Von außen bestimmte Umstellungsprozesse, Umlernen zu müssen
Sinngebung	Angst, den Arbeitsplatz zu verlieren, versetzt zu werden usw.

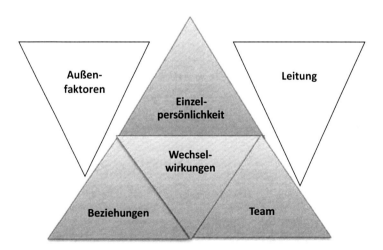

Abb. 5.2 Das Spielfeld der Gesundheitsförderung: Wo ist was zu tun und wie beeinflusst es sich untereinander? Welche Rolle spielt die einzelne Person, die Beziehungen, das Team, die Leitung und Außenfaktoren?

5.4   Sinnvolle Arbeit, Betriebsklima und loyale Vorgesetzte halbieren Krankentage

Der AOK-Fehlzeiten-Report 2018 zeigt in eindrucksvoller Weise, dass gutes Betriebsklima und Loyalität Schlüssel zu geringen Fehlzeiten sind. Wer seine Arbeit in diesem Sinne als sinnstiftend erlebt, hat deutlich weniger AU-Tage (9,4 vs. 19,4 Tage im Jahr). Dazu kommen deutlich weniger

- körperliche Beschwerden an Rücken/Gelenke (34 % vs. 54 %), Magen/Darm (5 % vs. 14 %), Herz/Kreislauf (4 % vs. 11 %) und Infektionserkrankungen (10 % vs. 15 %); und
- psychische oder depressive Symptome, wie Lustlosigkeit/Ausgebranntsein (18 % vs. 44 %), Nervosität und Reizbarkeit (22 % vs. 43 %%), Erschöpfung (33 % vs. 57 %), Schlafstörungen (11 % vs. 25 %), Konzentrationsprobleme (12 % vs. 25 %) oder Kopfschmerzen (17 % vs. 34 %) (Zahlen gerundet; AOK 2018, S. 2).

Die Auftraggeber der Studie fassen zusammen: „Für das Sinnerleben sind den meisten Beschäftigten vor allem persönlich und sozial motivierte Aspekte ihrer Arbeit wichtig", sagt Helmut Schröder. „Leider stimmen gerade hier Wunsch und Wirklichkeit oft nicht überein." (AOK 2018).

Die gute Nachricht dabei ist, dass die 2030 Befragten, ihre Arbeit überwiegend als „sinnstiftend" erlebten, 78 % durch ein gutes Betriebsklima und 69 % durch die Loyalität des Unternehmens zum Mitarbeitenden.

Die Studie legt nahe, dass wir die Krankheitstage und die körperlichen und seelischen Beschwerden halbieren können, wenn auch die übrigen 25 % Betriebe das Betriebsklima ändern und Jeder das Gefühl bekommt, die Leitung stehe hinter ihm oder ihr.

Diese Studie steht in dem Kontext, dass zunehmend mehr Menschen psychisch erkrankt sind. Insgesamt 82 Mio. AU-Tage gehen auf psychische Erkrankung zurück und jeder Dritte ist statistisch betroffen.

Die durchschnittlichen Krankheitstage bei einer rezidivierenden Depression (93,4 Tage pro Fall) liegen so hoch wie beim bösartigen Brustkrebs (94,4 Tage) (TK 2019).

In Abb. 5.3 wird deutlich, dass psychische Erkrankungen enorm zunehmen und sich seit 2006 fast verdoppelt haben. In den Selbstpflegeworkshops werde ich manchmal gefragt, „was war 2006?" – denn ab diesem Zeitpunkt gehen diese Fehltage durch die Decke. Es lässt sich gut gemeinsam spekulieren: In dieser Zeit hat das Smartphone Einzug in die Arbeitswelt gefunden und der Einfluss der Arbeit auf die Gesundheit wurde mit dem Begriff Burnout stärker in Verbindung gebracht.

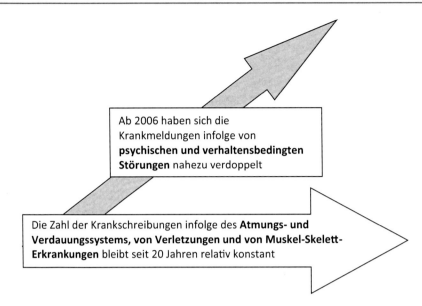

Ab 2006 haben sich die
Krankmeldungen infolge von
**psychischen und verhaltensbedingten
Störungen** nahezu verdoppelt

Die Zahl der Krankschreibungen infolge des **Atmungs- und
Verdauungssystems, von Verletzungen und von Muskel-Skelett-
Erkrankungen** bleibt seit 20 Jahren relativ konstant

Abb. 5.3 Kontinuierlich Zunahme der Fehltage durch Psychische Krankheiten, seit 2006 hat sich die Anzahl fast verdoppelt. (TK 2019)

5.5   Vorbeugung psychischer Belastung

Die Berufsgenossenschaft für Gesundheitsdienst und Wohlfahrtspflege (BGW) gibt eine Vielzahl von Hilfen und Handlungsanleitungen zur betrieblichen Gesundheitsförderung. Unter dem Aspekt der Zunahme psychischer Erkrankungen möchte ich Ansatzpunkte skizzieren, die sich aus dem § 5 des Arbeitsschutzgesetzes und der Gefährdungsanalyse ergeben. Die BGW hat dazu eine Handlungsempfehlung vorgelegt, in der 5 Merkmalsbereiche betrachtet werden (Abb. 5.4).

In der Pflege bestehen in diesen Feldern wenige Spielräume und diese werden noch zu selten genutzt.

Eine kleine Anekdote

Auf einer Pflegestation machte ein Auszubildender aus Dänemark im Rahmen eines EU-Projektes Erfahrungen in der deutschen Pflegelandschaft. Er hatte die Statur eines Wikingers, aber als er um Hilfe gebeten wurde, einen gestürzten Bewohner hochzuheben, sagte er: „Es ist mir verboten, dies ohne spezielle Hilfsmittel zu machen." ◀

Mir persönlich fehlt jedes Verständnis, warum sich unser Gesundheitssystem so schwer tut, notwendige spezielle Hilfsmittel zu genehmigen und umgehend

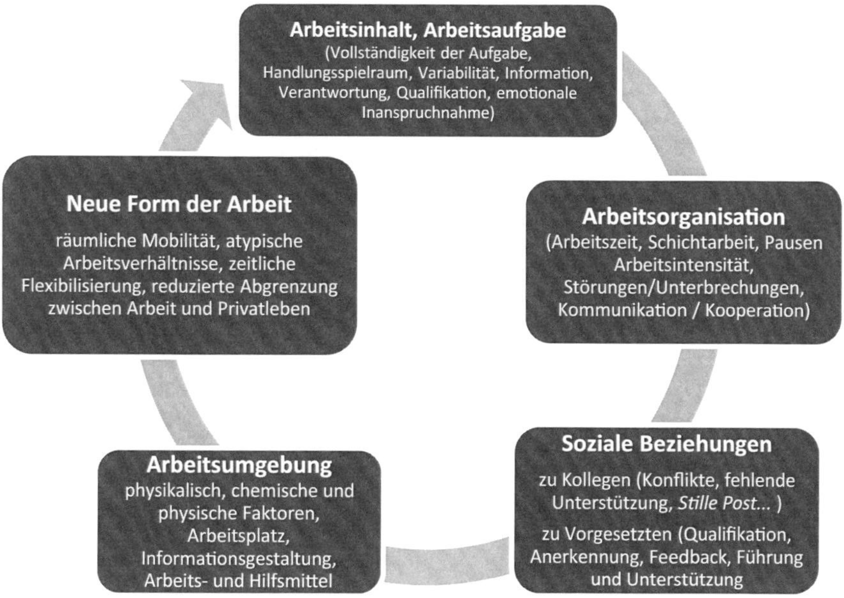

Arbeitsinhalt, Arbeitsaufgabe
(Vollständigkeit der Aufgabe,
Handlungsspielraum, Variabilität, Information,
Verantwortung, Qualifikation, emotionale
Inanspruchnahme)

Neue Form der Arbeit

räumliche Mobilität, atypische
Arbeitsverhältnisse, zeitliche
Flexibilisierung, reduzierte Abgrenzung
zwischen Arbeit und Privatleben

Arbeitsorganisation
(Arbeitszeit, Schichtarbeit, Pausen
Arbeitsintensität,
Störungen/Unterbrechungen,
Kommunikation / Kooperation)

Arbeitsumgebung
physikalisch, chemische und
physische Faktoren,
Arbeitsplatz,
Informationsgestaltung,
Arbeits- und Hilfsmittel

Soziale Beziehungen
zu Kollegen (Konflikte, fehlende
Unterstützung, *Stille Post...*)
zu Vorgesetzten (Qualifikation,
Anerkennung, Feedback, Führung
und Unterstützung

Abb. 5.4 Merkmalsbereiche psychischer Belastung in der Gefährdungsanalyse (Vergleich BGW S.15 ff)

zu liefern. Stattdessen riskiert die Krankenkasse akute Rückenbeschwerden und Pflegekräfte, die den Beruf abbrechen. Derzeit liegen Rückenschmerzen an zweiter Stelle der Krankentage (5,25 % der Krankentage) und vor der depressiven Episode (4,94 %), der Reaktion auf schwere Belastungs- und Anpassungsstörungen (3,8 %), der rezidivierenden depressiven Störung (2,28 %) und anderen neurotischen Störungen (1,76 %) (TK 2018). All diese „Spitzenreiter" beschreiben psychische Erkranken und es ist zu befürchten, dass sich der Trend infolge der in der Pandemiezeit als „kolletive Depression" noch verschäft.

5.6   Aus der psychischen Belastung in die psychische Krankheit oder nicht?

Psychische Erkrankungen lassen sich nicht allein durch die Gefährdungsanalyse und Prävention am Arbeitsplatz vermeiden. Aber die Arbeit spielt neben der Familie eine zentrale Rolle. Notwendig sind zwei Strategien: Die allgemeine Gesundheitsförderung und der fachlich kompetente Umgang mit Menschen, die eine psychische Erkrankung haben.

Für Menschen, von denen wir wissen, dass sie erkrankt sind, kann die kompetente individuelle Unterstützung durch die Leitung sehr wichtig sein. Hilfreich ist da eine Handreichung, vom Dachverband Gemeindepsychiatrie und der Barmer GK (2014), in der zu jedem Krankheitsbild Anregungen zum richtigen Umgang gegeben werden. Deutlich wird davor gewarnt, dass Leitungen therapeutische Funktionen übernehmen und sich damit in eine Rolle begeben, die sogar schaden kann. Angeboten werden dafür konkrete Gesprächsverläufe und Handlungsorientierungen.

Die Leitungskraft ist weder Therapeut noch Diagnostiker. Wenn es Hinweise durch – im Wortsinn – merkwürdige Verhaltensweisen gibt, kann es hilfreich sein, sich so zu verhalten, als wenn der Mitarbeitende an einer Depression erkrankt ist: Beispielsweise nicht in „Watte packen", sondern eine sichere Struktur durch das Führungsverhalten vermitteln (Erfolgserlebnisse durch angemessene Aufgaben, konkrete leistbare Anforderungen, Regeln, Erwartungen und Rückmeldungen). Manchmal ist auch Schutz vor Kollegen nötig, die mit einer angebotenen Opferrolle noch nicht angemessen umgehen können.

Es kann auch helfen, krankheitsrelevante Wünsche zu berücksichtigen:

- Spätdienste vermeiden das Problem des „Morgentiefs" – Nachtdienste können durch den zeitweisen Schlafentzug sogar therapeutische Wirkungen haben.
- Das Gespräch über das Verhalten und nicht über die Krankheit stärkt die Selbstwirksamkeit.
- Das professionelle Lächeln und Lachen zu üben, wirkt wie ein natürliches Antidepressivum.
- Es schadet nicht, wenn die Leitung wahrnimmt, was der Mitarbeitende aktiv gegen die Krankheit macht.

Selbstverständlich profitieren diese Menschen mit einer psychischen Erkrankung auch von allen anderen Aspekten gesundheitsbezogenen Verhaltens, die als Sport- und Bewegungsangebote, Unterstützung in gesunder Ernährung und in der gesundheitsbezogenen Führung auf Grundlage der Salutogenese beschrieben wurden.

Aber es kann sein, dass der Krankheitsdruck zeitweise stärker ist als die schützende Umgebung. Dafür gibt es das betriebliche Eingliederungsmanagement (BEM) mit allen Möglichkeiten. Im Einzelfall helfen während des Klinikaufenthaltes „Belastungserprobungen" im beruflichen Kontext und die Klinik oder ambulante Therapeuten können einen direkten Beitrag zur Reintegration in den Beruf leisten.

Abschließend möchte ich darauf hinweisen: Die meisten Menschen gehen gestärkt aus einem „Nervenzusammenbruch", einem „Burnout" oder einer Krise heraus. Diese Lebenserfahrung ermöglicht wertvolle Impulse für den beruflichen Kontext, besonders weil die Depression im Altenhilfebereich ein deutlich unterschätztes Thema ist – für alle Beteiligten –!

Supervisionsorientierte Einzelgespräche können wichtig sein: Manchmal sprechen mich Pflegende nach Seminaren an, weil sie unter Depressionen leiden, einen Psychotherapieplatz gebe es erst in Monaten und der Arzt würde sie sofort krankschreiben. Eine schnelle Krisenintervention kann ein „Burnout" vermeiden.

Gerade wenn die Arbeit eine der letzten stabilen Säulen der Identität ist, wäre eine Krankschreibung von durchschnittlich über 90 Arbeitstagen fatal. Eine kurzfristige Entlastung durch „Psychoedukation" kann Sicherheit geben und ggf. die Zeit bis zu einer Psychotherapie und der Wirkung der ärztlichen Behandlung überbrücken. Nach Fragen zur Schwere der Symptome, zu bisherigen Lösungsversuchen und ggf. zur Suizidgefahr reichen oft die Bestätigung einiger Lösungsversuche und Informationen zu folgenden Stichworten:

- Wissen: z. B. Depression ist eine Volkskrankheit und kein persönliches Versagen; Vermeidung verstärkt Angst und Grübeln verstärkt den Teufelskreis der Sorgen; Gedankenstopps sind lernbar; Antidepressiva wirken nach einigen Wochen und machen nicht abhängig.
- Sofort wirken: Joggen, Walken, lange Spaziergänge, Sonne oder die Lichttherapie, auch mit einem billigen Gerät aus dem Internet.
- Für die Auslöser der Krise und Gründe der Überlastung gibt es meist auch konkrete Hilfen und Anregungen.
- Wenn eine Ursache z. B. Gewalterfahrungen durch Bewohner vorliegt, verspricht die BGW schnelle Hilfe durch kooperierende Psychotherapeuten.

5.7 Praxisbeispiel: Betriebliche Gesundheitsförderung in einem großen Projekt

In dem Qualitätsfeedback in „Utspann" einer Demenzeinrichtung in einem alten Bauernhaus, eingebunden in die dörfliche Gemeinschaft, berichten mir viele Mitarbeiter von ihrem Qualitätsverbesserungsprojekt zum umfassenden Gesundheitsförderungsprojekt, das mit der AOK durchgeführt wurde.

Das Haus hat sich auf Bewohner mit extrem herausfordernden Verhaltensweisen spezialisiert, dies ist eine erhebliche Anforderung an die Psychohygiene der Mitarbeitenden und wurde auch im höheren Krankenstand deutlich. Ein über die Kasse finanzierter Psychotherapeut führte mit allen Beschäftigten Einzelgespräche und erarbeitete Bewältigungsstrategien für berufliche und private Probleme.

Grundlegende Strategien wurden mit der Leitung besprochen, aber das wesentliche Ziel war, die einzelnen Mitarbeitenden zu stärken. In den Interviews berichten sie, wie sie ihre Themen mit der Leitung ansprechen und gemeinsam eine Unterstützung erarbeiten konnten.

Für die Teamkultur waren drei Ergebnisse besonders wichtig: Gesundheitsförderung

- betrifft alle Ebenen und ist persönlich, teambezogen und kann von der Leitung direkt unterstützt werden,
- ist mehr als Personalmanagement und ermöglicht es, die Potenzialentwicklung für die oder den Einzelnen innovativ und konsequent zu fördern,
- richtet den Blicke – nach dem Ansprechen der Belastungen – auf die Erfolge, das „Sich-Gesehen-Fühlen".

Ähnliche Projekte können mit einer Krankenkasse oder mit der BGW durchgeführt werden und durch die neuen Koordinierungsstellen ist zu erwarten, dass die Umsetzung weniger bürokratisch und zeitaufwendig wird. Bei der Einführung von IQM Demenz weise ich deshalb immer auch auf diese Möglichkeit hin.

Aber ohne diese personelle Unterstützung sind umfassende gesundheitsfördernde Projekte kaum zu leisten und würden jeden Kostenrahmen übersteigen. Hinzu kommt, dass sie immer mit einer Analyse auf Grundlage einer anonymen Befragung verbunden sind.

Dieses Vorgehen ist plausibel hat aber viele Nebenwirkungen, denn Anonymität basiert auf Misstrauen und verstärkt dies möglicherweise sogar. Ich habe mir mal die Mühe gemacht, mit den allseits bekannten 4-Seiten einer Nachricht aufzuschlüsseln, wie viel Missverständnisse allein die Ankündigung einer anonymen Befragung haben kann. Für eine gesundheitsfördernde Kultur ist Vertrauen wichtig und die Stärkung von Vertrauen ein wichtiges Ziel. Gerade Mitarbeitende die durch hohe Krankheitstage im Fokus der Leitung sind, nutzen kaum die betrieblichen Unterstützungen oder fühlen sich davon sogar angegriffen.

5.8   Gesundheitsförderung mit IQM Demenz – ein kleines Werkzeug für den attraktiven Arbeitgeber

Einen Ausweg aus dieser Zwickmühle möchte ich in einem kleinen und erfolgreichen Projekt skizzieren, in dem eine Auswahl aus dem Fragenkatalog IQM Demenz eine zentrale Rolle spielt.

Dieses Projekt hat 6 Schritte:

1. **Auftrag:** Das Leitungsteam möchte sich selbst und die Mitarbeiter weiterentwickeln und gesundheitsbezogene Führung nach den skizzierten neurowissenschaftlichen Erkenntnissen mit einem Impuls an die Teamentwicklung verbinden. Dies ergibt sich aus einer Ist-Analyse und der Bewertung der aktuellen Probleme.
2. **Leitungscoaching und Leitungskonzept:** In Workshops werden gemeinsame Ziele für den Einzelnen und das Leitungsteam erarbeitet. Im zweiten Schritt werden Verständnis und Anforderungen an die Führung für jeden Mitarbeiter erarbeitet. Es geht u. a. um:
   – das Erkennen persönlicher Entwicklungsmöglichkeiten der Mitarbeiter,
   – die Hypothesen zur Identifizierung punktgenauer Ansätze zur Unterstützung der Potenzialentwicklung und
   – die Berücksichtigung potenzieller psychischer Beeinträchtigungen.
3. **Workshops zur Selbstpflege:** Möglichst viele Mitarbeiter erhalten die Möglichkeit für einen 3-stündigen Workshop „Selbstpflege". Ziele sind die Stärkung der Stärken, Handlungsperspektiven in schwierigen Situationen, Strategien zur Konfliktbewältigung, Selbstpflege und Entspannung.

4. **Profilerhebung Gesundheitsförderung:** Schichtleitungen und Leistungsträger bearbeiten Aspekte der Gesundheitsförderung in einem dreiseitigen IQM-Demenz-Katalog. Danach bekommen einige einen Einblick in den nächsten Schritt, sodass sie die Diskussion moderieren können.

5. **Mitarbeiterversammlung und Selbstbewertung:** Zunächst werden die Ergebnisse aus der Profilerhebung vorgestellt und Nachfragen geklärt. Ausgewählte Fragen aus dem IQM Demenz werden in Kleingruppen diskutiert und eingeschätzt, wie die Wichtigkeit, die Bekanntheit und der Umsetzungsstand zu bewerten sind und welche Themen in der Folgezeit geklärt werden sollten. Diese Ergebnisse werden dann der Versammlung vorgestellt.

6. **Nachhaltigkeit:** Nach der Auswertung im Leitungsteam wird das weitere Vorgehen abgestimmt. Ziel ist die Verstetigung des einheitlichen gesundheitsbezogenen Führungsstils und seine Reflexion in den Managementinstrumenten (Tür- und Angelgespräche, Jahresgespräche, BEM). Kontinuierlich werden die Hypothesen im Leitungsteam reflektiert. Ziel ist die punktgenaue Unterstützung unter der Fragestellung wie jetzt, jeder weiter über sich hinauswachsen kann.

Die Projektschritte 1–3 und 6 sind entscheidend von der Beratungskompetenz abhängig und wie das Coaching und die Selbstpflegworkshops durchführt werden. Die wichtigen Zwischenschritte, die systematische Reflexion einer gesundheitsfördernden Kultur möchte ich in den folgenden Abschnitten skizzieren.

Die Selbstpflegekompetenz des Einzelnen und der gesundheitsfördernde Führungsstil brauchen eine stabile und verlässliche Brücke in der Struktur und Organisation. Die Ist-Analyse zu wichtigen Rahmenbedingungen der Gesundheitsförderung und die Selbstbewertung als Entwicklungsmotor werden durch Ausschnitte aus dem IQM Demenz zur Verfügung gestellt.

Auf Nachfrage stelle ich die Arbeitspapiere in der aktuellen Fassung zur Verfügung.

5.8.1 IQM-Demenz-Profilerhebung – die Brücke zwischen der Selbstpflegekompetenz und der gesundheitsfördernden Führung

Die 90-minütige Arbeitsgruppe aus Schichtleitungen und Leistungsträgern beginnt nach einer kurzen Einstimmung der Bedeutung von Gesundheitsförderung. Konzentriert wird das Arbeitspapier bearbeitet und die Ergebnisse festgehalten. Das 3-seitige Arbeitspapier auf Excel-Basis beginnt schnörkellos mit einem Thema, das in besonderen Lebenslagen eine hohe Wichtigkeit hat:

Welche unbezahlten/bezahlten Freistellungen gibt es in besonderen Lebenslagen?
Anhand dieser Frage möchte ich in die Gedanken der Profilerhebung einführen.

Die Antworten schaffen Vorhersehbarkeit und Sicherheit, allein dadurch, dass klar wird, wie Notlagen geregelt sind. Stichworte regen die Diskussion an: „…

Geburtstage, Jubiläen, Verabschiedung, Rente, Umzug, Pflege naher Angehöriger, Hochzeit, Geburt, private Krisen, schwere Krankheit usw." Diese Fragen interessieren jeden und die Antwort wird aus Betriebsvereinbarungen, dem Tarif und Erfahrungen der Vergangenheit in Stichworten notiert.

In der Diskussion wird fast nebenbei die Teamkultur deutlich: Gelten diese Regeln für alle oder nur für besonders verdiente Kollegen? Im Protokoll könnte dann stehen: *„Wir kriegen es eigentlich immer hin, wenn es ganz wichtig ist. Wir versuchen, es im Team zu regeln, auch wenn in privaten Krisen kein Anspruch besteht."*

Der Moderator achtet darauf, dass sich das Gespräch nicht verliert, denn zu individuellen Sonderregelungen wie Müttertouren, Arbeitszeitkonten oder Freistellungen für berufliche Anforderungen folgen weitere Fragen.

Neben der Arbeitszeit wird die Teamkultur systematisch beleuchtet. Es sind ähnliche Fragen, die schon in Abschn. 4.3.1 zur Anerkennungskultur beschrieben wurden Es geht um Anerkennung und Gratifikation, Kernaussagen von Betriebsvereinbarungen, BEM und die Frage, wie die freien Tage geschützt werden. Andere Fragen sind sehr konkret, z. B.: *„Welche Ideen und Verbesserungsvorschläge wurden in den letzten 12 Monaten umgesetzt?"*

Die Partizipation und die Einrichtungskultur werden mit verschiedenen Themen beleuchtet: Beteiligung, Gestaltungsmöglichkeiten, Gemeinschaftsförderung, Qualifizierung, persönliche Entwicklung, Identifikation, Loyalität der Leitung zu den Mitarbeitern.

Selbstverständlich werden auch Aspekte der Gefährdungsanalyse und Anforderungen an den Gesundheitsschutz diskutiert und es folgt eine abschließende Einschätzung des Betriebsklimas und der Team- und Einrichtungskultur. Die Teams werden dazu aufgefordert, für ihr Betriebsklima einen Film- oder Songtitel zu finden. Diese Frage hat sich in der Teamentwicklung und in der Supervision bewährt und fasst an dieser Stelle den kreativen Austausch in der Selbstbewertungsgruppe zusammen.

Einen Aspekt möchte ich abschließend etwas ausführen, die merkwürdige Frage nach „Potenzialen" neben der beruflichen Qualifikation, nach

- Hobbys (Singen, Musizieren, Tierliebe, Gartenarbeit, Kochen, Dekorieren, Sport, Gymnastik, Massage oder Yoga …),
- anderen privaten Schätzen, die die Arbeit bereichern, oder
- Kompetenzen aus einem vorherigen Beruf, die einen wertvollen Beitrag leisten können.

Eine Pflegeassistentin und Frisöse wurde zum echten Joker in der Eingewöhnung, weil sie ihren mobilen „Frisiersalon" an prominenter Stelle im Eingangsbereich platzierte, und neue Bewohnerinnen so viel Aufmerksamkeit bekamen, dass sie sich danach zugehörig fühlten.

Auch in gerontopsychiatrischen Krisen können Zugänge durch Rollen neben der Pflege wertvoll sein. So war ich z. B. lange der Mann mit der Gitarre und das war manchmal wichtiger, als „hier kommt Ihr Psychologe". Diese außerberuflichen Erfahrungen wirken nicht nur nach außen, denn persönliche Wertschätzung, Ansehen, Einzigartigkeit, Erfolgserlebnisse oder Dankbarkeit stärken die Selbstwirksamkeit. Dies ist neben dem Bindungserleben wertvoll für die Identifikation, die Motivation und die Rolle im Team.

Die Nebenwirkungen bei diesen zusätzlichen Potenzialen sind kalkulierbar.

- Vorgesetze sollten neben der Wertschätzung für das besondere Engagement auch das Bedürfnis nach Abgrenzung und die Fähigkeit zum Abschalten fördern, damit das private Hobby die Arbeit ergänzt und nicht von der Arbeit gefressen wird.
- Es kann für alle Seiten wertvoll und bereichernd sein, wenn junge Mütter ihre Kinder mitbringen. Aber manche Senioren nehmen zu viel Anteil an dem Privatleben. Das Team und die Kollegin sollten aber klar definieren, wo die persönliche Grenze ist und wie die Schweigepflicht sichergestellt wird.
- Die „Schätze" im Team dürfen nicht ausgenutzt werden und die hohe Flexibilität der Kollegin ohne Kinder ist nur so lange in Ordnung, wie es zu ihrer Work-Life-Balance passt.

5.8.2　Neunzig-Minuten-Selbstbewertung zur Gesundheitsförderung – ein Motor für die Einrichtungskultur

In einer Teambesprechung erfolgt die Selbstbewertung mit möglichst vielen Mitarbeitern. Zum Einstieg wird in 10 min der aktuelle Stand der Gesundheitsförderung durch die Präsentation der Ergebnisse aus der beschriebenen Profilerhebung vorgestellt. Dabei werden Aha-Erlebnisse aus der Kleingruppe herausgehoben und Ergebnisse und Diskussionsthemen genannt. Diese Moderationsaufgabe übernehme ich gern in der ersten Selbstbewertungsrunde.

Mit den Fragen nach gesundheitsbezogener Führung, nach gesundheitsbezogenem Verhalten oder danach wie das Betriebsklima durch die Team- oder Einrichtungskultur sichergestellt sind, beginnt die Selbstbewertung. Es wird konzentriert und konstruktiv diskutiert, wenn „Wichtigkeit – Bekanntheit – Umsetzung" eingeschätzt werden, denn mögliche Befindlichkeiten sind in ein methodisches Vorgehen eingebettet, in dem jeder Beitrag gewürdigt, aber auch begrenzt wird. Es so ist kaum möglich, dass es zu dieser sprichwörtlichen „Jammerkultur" kommt.

Jede Kleingruppen beginnt eine andere Seite des Selbstbewertungsinstrumentes zu bearbeiten. Schluss ist, wenn die letzte Gruppe eine Seite bearbeitet hat, ggf. mit meiner Unterstützung. So diskutieren einige ganz intensiv, während andere alle Fragen durchgehen.

Folgendes Beispiel aus dem Personalmanagement zeigt wie eine gesundheitsfördernde Kultur wird als eine wertschätzende, achtsame Anerkennungskultur definiert ist.

Grundsätzliche Aspekte einer gesundheitsfördernden Kultur

Wie stellt das Team eine Kultur sicher, in der alle Beschäftigten folgende Aspekte leben?

- Eigenverantwortlichkeit und Verbindlichkeit
- Problemlösungsfähigkeiten
- Kritikfähigkeit
- Freude oder Stolz in Bezug auf die eigene Arbeit
- Gegenseitige Wertschätzung
- Teamgeist
- Eigeninitiative und Engagement ◄

Es ist schnell eine intensive Diskussion zu erwarten, schon bei dem Thema „Verbindlichkeit" kommen wahrscheinlich alltägliche Ärgernisse auf den Tisch. Manchmal höre ich, „das spreche ich nachher an!"

In der Diskussion geht es (noch) nicht darum, Lösungsvorschläge zu suchen, sondern erst einmal zu beschreiben, wie dieser Aspekt gelebt wird, wie wichtig er ist, ob er wirklich allen bekannt ist. Dabei werden auch unterschiedliche Wertvorstellungen deutlich, für den einen ist die Ordnung im Zimmer besonders wichtig und die vergessene Mülltüte ein großes Ärgernis, für den anderen steht die Verbindlichkeit der Eintragungen in die Dokumentation an erster Stelle. Auch dies wird erstmal nicht ausdiskutiert, sondern als späteres Thema für den Themenspeicher festgehalten.

Diese Anforderungen an die gesundheitsfördernde Kultur werden 3 Mal bearbeitet, auf der Ebene des Trägers, der Leitung und des Teams. Die Antworten können sich unterscheiden, denn jede Ebene hat eine unterschiedliche Verantwortung für die Anerkennungskultur. Damit wird deutlich, wie diese Ebenen ineinander spielen, wenn die Einrichtung für neues und altes Personal ein Magnet sein oder bleiben möchte.

Alle Aspekte werden so bearbeitet, wie es in Abschn. 4.3 ausführlich beschrieben wurde. Als Moderator besuche ich die Gruppen, gebe Anregungen und unterstütze die Diskussion.

In den letzten 10 min werden die Ergebnisse der Arbeitsgruppen kurz vorgestellt und danach mit dem Protokoll veröffentlicht. Weitere Diskussionen in den Pausen, in Raucherecken und bei Informationen von den Abwesenden können zur Stabilisierung des Teamentwicklungsprozesses aufgegriffen werden. Erkenntnisreich kann auch der Auftrag sein, die Nachwachen gezielt zu informieren und ihre Einschätzung zu erfragen.

Wie in Abb 1.1 gezeigt, überschneiden sich Fragen zur Anerkennungskultur im Sinne des Expertenstandards Beziehungsgestaltung mit den Fragen zur gesundheitsbezogenen Einrichtungskultur. Deshalb ist es sinnvoll, das ganze IQM Demenz einzuführen und jede Frage nur einmal zu bearbeiten – und wenn nötig in einem Qualitätsverbesserungsprojekt einen Themenbereich zu wiederholen.

Literatur

AOK (2018) Sinnerleben im Beruf hat hohen Einfluss auf die Gesundheit. https://aok-bv.de/presse/pressemitteilungen/2018/index_20972.html. Zugegriffen: 24. Febr. 2020

BGW, Gefährdungsbeurteilung psychischer Belastungen und Betriebliches Gesundheitsmanagement. https://www.bgw-online.de/SharedDocs/Downloads/DE/Arbeitssicherheit_und_Gesundheitsschutz/Gefaehrdungsbeurteilung/GB-Pyche-Leitfaden-DRV-Bund-Download.pdf?__blob=publicationFile. Zugegriffen: 24. Febr. 2020

Dachverband Gemeindepsychiatrie e. V., Barmer GEK (2014) Psychische Erkrankung am Arbeitsplatz Eine Handlungsleitlinie für Führungskräfte. https://www.dvgp.org/fileadmin/user_files/dachverband/dateien/Broschuere_Barmer_2014/DGP-Barmer_GEK_Broschuere_final_Einzelseiten.pdf. Zugegriffen: 24. Febr. 2020

Ernst H (2019) Psychologie Heute compact. Heft 57. Die Kosten der Ich-Sucht. Beltz, Weinheim, S 25

Fehlzeiten-Report (2018) Betriebsklima und Loyalität sind der Schlüssel zu geringen Fehlzeiten. BWRmedia, Kalenderwoche 42–43

GUV-I 8626 Bundesverband der Unfallkrankenkassen; Psychische Belastungen am Arbeits- und Ausbildungsplatz – ein Handbuch. Phänomene, Ursachen, Prävention, S 28. https://kuvb.de//fileadmin/daten/dokumente/GBI/Gesundheitsdienst/GUV-I_8628.pdf. Zugegriffen: Apr. 2005.

TK (2018) Gesundheitsreport 2018 Arbeitsunfähigkeiten. https://www.tk.de/resource/blob/2034000/60cd049c105d066650f9867da5b4d7c1/gesundheitsreport-au-2018-data.pdf. Zugegriffen: 24. Febr. 2020

TK (2019) Fehlzeiten Infografiken. https://www.tk.de/presse/mediathek/fehlzeiten–infografiken-2054718. Zugegriffen: 24. Febr. 2020

Der neue Pflege-TÜV schreitet für Pflegebedürftige voran und verstolpert sich bei den Pflegenden

6

Inhaltsverzeichnis

Im Oktober 2019 wurde die alte Prüflogik mit Zensuren durch ein wissenschaftlich entwickeltes Verfahren abgelöst. Anstelle der sperrigen „Qualitätsprüfrichtlinie" setzt sich der Begriff „Pflege-TÜV" durch. (QPR Stationär 2019) Mit den neuen Qualitätsprüfungen sind einige positive Änderungen und Impulse zu erwarten, besonders folgende Aspekte finden im neuen System mehr Beachtung:

- Die Bedürfnisse und Wünsche des Pflegebedürftigen werden erkannt und beachtet, ansonsten führt dies zur Abwertung bei der Prüfung.
- Der Umgang mit Risiken wird stärker im Spannungsfeld zwischen Selbstbestimmung und den Einwirkungsmöglichkeiten der Einrichtung betrachtet.
- Die konsequente Förderung der Selbstständigkeit zieht sich als roter Faden des neuen Pflegebegriffs durch die Anforderungen und richtet den Blick kritisch auf eine nicht bedarfsgerechte aber schnelle Überversorgung.

© Springer-Verlag GmbH Deutschland, ein Teil von Springer Nature 2020
M. Hamborg, *IQM Demenz in der Altenpflege*,
https://doi.org/10.1007/978-3-662-61311-5_6

- Die Wirkung guter Pflege wird durch die Qualitätsindikatoren tagesaktuell und über die Zeit erfasst und nicht nur zum Zeitpunkt der Prüfung.
- Die neue Prüflogik gewichtet die Fehler, Flüchtigkeitsfehler oder Einzelfälle werden nicht als Beweis eines Qualitätsdefizits angesehen und mit einer guten Begründung der Pflegefachkraft können unklare oder falsche Aussagen der Pflegedokumentation ausgeglichen werden.

Diese Aspekte fügen sich in die anderen Bausteine der Pflegestärkungsgesetze ein, den neuen Pflegebegriff, das neue Begutachtungsinstrument (NBI) und die Entbürokratisierungsstrategie mithilfe der strukturierten Informationssammlung (SIS). Alles ist wissenschaftlich begründet und kann passgenau zusammengeführt werden (Abb. 6.1).

Auf dieser Grundlage können die Einrichtungen durchstarten, Konzepte und Abläufe optimieren, Dokumentationen und EDV-Systeme der alten Denkweise sinnvoll verschlanken und sich wieder mehr auf den Menschen konzentrieren.

Dieses Buch soll dafür einen Beitrag leisten, denn IQM Demenz kann dies auf allen Ebenen konsequent und inspirierend unterstützen – beinahe nebenbei, auf dem Weg zu einem demenzfreundlichen Magnethaus.

Pflege kann damit tatsächlich attraktiver werden, wenn auch zügig ein passendes Personalbemessungsverfahren eingeführt wird und die erkannten Lücken im lernenden System nachgebessert werden.

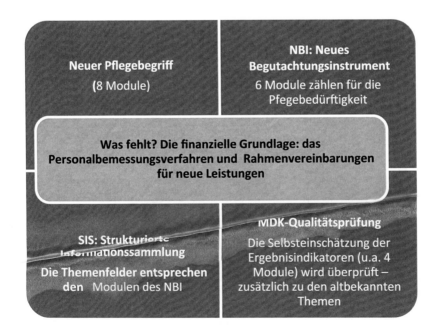

Abb. 6.1 Fast alle Bausteine sind im Sinne des neuen Pflegebegriffes aufeinander abgestimmt – nur die finanzielle Grundlage ist noch nicht angepasst (Stand 2020)

Zum formalen Aufbau und den Anforderungen der neuen Prüfrichtlinie wurde bereits viel geschrieben und die einführenden Schulungen haben stattgefunden. An dieser Stelle beschränke ich mich auf eine zusammenfassende Einordnung und eine Auswahl von Aufgaben für das Qualitätsmanagement ganz im Stil des IQM Demenz. Im zweiten Teil des Kapitels folgen eine kritische Auseinandersetzung und konkrete Vorschläge, wie der neue Pflegebegriff im Alltag, in der Dokumentation und im Pflegegradmanagement umgesetzt werden kann.

6.1   Der Pflege-TÜV prüft auf drei Ebenen

Die Einrichtung wird auf drei Ebenen durchleuchtet und im weltweiten Netz vergleichbar dargestellt: Informationen und Kennzahlen zur Einrichtung – die Qualitätsprüfung und die Wirksamkeit der Pflege, die sog. 15 Ergebnisindikatoren. Dazu werden halbjährlich die Ergebnisse der Pflege gemeldet, veröffentlicht und (jährlich) in einer Stichprobe überprüft. Ausgewertet wird, ob sich die verbliebene Selbstständigkeit des Pflegebedürftigen verschlechtert oder ob es gelingt, diese zu erhalten oder zu verbessern.

Die Abb. 6.2 zeigt den jährlichen Prüfzyklus. Auf allen Ebenen wird die Entwicklung der Einrichtung durch die externe Qualitätsprüfung öffentlich

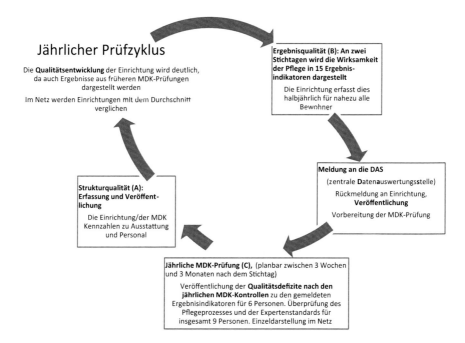

Abb. 6.2   Der jährliche Zyklus der neuen MDK-Prüfungen in stationären Einrichtungen. Die Einrichtung sollte die Zeitfenster um die Stichtage herum in der Urlaubsplanung beachten. *MDK* Medizinischer Dienst der Krankenversicherung

dokumentiert. Da alle Daten kontinuierlich erhoben werden, gibt es nun Vergleichswerte zum Durchschnitt aller Heime und Veränderungen zu früheren
Prüfungen in der eigenen Einrichtung werden dargestellt.

Die bisherige Strukturprüfung wird vergleich- und nachvollziehbarer durch
Merkmale zur Ausstattung und zu Personalkennzahlen der Einrichtung (Ebene
A). Zweimal im Jahr werden im internen Qualitätsmanagement 15 Qualitäts-
indikatoren für nahezu alle Bewohner erfasst und halbjährlich über die zentrale
Datenauswertungsstelle (DAS) veröffentlicht (Ebene B). Zwischen 3 Wochen und
3 Monaten nach dem ersten Stichtag im Jahr findet eine MDK-Prüfung statt, in
der die gemeldeten Daten bei 6 Personen überprüft werden. Diese und 3 weitere
Personen werden dann einer Prüfung unterzogen, die thematisch den bisherigen
MDK-Prüfungen entspricht (Ebene C).

6.1.1 Prüfebene eins: Informationen und Kennzahlen zu Ausstattung und Personal

Mit der Qualitätsdarstellungsvereinbarung für die stationäre Pflege (QDVS) vom
19.03.2019 gemäß §§ 114 f. SGB XI wurde festgelegt, welche Informationen zu
der Einrichtung erfasst werden und wie sie im Internet dargestellt werden.

Die Informationen zur Einrichtung sollen einfach und benutzerfreundlich
im Internet zu lesen sein, Informationen können ausgeblendet werden und Einrichtungen können direkt miteinander verglichen werden.

Zunächst werden allgemeine Informationen zusammengetragen: Ansprechpartner in Leitung und Heimbeirat, Anzahl der Plätze in Einzel- und Doppel-
zimmer, Zahl der Kurzzeitpflegeplätze und Entfernung zur nächsten Haltestelle.
Dann folgen die Qualitätsanforderungen mit Ja-Nein-Antworten, die häufig durch
Freitext ergänzt werden können. An erster Stelle stehen die Informationen zu
den Mahlzeiten. Mit den Fragen werden Normen gesetzt, z. B. dass in der Einrichtung gekocht wird und dass die Möglichkeit besteht, Mahlzeiten selbst zuzu-
bereiten, oder welche spezielle Kostformen (vegetarisch/ohne Schweinefleisch)
abgesprochen werden können.

Es folgen Anforderungen an das Qualitätsniveau in ganz konkreten Aussagen
zum Konzept, zum Personal, zur Ausstattung und Angeboten. Dies betrifft ggf.
auch heikle Daten aus dem Personalmanagement, wie Einsatz von Zeitarbeit,
Personalfluktuation oder Zahl der Beschäftigten mit Zusatzqualifikationen und
therapeutischen Ausbildungen. Diese Daten werden in den Strukturprüfungen
abgefragt und ermöglichen damit eine vergleichende Darstellung zwischen den
Einrichtungen. Dabei wird auch deutlich, dass die Personalausstattung zwischen
den einzelnen Bundesländern erheblich schwankt, so hat Bayern eine deutlich
höhere Personalausstattung als Schleswig-Holstein.

Die Einrichtung gibt die allgemeinen Daten halbjährlich mit den Indikatoren
ein. Im IQM Demenz werden diese strukturellen Anforderungen in der *Profilerhebung* bearbeitet, diese orientiert sich an dem öffentlich zugängigen Fragenkatalog des MDK bzw. der DAS. Jede Abfrage von Daten mit dem Ziel einer

öffentlichen und vergleichenden Darstellung sollte durch das Management geprüft werden. Die folgende Übersicht dokumentiert den Vorschlag von IQM Demenz, wie sich die Einrichtung in einer Selbstbewertung auf diesen Qualitätsbaustein vorbereitet.

In der ersten Frage wird nach Versorgungsschwerpunkten gefragt. So wie in der alten Prüflogik geht es um einen vertraglich vereinbarten, pflegefachlichen Schwerpunkt und nicht darum, ob die Einrichtung diese Zielgruppe in ihrem Konzept berücksichtigt. Für Menschen im Wachkoma oder mit Beatmung gibt es spezielle Angebote mit entsprechender Vereinbarung, aber Schwerpunkteinrichtungen für junge Pflegebedürftige und Suchterkrankte sind selten, sodass sie üblicherweise in Regeleinrichtungen wenig zielgruppengerecht versorgt werden. Auf der anderen Seite gehört die Versorgung von Menschen mit Verhaltensauffälligkeiten und Schwerstbehinderung zu den originären Aufgaben einer Altenhilfeeinrichtung und es bleibt abzuwarten, welche Erwartungen diese „Schwerpunkte" bei den Kunden auslösen und wie sich die Einrichtungen strategisch dazu positionieren.

Diese einzelnen Anforderungen habe ich aus dem Qualitätsbereich *Alltagsmanagement* herausgezogen (Tab. 6.1).

6.1.2   Prüfebene zwei: Ergebnisqualität und Bewertung der Versorgungsergebnisse

Die neue Prüflogik setzt auf Kontinuität und Evaluation. Dies wird durch ein zweistufiges Vorgehen sichergestellt. Zweimal im Jahr ist das Heim in der Pflicht, für alle Pflegebedürftigen Qualitätsindikatoren an die zentrale Auswertungsstelle – die DAS – zu melden. Diese Pflicht haben nur vollstationäre Heime. Die Kurzzeitpflegen, aber auch die ambulanten Dienste, Wohngemeinschaften, betreutes Wohnen oder die Tagespflegen sind derzeit von der Erfassung der Indikatoren ausgenommen. Der Grund ist einfach: Diese Angebote leisten nur einen Teil der Betreuung oder ergänzen die häusliche Pflege. Damit fehlt den nichtstationären Einrichtungen ein Teil der Qualitätsprüfung durch den MDK, die anderen Fragestellungen sind teilstationär nahezu identisch. Für die ambulante Pflege werden – nach den Vorschlägen der 2019 veröffentlichen Studie – noch weitere spezifische Fragestellungen ergänzt.

6.1.2.1   Einführung in 15 Ergebnisindikatoren

Die Ergebnisindikatoren wurden wissenschaftlich beschrieben, erforscht und sind u. a. in einer 600-seitigen Studie öffentlich zugänglich. Berücksichtigt wird die Wirksamkeit guter Pflege in den Modulen des neuen Pflegebegriffs und Aussagen zu den Themen, die in der Vergangenheit öffentlich hohe Wellen geschlagen haben. Leitlinien und Expertenstandards machen dazu verbindliche Vorgaben (u. a. Dekubitus, Sturz, Fixierung). In der folgenden Aufstellung möchte ich die Indikatoren einordnen.

Tab. 6.1 Die 7 Themenfelder der einrichtungsbezogenen Informationen sind thematisch *der Selbstbewertung im Alltagsmanagement* zugeordnet (Stand 2020)

Wie stellen wir sicher, dass folgende Informationen über die Pflegeeinrichtung aktuell sind:	Die Vorlage fordert entweder Ja/Nein Antworten
Spezialisierung: Unsere Versorgungsschwerpunkte sind aktuell und vertraglich geregelt (Blinde und sehbehinderte Menschen, junge Pflegebedürftige, Menschen mit: Verhaltensauffälligkeiten, Sucht, Schwerstbehinderung, Wachkoma; Beatmung u. a.)	oder es müssen exakte Angaben gemacht werden (Personalkennzahlen, Art der Angebote und Kooperationen)
Mitarbeitende sind dafür besonders qualifiziert (Personen/ Stellenanteile für Gerontopsychiatrische Pflege, Palliativ- und Hospizpflege)	Im IQM Demenz werden diese Aspekte in Selbstbewertungsgruppen eingeschätzt:
Weitere Qualifizierungen Mitarbeitender bilden das Profil der Einrichtung ab. (Z. B. im Freitext: PDL, Praxisanleitung, Wundmanagement, Hygiene …)	→ Was tun wir, um diese Anforderung zu erfüllen?
Fremdsprachenkenntnisse sichern die Betreuung von Menschen aus anderen Kulturen (Liste der Sprachen)	→ Wie wichtig ist das? → Wie bekannt ist es denen
Qualität durch Kooperation: Vertragliche Regelungen mit Ärzten, Fachärzten und Krankenhäusern sind getroffen und werden gelebt	die es wissen müssen? → Wie wird es umgesetzt? → Gibt es Handlungsbedarf?
Die vermittelten kostenpflichtigen Dienstleistungen stärken die Umsetzung des eigenen Konzepts (Welche/benennen)	
Die Angebote zur Einbeziehung und Unterstützung der An- und Zugehörigen sind kommuniziert und sie werden wahrgenommen	
Qualität durch Quartiersbezug: Es bestehen stabile Kontakte zum direkten sozialen Umfeld (Liste der Kooperationspartner)	
Die Einrichtung ist durch öffentliche Verkehrsmittel gut erreichbar (Abstand zur Haltestelle in Metern)	
Qualität durch Ausstattung, Die vorhanden Doppelzimmer werden angenommen (Anzahl der Doppelzimmer und Belegung)	
Die Möglichkeit eigene Möbel mitzubringen wird unterstützt und angenommen	
Das Halten von eigene Haustieren wird unterstützt und angenommen	
Die Mitwirkung des Pflegebedürftigen bei der Zubereitung der Mahlzeiten wird unterstützt und angenommen	
Qualität durch Personal in Pflege und Betreuung; Die Anzahl der Personen/Vollzeitstellen entspricht dem Pflegepersonalschlüssel	
Die vorgegebene Fachkraftquote wird erfüllt (in Prozent soll/ist)	
Die Einrichtung ist so aufgestellt, dass Zeitarbeitsfirmen nicht einbezogen werden	

(Fortsetzung)

Tab. 6.1 (Fortsetzung)

Im Team besteht eine hohe Kontinuität und Stabilität. (Indikatoren: Zahl der Mitarbeiter*innen die über 5 Jahre in der Einrichtung sind und Zahl der Mitarbeiter*innen, die das Haus im letzten halben Jahr verlassen haben)	
Das Team ist multiprofessionell zusammengesetzt (Indikator: Personen/Stellenanteile mit therapeutischer Qualifikation)	
Qualität durch Teilhabe: Telefon, Kabel, Internetzugang, kostenfreies W-LAN steht allen Bewohnern zur Verfügung und wird genutzt	
Regelmäßige Gruppenangebote werden durchgeführt und angenommen (Übersicht)	
Ein Raum für religiöse Aktivitäten, spirituelle Angebote steht zur Verfügung und werden genutzt (Was/welche?)	
Der regelmäßige Besuch eines Seelsorgers findet statt, dies wird unterstützt und angenommen	
Es bestehen Aufenthaltsmöglichkeiten im Freien und diese werden regelmäßig genutzt	
Die Bewohner haben die Einrichtung vor dem Einzug kennen gelernt. (Angebot, die Einrichtung durch Teilnahme an den Mahlzeiten, Gruppenaktivitäten, Probewohnen u. a. kennenzulernen.)	
Qualität in der Sterbebegleitung: Das schriftliche Konzept zur Begleitung sterbender Bewohner wird für Bewohner und deren Angehörige umgesetzt und gelebt	
Die Zusammenarbeit zwischen den benannten Ansprechpartner der Einrichtung und den Hospizinitiativen und Palliativdiensten/SAPV-Teams ist geregelt und wird aktiv umgesetzt	
Patientenverfügungen und Vollmachten liegen vor, sind bekannt und werden im Alltag berücksichtigt	
Wünsche der Bewohner und der An- und Zugehörigen sind erfasst und fließen in das tägliche Handeln ein (gesundheitliche Krisen/Sterbebegleitung, Versorgung danach)	
Im Sterbefall erfolgt eine direkte Information der Angehörigen entsprechend den hinterlegten Wünschen	
Im Sterbefall wird der Hausarzt rasch und direkt informiert	

- Fünf Indikatoren beziehen sich direkt auf den neuen Pflegebegriff und ermöglichen den Wirkungsnachweis für Erhalt oder Verbesserung von Fähigkeiten in der Mobilität (Modul 1), den Alltagsverrichtungen/Grundpflege (Modul 4) und der Teilhabe (Modul 6). Diese Module entstammen der Begutachtungsrichtlinie und wurden in die Prüfrichtlinie aufgenommen. (BRi, MDS, GKV (2017).
- In vier Indikatoren erfolgt eine Differenzierung nach den kognitiven Fähigkeiten. Dies wird über die Werte in Modul 2 des NBI definiert.
- Sieben Indikatoren bilden Ausschnitte aus den Expertenstandards ab (Vermeidung von Dekubitus, Sturz, Schmerz, ungewolltem Gewichtsverlust).

- Zwei Indikatoren knüpfen an die Notwendigkeit an, freiheitsentziehende Maßnahmen zu vermeiden: Die Anwendung von Gurten und alten durchgehenden Bettseitenteilen, die ein selbstständiges Verlassen des Bettes erschweren.
- Die Selbstkontrolle der „Integrationsgespräche" soll das Einleben in das Heim nachvollziehbar sicherstellen.

Praxistipp 17: Ergebnisindikatoren und Pflegegradmanagement

Die Ergebnisindikatoren zum Erhalt der Selbstständigkeit basieren auf 4 Modulen des Pflegebegriffs und bilden bis zu 80 % der Punkte des Begutachtungsinstrumentes (NBI) für das eigene Pflegegradmanagement ab. Diese Aspekte lassen sich damit intelligent verknüpfen. Bis das Personalbemessungsverfahren vorliegt, kann schon die halbjährige Kontrolle des Pflegegrades die notwendige Versorgungsqualität sichern.

Einrichtungen, die mit IQM Demenz arbeiten, können dazu den IQM-Demenz-Pflegegradmanager nutzen, in dem u. a. die Plausibilitäten automatisch geprüft werden.

Praxistipp 18: Qualitätsindikatoren auf einen Blick

In den Grafiken der Abb. 6.3a–d ist der Zusammenhang der Indikatoren kenntlich gemacht. Es wird deutlich, welche Indikatoren für bestimmte Zielgruppen gelten: Menschen mit Demenz, die „erheblich oder schwer beeinträchtigt sind" (im Modul 2 sind dies 11,5 oder 15 gewichtete Punkte) werden von Menschen mit geringeren Einschränkungen unterschieden. Ein Dekubitus wird nur gezählt, wenn er in der Einrichtung entstanden ist. Dabei wird zwischen Menschen unterschieden, die ein höheres oder niedrigeres Dekubitusrisiko haben.

Praxistipp 19: Freiwillige Erhebung der Ergebnisindikatoren in der Tagespflege und den ambulanten Diensten

Auch wenn die ambulanten Dienste, Wohngemeinschaften oder Tagespflegen von der Erhebung der Indikatoren ausgeschlossen sind, gibt es eine Reihe von Gründen, dies freiwillig zu tun:

- Die Indikatoren aus den 4 Modulen lassen sich mit dem Pflegegradmanagement verbinden, denn ein höherer Pflegegrad führt zu weiteren Leistungen. Ambulant wie teilstationär machen wir die Erfahrung, dass meist nur die Gelder aus der Pflegeversicherung eingesetzt werden. Private Zuzahlungen aus der Rücklage für das Alter sind eher selten.

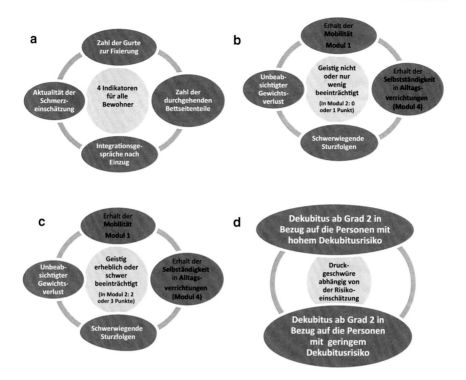

Abb. 6.3 a–d Die Qualitätsindikatoren auf einen Blick. **a** Vier Ergebnisindikatoren für alle Bewohner. **b** Vier Ergebnisindikatoren für Menschen, die nicht oder kaum in ihren kognitiven und kommunikativen Fähigkeiten beeinträchtigt sind. **c** Vier Ergebnisindikatoren für Menschen, die erheblich oder schwer in ihren kognitiven und kommunikativen Fähigkeiten beeinträchtigt sind. **d** Im Heim entstandener Dekubitus in Prozent, differenziert nach Menschen mit hohem oder niedrigem Risiko

- Immer mehr Heime bieten Tagespflege und ambulante Leistungen als Versorgungskette an, sodass sich ein einheitliches System anbietet.
- Eine ambulant betreute Demenz-WG oder die Tagespflege integriert in das betreute Wohnen übernehmen eine ähnliche Verantwortung wie das Heim. Eine besondere Aufmerksamkeit bekommen gerade ehemalige Heime, die „ambulantisiert" wurden und bei denen dadurch deutlich mehr Mittel aus den Sozialversicherungen zur Verfügung stehen. Je besser das Qualitätsmanagement die Betreuung nach den anerkannten Maßstäben nachweist und je differenzierter sich ein inklusives und quartiersnahes Leistungsspektrum in Abgrenzung zu stationären Pflegeheimen nachweisen lässt, desto eher lassen sich diese neuen Wohnformen abgrenzen und sozialpolitisch einfordern.
- Der Blick auf die Erfolge guter Pflege stärkt die intrinsische Motivation und verbessert das Image. Aus den seinerzeit etwa 100 diskutierten Qualitätsindikatoren wurden 15 ausgewählt und wissenschaftlich sauber

beschrieben. Es wird vorgegeben, wie und für wen welche Daten verglichen werden. Es gibt eine differenzierte Liste der Ausschlusskriterien,
z. B. Menschen in der Sterbephase, bestimmte Krankheiten usw.

- Als besonderes Controlling-Bonbon erhält die Einrichtung wissenschaftlich fundierte Kriterien nach dem neuen Pflegebegriff, um die Wirksamkeit guter Pflege im Rahmen der Einwirkungsmöglichkeiten zu erfassen
  und diese darzustellen.
- Kennzahlen ermöglichen den Vergleich mit anderen Angebotsformen,
  betreutes Wohnen kann mit stationären Einrichtungen verglichen werden,
  Einrichtungen untereinander bei einem Träger mit Einrichtungen in einer
  IQM-Demenz-Gruppe. Es kann beflügeln, wenn die Erfolge gegenseitig
  erkannt und anerkannt werden und Einrichtungen aus der besten Praxis
  voneinander lernen.
- Die Kennzahl zu den „Integrationsgesprächen", die das Eingewöhnen
  sicherstellen, ist auch in den Tagespflegen und ambulanten Betreuungsgruppen hilfreich. Das Einleben in die neue Gruppe ist das erste zentrale
  Ziel und sollte immer evaluiert werden. In der ambulanten Pflege steht
  der Aufbau von Vertrauen in die Bezugspflegekräfte im Vordergrund, was
  besonders nötig ist, wenn Hilfeleistungen abgelehnt werden.

Andere Indikatoren wie die Erfassung von Fixierung erscheinen zunächst
nicht relevant, denn die strengen Regeln zur Vermeidung gelten leider
nicht in der Häuslichkeit. Aber Mitarbeitende in der ambulanten und teilstationären Pflege geraten in persönliche und ethische Konfliktlagen, wenn
sie das Einschließen und andere Formen der Fixierung durch pflegende
Angehörige tolerieren sollen oder dazu aufgefordert werden. Da dieses
Problem meist unter Einbeziehung der Hausärzte beraten und dokumentiert
werden sollte, wäre eine systematische Erfassung und Veröffentlichung über
die Trägerverbände für die gesellschaftliche Diskussion wichtig. Gleichzeitig entlastet es die Gewissensnot der Pflegenden, denn das Thema würde
dann so ernst genommen, wie es ist.

6.1.2.2 Erfassung der Ergebnisindikatoren – Anforderungen an das Qualitätsmanagement

Die Datenerfassung stellt konkrete Anforderungen an das Management. Diese
werden hier nicht weiter vertieft, da die Verfahren durch die DAS vorgegeben sind.
Die EDV-Dokumentationen bieten entsprechende Schnittstellen an, sodass die
Daten aus dem System tagesaktuell gezogen werden können. Es besteht natürlich
auch die Möglichkeit der händischen Eingabe.

Die Daten werden von der DAS geprüft, ist mehr als 25 % nicht plausibel, wird
die Einrichtung informiert und kann nachbessern. Danach gehen die Daten an
die Einrichtung, die Kassen und den Prüfdienst, der innerhalb von 3 Monaten die
Prüfung durchführen muss.

In der Qualitätsprüfung legt die Einrichtung 3 Listen vor:

- Die „Pseudonomisierungsliste" sichert den Datenschutz, da die Namen nicht an die DAS weitergeleitet werden dürfen.
- Im „Erhebungsreport" werden die Namen und Zeitpunkte der letzten Erfassung der Indikatoren mit den Ausschlusskriterien zusammengestellt (z. B. Krankenhausaufenthalt, Einzug vor 8 Tagen oder Auszug/verstorben)
- Die „tagesaktuelle Übersicht" ordnet die Bewohner nach den oben beschriebenen Beeinträchtigungen (Einschränkung in kognitiven Fähigkeiten und Mobilität). Aus dieser Liste und einer „Reserveliste" werden die Bewohner für die Prüfung gezogen.

Die Anforderungen an die Listenführung und einige Tipps zur Sicherstellung einer gelingenden Qualitätsprüfung werden in Tab. 6.2 dokumentiert. Auch diese Fragen wurden aus dem Qualitätsbereich „Alltagsmanagement" des IQM-Demenz-Kataloges herausgenommen.

6.1.3   Prüfebene drei: Jährliche Qualitätsprüfung durch den MDK

Während bislang das Zeitfenster für die unangemeldete Qualitätsprüfung durch den MDK schwer einschätzbar war, schafft die neue Qualitätsprüfungsrichtlinie (QPR) mehr Planungssicherheit. Die Anmeldung erfolgt am Tag vor der Prüfung, d. h. die Einrichtung kann noch kurzfristig Personal einplanen. Ein „Frisieren" der Dokumentation über die Nacht oder während der Prüfung ist kaum möglich, da die Plausibilitätsprüfung an die längerfristige innere Logik der dokumentierten Informationen anknüpft. Die Fleiß- und Nachtarbeit zur Aktualität und Stimmigkeit der Dokumente bis in das letzte Detail ist auch nicht mehr notwendig, denn die MDK-Prüfer sind angehalten, im Zweifel die pflegefachliche Argumentation genauso zu bewerten wie die schriftliche Dokumentation.

Die Schulungen zur Vorbereitung auf die Prüfung werden somit viel stärker die fachliche und kommunikative Professionalität in der Diskussion fokussieren als die Kontrolle der Dokumente. Die Prüfrichtlinie beschreibt in jeder Anforderung sehr genau, welche Fehler in welcher Form berücksichtigt werden (vgl. Abb. 6.4). Ziel ist die Bewertung „A" – damit entspricht alles dem pflegewissenschaftlichen Standard –. Für jedes Prüfthema gibt es Beispiele:

- Was als Flüchtigkeitsfehler in der Dokumentation (B) erkannt wurde. Dieser Fehler wird im Gegensatz zu früheren MDK-Prüfungen benannt, aber nicht negativ gewertet.
- Welche Mängel oder Fehleinschätzungen in der Dokumentation potenziell einen Schaden auslösen können. Hier geht es zumeist um nicht erkannte oder nicht ausreichend bewertete Risiken (C).

Tab. 6.2 Anforderungen zur Erfassung der Ergebnisindikatoren. Ein Instrument der Selbstbewertung, das auch als Checkliste benutzt werden kann (Stand 2020)

Wie stellen wir sicher, dass die Erfassung der Ergebnisindikatoren folgende Anforderungen erfüllen?	Im IQM Demenz werden diese Aspekte in Selbstbewertungsgruppen eingeschätzt:
Zum Erhebungszeitraum/Stichtag sind alle Daten ordnungsgemäß und weitgehend fehlerfrei eingetragen	→ Was tun wir, um diese Anforderung zu erfüllen?
Die Daten wurden nach Plausibilität geprüft und systematische Fehler erkannt	→ Wie wichtig ist das? → Wie bekannt ist es denen, die es wissen müssen?
Die Daten für die DAS werden mit denen aus dem Pflegegradmanagement abgeglichen und Unterschiede systematisch ausgewertet. (Schnittstelle EDV, Indikator für das eigene Controlling und das Pflegegradmanagement)	→ Wie wird es umgesetzt? → Gibt es Handlungsbedarf?
Die Übersichtsliste bei der MDK-Prüfung ist tagesaktuell, d. h. deutliche Veränderungen in der Mobilität und in den kognitiven Fähigkeiten sind dafür dokumentiert und sind für das Pflegegradmanagement evaluiert	
In der Zeit von der Dateneingabe bis zur Qualitätsprüfung sind ausreichend Mitarbeiter im Dienstplan eingeteilt (Urlaubsplanung für Fach- und Leitungskräfte)	
An drei festen Evaluationszeitpunkten stehen ausreichend Fachkräfte zur Verfügung (z. B. im Dienstplan: zweimal jährlich zur Dateneingabe sowie vor der absehbaren jährlichen MDK-Prüfung)	
Die Evaluation wird in einem bewährten Verfahren z. B. in einer angepassten Pflegevisite durchgeführt	
a) In der Zeit vor der Prüfung wird systematisch geprüft, dass der Pflegeprozess aktuell und stimmig ist. Es sind alle Veränderungen bei dem Bewohner entsprechend der Anforderungen berücksichtigt (QPR)	
b) Der Pflegeprozess ist über das ganze Jahr aktuell und stimmig, alle Veränderungen sind berücksichtigt. Die Anforderungen der QPR sowie alle anderen fachlichen Bedarfe sind im Pflegeprozess nachvollziehbar	
c) Es stehen in der Zeit zwischen dem Eingang des Reports der DAS und der MDK-Prüfung kompetente Pflegefachkräfte zur Verfügung, die den Pflegeprozess steuern, auf Veränderungen nachvollziehbar reagieren und fachlich versiert argumentieren können, wenn bestimmte Aspekte unzureichend dokumentiert sind	
d) Es stehen für das ganze Jahr über 24 h des Tages kompetente Pflegefachkräfte zur Verfügung, die den Pflegeprozess steuern, auf Veränderungen nachvollziehbar reagieren und fachlich versiert argumentieren können, wenn bestimmte Aspekte unzureichend dokumentiert sind	

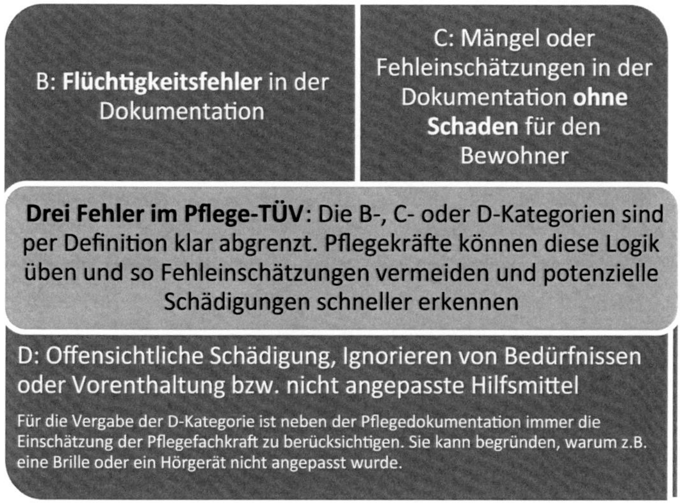

Abb. 6.4 Fehlerlogik: Werden vom MDK Abweichungen erkannt, gibt es in der Prüfrichtlinie mit den B-, C- und D-Kategorien klare Regeln der Bewertung. Während die B-Bewertung nicht negativ zählt, führen C- und D-Mängel zur Abwertung

- Zu tatsächlichen Schädigungen gehört auch, wenn Wünsche und Bedürfnisse der Pflegebedürftigen nicht erkannt oder berücksichtigt werden. Der klassische Pflegefehler wird dabei um Lücken bei der Bedürfnisorientierung, Personenzentrierung und zu passgenauen Hilfsmittelmitteln ergänzt (D). Die Pflegekraft kann im Gespräch diese D-Abweichung verhindern.

Alle Prüfanforderungen werden im IQM Demenz berücksichtigt und praxisbezogen reflektiert. Im Qualitätsbereich *Pflege und Betreuung* liegt ein umfangreicher Anforderungskatalog vor, durch den im kollegialen Erfahrungsaustausch fachliche Positionen, Argumente und Perspektiven entwickelt und gestärkt werden. Der Katalog knüpft durch eine detaillierte Reflexion direkt an die Schulungen in den Einrichtungen an. Unser Vorgehen wird am Thema Mobilität deutlich (Abschn. 9.2, Praxistipp 31).

Die Einschätzung der Prüfsicherheit wird übrigens in der Selbstbewertungsphase vorgenommen. Auf Wunsch der Einrichtungen ist es aber möglich, die Reflexion zur Vorbereitung auf die Qualitätsprüfung schon direkt nach der Profilerhebung *Pflege und Betreuung* durchzuführen. Es kann ein Managementziel sein, so schnell wie möglich zu den „Guten" zu gehören: Die MDK-Fragen und die Darstellungslogik auf Grundlage der Normalverteilung stellen sicher, dass es immer genau so viele über- wie unterdurchschnittlich gute Einrichtungen gibt.

Damit erhalten IQM-Demenz-Einrichtungen ein Werkzeug für eine systematische Selbsteinschätzung zum Stand der Vorbereitung auf die Qualitätsprüfrichtlinie und deren Umsetzung. Zudem kann die Selbstbewertung zum Umsetzungsgrad unmittelbar in der nächsten MDK-Prüfung evaluiert werden und es wird deutlich, in welchen Prüfthemen das Team wie weit daneben lag.

6.1.3.1 Selbstbewertung für das Qualitätsmanagement im Pflege-TÜV

Als Beispiel aus der Selbstbewertung möchte ich mit den Anforderungen an das Qualitätsmanagement geben. Die beiden letzten Prüffragen nehmen die Pflegedienstleitung, deren Vertretung und die Qualitätsmanager in den Blick. Die Anforderungen prüfen bekannte Probleme der Pflege. So übernehmen PDLs in Zeiten der Personalengpässe oft Aufgaben von Fachkräften, denn Papier und Pflegevisiten können liegen bleiben, Menschen nicht. Ganz konkret werden die Stunden in der Pflege abgefragt und diese lassen sich durch Handzeichen für pflegefachliche Aufgaben problemlos nachvollziehen. So lässt sich einschätzen, ob genügend Zeit zur Wahrnehmung der Aufgaben zur Verfügung steht.

Ein „Zeit- und Energiefresser" für viele Leitungskräfte ist die Sicherstellung der Dienstorganisation unter Berücksichtigung der Qualifikationsanforderungen. Dies lässt sich mit geschultem Auge in den Dokumentationen und im Dienst- oder Tourenplan evaluieren, wenn dieser an den Bedarfen der Bewohner gemessen wird. Das zweite Kerngeschäft, die Sicherstellung der fachgerechten Planung, Durchführung und Evaluation des Pflegeprozesses, zeigt sich in der Zahl der Fallbesprechungen und Pflegevisiten.

Für das Qualitätsmanagement möchte ich die in IQM Demenz formulierten Anforderungen in der Tab. 6.3 kommentieren.

> **Praxistipp 20: Wo liegen die Unterschiede zwischen Pflege-TÜV und Auto-TÜV?**
> Diese kleine Schulungsfrage macht die Tragweite der neuen Prüfordnung deutlich. Der jährliche Pflege-TÜV bewertet viel umfassender als der Auto-TÜV. Dort wird nur ein kleiner Teil der D-Kategorie geprüft, offensichtliche Risiken durch Verschleiß und Schäden. Die richtige Brille oder der Bedienungskomfort der Multimediaanlage als bedürfnisorientiertes Beschäftigungsangebot während der Fahrt oder die Neigung zu riskantem Fahrverhalten werden nicht bewertet. Unter „C" müsste der Auto-TÜV prüfen, ob im Service korrekt alle Hinweise beachtet wurden. Unter „B" würde vielleicht erfasst, ob im Serviceprotokoll alle Handzeichen vorliegen. Außenstehenden und Medien könnten darauf hingewiesen werden, dass der Pflege-TÜV so ist wie ein Auto-TÜV mit einer Führerscheinteilprüfung, Fahrtenbuch- und Fahrtenschreiberkontrolle sowie einer vergleichenden Bewertung der Ausstattung in Bezug auf den Durchschnitt aller Klein-, Mittelklasse- und Luxuswagen.

6.1.3.2 Der Informationsgewinn liegt in der Abweichung: Alte MDK-Prüfung und neue MDK-Prüfung im Vergleich

Zur neuen MDK-Prüfung gibt es unzählige Vorträge, Folien und Veröffentlichungen. Ich persönlich schätze es besonders, wenn Veränderungen herausgearbeitet werden und ich das Neue mit dem Alten auf einen Blick vergleichen kann. In der Tab. 6.4 werden wichtige Aspekte gegenübergestellt.

Tab. 6.3 Wie stellen wir ein systematisches Qualitätsmanagement sicher? Im IQM gibt es ein definiertes Verfahren zur Nutzung und Auswertung von Kennzahlen und Indikatoren

Wie stellen wir sicher? (Anforderungen aus dem Prüfkatalog)	IQM Demenz arbeitet schon immer mit Qualitätsindikatoren und fragt in jedem Abschnitt die Kennzahlen ab, mit denen eine Einrichtung arbeitet. Hier einige Aspekte, wie die Anforderungen umgesetzt werden können
Qualitätsdefizite werden regelhaft durch interne Maßnahmen entdeckt und benannt	Das schnelle Erkennen von Defiziten ist zentrale QM-Aufgabe. Dies hängt auch von der „Fehlerkultur" oder „Fehlerfreundlichkeit" ab (Abschn. 13.1.2). Mal helfen dazu automatisierte Verfahren wie die Plausibilitätsprüfung (bei Indikatoren und im Pflegegradmanagement), mal Pflege- und Dokumentationsvisiten. Im IQM Demenz werden z. B. im Risikomanagement Risiken in der Selbstbewertung betrachtet
Alle Mitarbeitenden sind in das Verfahren einbezogen (Erkennen von Qualitätsdefiziten und Reflexion im Alltag)	IQM Demenz sorgt allein schon durch die Beteiligung von vielen Mitarbeitern in den Selbstbewertungsgruppen und Projekten, dass eigentlich alle zu Qualitätsbeauftragten werden
Qualitätsdefizite aus den internen und externen Prüfungen sind gelistet und werden in einem Qualitätsverbesserungsplan berücksichtigt	Die Themenspeicher und die Qualitätsverbesserungspläne sind übersichtliche Instrumente der Steuerung. In der Profilerhebung Alltagsmanagement werden die Auflagen und Empfehlungen aller jährlichen Kontrollen abgefragt – eine Liste, die im QM problemlos weitergeführt werden kann. Sie macht die Qualitätsentwicklung auf einen Blick deutlich
Mit den aktuellen Maßnahmen werden die Defizite behoben und die Qualität gewährleistet	Die IQM-Demenz-Kataloge unterstützen das im QM geforderte systematische Vorgehen nach dem PDCA-Prozess. Aus dem IQM-Demenz herausgezogen Selbstbewertungskataloge zu den MDK-Anforderungen, zum verlässlichen Dienstplan, zur Gesundheitsförderung usw. sind gleichzeitig hervorragende Evaluationsinstrumente
Bei schlechten Versorgungsergebnisse – insbesondere bei weit unterdurchschnittlichen Qualitätsindikatoren – wird das Ergebnis durch Qualitätsverbesserungsmaßnahmen verbessert	Die Einrichtungen werden in der systematischen Bearbeitung von Qualitätsdefiziten unterstützt – dies geschieht durch den kollegialen Austausch oder durch zusätzliche IQM-Demenz-Beratung
Die Wirkung der Qualitätsverbesserungsmaßnahmen wird systematisch überprüft (PDCA ist nachweisbar)	IQM Demenz legt großen Wert auf eine systematische Bearbeitung und die Anerkennung der Leistung, wenn Probleme gelöst und Projekte evaluiert sind. Wir sprechen in diesem Fall gern vom „abfeiern" als beste Möglichkeit, sich die Wirksamkeit zu beweisen

Die Anforderungen aus dem Prüfkatalog werden auf der linken Seite als Anforderung informiert. Auf der rechten Seite der Tabelle sind Themen beschrieben, die in den IQM-Demenz-Schulungen häufig diskutiert werden. *PDCA* Plan, Do, Check, Act

Tab. 6.4	Kleine systematische Gegenüberstellung der alten und neuen Qualitätsprüfung

Unterschiede in	Alt	Neu
Qualitätsprüfungen	Pflege der Dokumentation als Nachweis der Qualität	Die persönlich fachliche Begründung ist genau so wichtig wie die Dokumentation
Transparenz, vergleichende Informationen	Allgemeine Daten zur Einrichtung sind in dem komplexen Bericht der Qualitätsprüfung zu finden. Eine schnelle vergleichende Information war nicht möglich	Die Darstellung der Einrichtungsdaten erfolgt übersichtlich, mit Ja-Nein-Angaben und konkreten Informationen zu Struktur, Ausstattung, Personal und Angeboten. Die Datengüte kann bei den Qualitätsprüfungen systematisch überprüft werden
Kennzahlen zur Ergebnisqualität	Bisher wurde die Pflege des Menschen und seiner Dokumentation in einer Stichprobe überprüft Selten wurden echte Pflegefehler entdeckt und eine schlechte Zensur gab es bei Lücken in der Dokumentation, z. B. beim Nachweis der Anforderungen der Expertenstandards. Einzelfälle konnten die Zensur senken	Jetzt wird die Ergebnisqualität für (fast) alle Bewohner zweimal im Jahr erfasst, ausgewertet und verglichen Der MDK überprüft jährlich bei 6 Personen die Plausibilität. Einzelfälle werden nicht bewertet und für kleine Einrichtungen können verschiedene Punkte nicht berechnet werden Zur besseren Vergleichbarkeit wird bei 4 Indikatoren nach kognitiver Beeinträchtigung differenziert (Erhalt der Fähigkeit zur Bewegung und Selbstpflege, Sturzfolgen, unbeabsichtigter Gewichtsverlust). Bei Druckgeschwüren wird nach dem Risiko für einen Dekubitus differenziert
Vergleichbarkeit	Die Zensur als Kennzahl war von den MDKs in den Bundesländern abhängig und auch von deren Prüfstrategie Die Ergebnisse lagen bei einem Durchschnittswert zwischen einer 1− oder 2+	Aus der Vorstudie und mit den Daten aus ganz Deutschland liegen Vergleichszahlen zu den **Ergebnisindikatoren** und Qualitätsmerkmalen vor. Die Einrichtung kann sich selbst einordnen. Entwicklungen werden deutlich, da frühere Ergebnisse öffentlich bleiben Die Prüfungsergebnisse der Ergebnisindikatoren wird nach weit/nah und unter/über dem Durchschnitt dargestellt Hinzu kommen Prüfergebnisse zu Qualitätsmerkmalen, die den bisherigen Prüfungen entsprechen, sie sind prägnant und nachvollziehbar formuliert. Flüchtigkeitsfehler in der Dokumentation werden nicht bewertet und es wird zwischen zwei Schweregraden von Defiziten unterschieden. Die Darstellung erfolgt immer negativ, das beste Ergebnis ist „keine oder geringe Qualitätsdefizite" Interessenten oder Kostenträger können Qualitätsprofile von Einrichtungen nebeneinander legen und nach der persönlichen Priorität entscheiden – vorausgesetzt, es gibt eine Auswahl an freien Plätzen. Seit 2019 sind infolge der Marktprinzipien von Angebot und Nachfrage die Gedanken an den Verbraucherschutz wirkungslos, denn in bestimmten Regionen fehlen Heimplätze.

Da das Problem der fehlenden Fachkräfte mit einer perfekten Prüflogik nicht gelöst wird, muss ich mich in den nächsten Abschnitten ausführlicher mit den Tücken des Systems auseinandersetzen, als dies eigentlich für das Thema dieses Buches notwendig wäre.

6.2   Kleine Tücken im System: Der Pflege-TÜV versagt in der Haltung zum Pflegenden

Mit dieser Überschrift wird auf einen folgenschweren Bruch in der Denkweise der neuen Prüflogik hingewiesen. Es ist mehr als ein Schönheitsfehler. Für den Pflegebedürftigen wird der neue Pflegebegriff und die Personenzentrierung in der Prüflogik abgebildet und der Blick konsequent auf die verbliebene und zu fördernde Selbstständigkeit gelegt.

Doch diese Haltung zum Menschen findet sich nicht für den Pflegenden wieder. Zwar sind die Prüfer gehalten, in den Dialog zu treten und die pflegefachlichen Argumente stärker zu berücksichtigen, aber die Prüfung bleibt in der Misstrauenskultur verhaftet und fördert das negative Image der Pflege. Dies hat Auswirkungen auf das Selbstbild der Pflegenden, die anscheinend ständig kontrolliert werden müssen, damit sie ihre Leistung in der erforderlichen Qualität erbringen. Die Pflege steht dabei unter einem dreifachen Generalverdacht, dem der Jammerdepression in weinerlicher Unzufriedenheit, dem des potenziellen Betrugs und dem der Gewalt Abhängigen gegenüber. Seit Jahren werden deshalb die Prüfungen verschärft und das Bild der Pflege in der Öffentlichkeit verschlechtert.

Dies ist ein grundsätzliches Paradoxon, das dem visionären Bild für eine demenzfreundliche und positive Versorgung in konsequenter Anwendung der Erkenntnisse der Hirnforschung entgegensteht. Damit wird die Attraktivität des Pflegeberufes weiterhin politisch korrumpiert.

Es wird uns in Deutschland nicht gelingen, mit konzertierten Aktionen und frischem Geld die Pflege zu verbessern, wenn nicht endlich auch die personenzentrierte Haltung des Pflegebedürftigen auf den Pflegenden übertragen wird.

Viele Jahre mahne ich gebetsmühlenartig Versorgungslücken an und fordere den Kulturwechsel hin zu einer Vertrauenskultur. Oft treffe ich dabei auf Unverständnis und Gereiztheit der politisch Verantwortlichen: „Wir können es nicht mehr hören …" oder „Nun seid doch endlich zufrieden, wir bewegen doch so viel Geld!" Bisher hat mich das nicht überzeugt, systembedingte Probleme auf einem Auge blind zu ignorieren und nur einäugig nach vorn zu blicken.

6.2.1   Die Qualitätsdarstellung steht ganz unter dem schwäbischen Motto „Nicht grügt ist gnug globt"

Die Veröffentlichung von konkreten Ergebnisindikatoren kann Erfolge deutlich machen, die in der Öffentlichkeit kaum erwartet werden. Denn immer wieder gelingen kleine Wunder neuer Selbstständigkeit, obwohl Menschen zum Sterben in die Pflege aufgenommen wurden. Eigentlich könnte gute Pflege so viel echte Wertschätzung bekommen und dann wären auch politische Bekenntnisse zur Aufwertung des Pflegeberufes und das öffentliche Klatschen in Coronazeiten überflüssig.

Das Gegenteil ist der Fall. Bisher wurde mit dem Notendurchschnitt des MDK suggeriert, es gebe nur sehr gute Einrichtungen. Leitungen und Pflegekräfte waren stolz, dass zumindest die Pflege der Dokumente mit einer 1 vor dem Komma belohnt wurde. Jetzt ist die beste zu erreichende Note noch ein „ausreichend", wenn *„keine oder nur geringfügige Qualitätsdefizite festgestellt"* werden. Ist diese Botschaft eine gesundheitspolitische Bankrotterklärung? Ist es ein stillschweigendes Eingeständnis, dass unter den derzeitigen Rahmenbedingungen eine gute Pflege nicht möglich sei?

Die defizitorientierte Formulierung legt nahe, dass Pflegekräfte weiterhin durch die Misstrauenserwartung gezwungen werden sollen, den Schwerpunkt der Arbeit in die Absicherung zu legen und nicht in die Beziehungsgestaltung mit den pflegebedürftigen Menschen.

- Für engagierte und begeisterte Pflegekräfte ist es ein Schlag ins Gesicht.
- Für das Pflegeselbstverständnis und die Motivation in diesem Beruf ist es eine Katastrophe, denn es folgt dem (nicht nur schwäbischen) Motto „Nicht grügt ist gnug globt".
- Damit werden sowohl das Wissen, wie Pflegende zu guter Pflege begeistert werden, als auch die Idee des neuen Pflegebegriffs ad absurdum geführt. Trotz des neuen Pflegeverständnisses mit der konsequenten Förderung der Fähigkeiten und Ressourcen wird den Pflegenden ein Selbstbild als genereller Versager mit den negativen Glaubenssätzen angeboten: Erfolge gibt es nicht, Sie können nur Fehler vermeiden … egal wie viel Mühe Sie sich geben, gut werden Sie nie.
- Menschen in Leitungsverantwortung müssen noch mehr die fehlende gesellschaftliche Anerkennung für gute Pflege durch ihren Führungsstil kompensieren. Sie sollten nicht in die ausgelegte Motivierungsfalle der Prüflogik tappen, Vermeidungsziele ausgeben oder gemeinsame MDK-Feindbilder propagieren. Damit lässt sich vielleicht der Zusammenhalt im Team fördern, aber nicht die Attraktivität des Pflegeberufes.

6.2.2 Wasser auf die Mühlen der sich Beklagenden oder eine kleine Korrektur im lernenden System?

Die beschriebene Problematik gibt leider denen Futter, die sich beklagen, die in kollektiver Depression über die schlimmen Zustände der Pflege jammern, statt in die Selbstwirksamkeit zu gehen und beeindruckende Erfahrungen in diesem Berufsfeld zu sammeln und zu kommunizieren.

Eine kleine Erkenntnis im Himalaya habe ich in Kap. 5 zur Gesundheitsförderung ausgeführt: Altenpflege ist besser als Fernsehen, es gibt kaum einen anderen Beruf, in dem Mann oder Frau so sinnstiftend arbeiten kann.

Es wäre sehr zu wünschen, dass die Pflegereform als lernendes System schnell gegensteuert und die sprachliche Änderung vornimmt.

Mal ganz vom Psychologen gefragt. Wie fühlt es sich an, wenn Sie hören: „Ihr Qualitätsniveau im Bereich der Ernährung liegt weit über dem Durchschnitt." Genauso ist die mathematische Logik des Systems, „Sie haben in diesem Bereich die besten Werte erreicht", besser geht es nicht. Doch die veröffentlichte Botschaft ist: „Wir konnten im Bereich der Ernährung keine oder nur geringe Qualitätsdefizite finden (= geht doch!)." Deshalb wünsche ich mir, dass bei unterdurchschnittlichen Leistungen die Qualitätsdefizite als Antrieb für den Entwicklungsprozess beschrieben werden, aber eine hohe Qualität auch als hohe Qualität benannt wird. Was spricht denn gegen den im Qualitätsmanagement üblichen Begriff der Exzellenz?

Das alles erinnert mich an eine Erkenntnis zur Einführung der Pflegeversicherung aus dem Jahr 1995: **„Machen Sie das Beste draus oder lassen Sie es sein."** Das war die Antwort auf meine Frage in einem Expertenworkshop zur Einführung der Pflegeversicherung, wo die Demenzkranken seien, antwortete der Vertreter des Arbeitsministeriums ehrlich: „Wir wissen nicht, wie teuer es wird, deshalb haben wir sie nicht berücksichtigt." Jahre später zeigte die Regierung Einsehen und erprobte das Personalbemessungsverfahren Plaisier: In Schleswig-Holstein gab es das wissenschaftliche Ergebnis von einem durchschnittlichen Personalbedarf von 150 %. In unserer stationären Einrichtung lag er bei 180 %. Auf einen Schlag hätten in unserer Wohnpflege 15 Vollzeitkräfte für 48 Bewohner eingestellt werden müssen. In der nachfolgenden Pflegesatzverhandlung wurde eine Stelle gestrichen und Plaisier wurde nicht eingeführt. Dieser gesellschaftliche Kontext zeigt, dass Akteure in der Altenhilfe zwei Möglichkeiten haben: Depression oder Engagement in einem System voller Widersprüche, mit hohen Anforderungen und öffentlicher Ächtung. Die innewohnende Dialektik führt in die Krise, in Richtung Resignation oder in eine Lösung höherer Ordnung (Hamborg 2011).

Wie damals glaube ich an die Kraft der Dialektik und an die Einsichtsfähigkeit in der Politik. Dort habe ich auch Menschen erlebt, die vom Aufbohren dicker Bretter nicht nur sprechen.

6.3 Pflege soll neu denken – vielleicht auch die Pflegepolitik?

Kein Heimwerker versucht ein zweites Mal dicke Löcher in eine Astgabel zu bohren, er tauscht das Brett. Erlauben Sie mir einen kurzen Blick über den Tellerrand.

Durch das zweite Pflegestärkungsgesetz (PSG II) wurde ein Paradigmenwechsel eingeleitet, der neuen Pflegebegriff und das neue Begutachtungsinstrument (NBI), eine neue Qualitätsprüfrichtlinie (QPR) und vielleicht auch ein neues Personalbemessungsverfahren. Termine wurden gesetzt und verschoben, so wie so manche Baustelle auf unseren Autobahnen. Erst Anfang 2019 – 2 Jahre verspätet – kam mit der QPR Schwung ins System und die Altenpflege kann sich auf die Erfassung der Indikatoren vorbereiten.

In der Öffentlichkeit wurde dies kaum zur Kenntnis genommen, die Sendung Zapp hat z. B. am 08.05.2019 zu diesem „Stillstand in der Pflege" recherchiert und Ursachen für die Stagnation diskutiert. Mehr Geld im System führe eher zur Gewinnmaximierung und besseren Lobbyarbeit als zur Qualitätsentwicklung.

6.3.1   Verlogene Logik – der Markt und der Gewinn

Der Pflegemarkt verspricht langfristig hohe Renditen und ist somit für Investoren interessant. Börsennotierte Konsortien investieren massiv in Pflegeheime, spekulieren mit den Immobilien oder kaufen ganze Pflegeketten auf. Versprochen wird eine Rendite bis zu 8 % – fast doppelt so hoch wie der durchschnittliche Gewinn in privaten Heimen –. Nach der Logik der Börse dürfen die sog. Heuschrecken gar kein Interesse an Nachhaltigkeit und Qualität haben, sie müssen durch den schnellen Verkauf im richtigen Moment, Gewinne optimieren und/oder aus öffentlichen Kassen die Renditen sichern.

Wenn dies nun auf Kosten der Qualität geht, ist die Empörung über eine ganze Branche und 0,5 Mio. Pflegekräfte allzu durchsichtig. Es ist weiterhin politisch gewollt; die Konkurrenz durch Privatisierung und der Verzicht auf Steuerung waren zentrale Ziele der Pflegeversicherung.

- Wen wundert es da, wenn die wirtschaftliche Logik greift und Investoren mit hohen Renditen effizient das abschöpfen, was an neuem Geld in das System gepumpt wird?
- Wen wundert es, wenn unter dem Prinzip der Gewinnmaximierung die Qualitätskosten an der Stelle reduziert werden, an der es nicht so auffällt?
- Wen wundert es, wenn die Intelligenz dazu genutzt wird, Lücken zu finden, Kontrollen zu umgehen oder diese durch Lobbyarbeit aufzuweichen.
- Wen wundert es, wenn sich ein Pflegekonzern so verhalten, wie die Automobilindustrie oder die Landwirtschaft beim Umweltschutz? Bei diesen Konzernen begnügt sich die Politik noch mit Selbstverpflichtungen und nicht mit mehreren unangemeldeten jährlichen Prüfungen wie in der Pflege.

6.3.2   Starke Lobby: 2 Jahre gesetzliche Fristen verschieben, ohne zu liefern

In die öffentliche Kritik gerät auch das Prinzip der Selbstverwaltung. Der Qualitätsausschuss der Pflege ist ein paritätisch besetztes Gremium aus Leistungsträgern (Krankenkassen, Sozialhilfe) und Leistungserbringern. Es unterliegt weder der öffentlichen noch der politischen Kontrolle. Es hat so viel Macht, dass es ohne Folgen mehrfach gesetzliche Fristen zur Veröffentlichung der Qualitätsprüfrichtlinie verstreichen ließ. Kaum jemand nimmt das Ergebnis dieses langen

Entscheidungsprozesses zur Kenntnis: 2 Jahre lang wird die gesetzliche Frist verschoben und dann übernehmen die Lobbyisten und Funktionäre nahezu unverändert das von der Wissenschaft vorgeschlagene System. In den Heimen vor Ort spielt dies keine Rolle. Wie schon bei der Einführung der Transparenzkriterien und der Pflegezensuren reagieren viele Einrichtungen passiv reaktiv.

6.3.3 Lernendes System – geht doch: Schmerzen bei Menschen mit Demenz

Die letzten Seiten sind von meinem Unverständnis über politische Fehlausrichtungen geprägt. Ich hoffe, Sie verzeihen mir diese kritische Analyse.

Denn manchmal geht es ganz schnell: Mitte 2019 begann die Diskussion darüber, wie das Thema Schmerzen bei Menschen mit Demenz im Prüfkatalog abgebildet ist. Je stärker die Demenz, umso weniger kann der Mensch Schmerzen benennen oder lokalisieren. Dies gilt besonders bei chronischen Schmerzen, die sich zuletzt nur in Abwehr, Rückzug, vermeintlicher Kontraktur oder Erstarrung zeigen. Die Prüffragen haben dies zunächst nicht berücksichtigt und es wurde zum Qualitätsdefizit, wenn Schmerzen nicht lokalisiert und in der Intensität angegeben werden können. Die Deutsche Schmerzgesellschaft e. V. und der Deutsche Berufsverband für Pflegeberufe (DBfK) haben in einer Stellungnahme im Oktober 2019 darauf hingewiesen. Schon im November wurde dieser Aspekt korrigiert und auf der Internetseite des Qualitätsausschusses geändert (GS-QSA-Pflege 2019). Ein anderer kritischer Aspekt wurde noch nicht korrigiert: Die MDK-Prüfung legt den Schwerpunkt auf die Sicherstellung der ärztlichen Behandlung – die in allen Schmerzleitlinien geforderten nichtmedizinischen pflegerischen Maßnahmen finden noch keine Berücksichtigung.

Literatur

BRi, MDS, GKV (2017) Richtlinien zum Verfahren der Feststellung von Pflegebedürftigkeit sowie zur pflegefachlichen Konkretisierung der Inhalte des Begutachtungsinstruments, Essen
GS-QSA-Pflege (2019) Maßstäbe und Grundsätze. https://www.gs-qsa-pflege.de/faq-zu-den-massstaeben-und-grundsaetzen. Zugegriffen: 24. Febr. 2020
Hamborg M (2011) Der demenzkranke Mensch im Beziehungsvieleck zwischen Familie Heim und Gesellschaften. Familiendynamik 36(4):322–329
Qualitätsdarstellungsvereinbarung (2019) Qualitätsprüfungen in der stationären Pflege. https://www.gkv-spitzenverband.de/pflegeversicherung/qualitaet_in_der_pflege/qualitaetspruefungen/stationaere_pflege/stationaere_pflege.jsp. Zugegriffen: 24. Febr. 2020
QPR vollstationär (2019) Qualitätsprüfungs-Richtlinien für die vollstationäre Pflege. https://www.mds-ev.de/fileadmin/dokumente/Publikationen/SPV/PV_Qualitaetspruefung/19-05-27_QPR_vollstationaer_2019.pdf

Was tun – Umsetzung des neuen Pflegebegriffs mit IQM Demenz

7

Inhaltsverzeichnis

In Kap. 6 wurden die Anforderungen des Prüfinstrumentes bereits in Beziehung zum neuen Pflegebegriff gesetzt und die Zusammenhänge skizziert: das neue Begutachtungsinstrument (NBI), die strukturierte Informationssammlung (SIS) zur Entbürokratisierung der Pflege und die Qualitätsprüfungen. Dies stellt erhebliche Anforderungen an die inhaltliche, strukturelle und organisatorische Weiterentwicklung der Einrichtung und der Konzepte. Aus dem IQM Demenz möchte ich Anregungen, Gedanken, Positionen, Tipps und Argumente zusammenstellen, wie der Paradigmenwechsel und die neuen Anforderungen in der Praxis so pragmatisch wie möglich umgesetzt werden können.

© Springer-Verlag GmbH Deutschland, ein Teil von Springer Nature 2020
M. Hamborg, *IQM Demenz in der Altenpflege*,
https://doi.org/10.1007/978-3-662-61311-5_7

7.1   Sie lösen den Stau nur, wenn Sie in Bewegung bleiben

Bleiben Sie immer in Bewegung! Die Erkenntnis eines Vielfahrers lässt sich gut auf die Situation der Pflege übertragen, Schritttempo, Stopp, Baustellen und die Uhr tickt. Wir sprechen nicht mehr von der Pflegenot, weil ungeeignete Pflegekräfte unangemessen reagieren, sondern weil es kaum noch Fachkräfte gibt und immer mehr Pflegebedürftige zu erwarten sind, die immer länger auf das passende ambulante oder stationäre Angebot warten.

Im Stopp-and-go-Modus wird in der Altenhilfeeinrichtung angepasst, nachgebessert und abgewartet, was der Medizinische Dienst der Krankenversicherung (MDK) macht und wie er die Anforderungen durchsetzt. Und – wie im richtigen Leben – sobald Sie etwas Abstand halten wollen, drängeln sich ganz Schlaue in Ihre Fahrbahn und bremsen alles wieder aus, sie fahren dicht auf und verursachen im vorauseilenden Gehorsam einen neuen Stau. Nun ist das Gesundheitsministerium zum Glück etwas besser organisiert als das Verkehrsministerium zu Beginn des Jahres 2020. Insofern ordne ich die folgenden Aspekte nicht mehr in diese Metapher ein.

- Der neue Pflegebegriff fordert den Bezug zur Lebenslage, aber die Leistungen und die Rahmenverträge basieren immer noch auf dem alten „verrichtungsbezogenen" Pflegebegriff, der nur auf die Zeit für grundpflegerische Tätigkeiten (= Verrichtungen) ausgerichtet war. Die Finanzierungsgrundlagen beziehen sich noch auf die Vergangenheit und nicht auf die Gegenwart. Die Leistungen zur Förderung der verbliebenen Selbstständigkeit, für die Teilhabe und die Unterstützung bei psychischen Problemlagen werden erst nach und nach geregelt.
- Das NBI war nie als Instrument der Personalbemessung gedacht, aber um die Studie für ein Personalbemessungsverfahren ist es ruhig geworden.

Die politische Ebene hat Erwartungen an einen politischen Willen gesetzt, der kritisch begleitet werden will.

7.2   Neue Konzepte für den neuen Pflegebegriff – für ein Fünftel mehr Pflegebedürftige an einem Tag

Anders als zu Beginn des 21. Jahrhunderts ordnet sich der aktuelle Paradigmenwechsel in ein Gesamtkonzept ein. Hans-Dieter Nolting hat mit TRANSFORM die wichtigsten inhaltlichen Entwicklungen übersichtlich für den Deutschen Verein für öffentliche und private Fürsorge e. V. zusammengefasst (IGES 2018).

Das neue Verständnis der Pflege nimmt die Lebenslagen und die Person als Ganzes in den Blick. Körperliche, kognitive, soziale und psychische Beeinträchtigungen werden mit einem festgelegten Anteil im Pflegegrad berücksichtigt.

Dadurch erhalten nun auch die Menschen Mittel aus der Pflegeversicherung, die durch kognitive Einschränkungen, Verhaltensstörungen oder Problemlagen wie Ängste, Wahn oder depressive Antriebslosigkeit in der sozialen Teilhabe eingeschränkt sind. Menschen mit Behinderungen und beginnender Demenz kommen damit leichter an die 125 € pro Monat aus der Pflegeversicherung, mit denen sie relativ unproblematisch Verluste in der Selbstständigkeit kompensieren können.

Es bleibt abzuwarten, ob dies langfristig zu mehr Versorgungssicherheit oder nur zu einer Verschiebung von Bundesmitteln der Pflegeversicherung in vorab kommunale Mittel nach dem Bundesteilhabegesetz führt. Beide Systeme stehen in Beziehung zueinander – in einem „interdependenten Verhältnis" zwischen der Pflegeversicherung und der Hilfe zur Pflege (ISO 2019, S. 60) –. Durch die Änderungen im Pflegebegriff sank die Empfängerzahl für die kommunale Hilfe zur Pflege 2017 um 17 %, nur noch 3 % der Pflegebedürftigen erhalten diese Leistung. „Allerdings greifen die Effekte vor allem im ambulanten Sektor. Bei den stationär versorgten Pflegebedürftigen ist der demografische Faktor so stark, dass der Einfluss der Reformen … aufgehoben wird." Das heißt, die Kosten steigen nicht, obwohl es mehr Menschen in der stationären Pflege gibt. Insgesamt sind 2017 die Ausgaben für die Hilfe zur Pflege um 11 % auf 3,4 Mrd. € zurückgegangen, die größten Einsparungen gab es dabei in der stationären Pflege (ISO 2019, S. 60).

Auf der anderen Seite hat sich die Zahl der Pflegebedürftigen durch den neuen Pflegebegriff schon im ersten Jahr um 19 % erhöht (Destatis 2018). Zudem werden noch weitere neue Pflegebedürftige durch die Einführung des Pflegegrades 1 erwartet.

7.3 Pflege – für eine Lebenssituation in der Schieflage

Ein Bild von Hans-Dieter Nolting zum neuen Pflegeverständnis taucht in vielen Präsentationen zum Thema auf: Es zeigt, wie die Lebenssituation als Dach über 6 Säulen (die Module des NBI) in eine Schieflage gerät, weil die Mobilität nachlässt. Dies erschüttert andere Fähigkeiten, die Selbstversorgung oder den Hilfebedarf bei der Medikamenteneinnahme.

In Schulungen bietet es sich an, das Bild zu verändern. Beim Eintritt in die Pflegebedürftigkeit erleben wir 3 weitere Szenarien.

1. Die Mobilität ist durch Krankheit und Behinderung beeinträchtigt, deshalb braucht der Mensch auch Hilfe in der Selbstversorgung oder in der Behandlungspflege.
2. Bei Menschen mit Demenz ist die Mobilität meist noch sehr lange erhalten, doch die kognitiven Fähigkeiten sind so sehr eingeschränkt, dass der Mensch auch Hilfe in der Selbstversorgung, Teilhabe oder Behandlungspflege benötigt.
3. Hinzu kommen psychische Problemlagen und Verhaltensauffälligkeiten infolge psychischer Krankheiten. Diese boykottieren die Selbstbestimmung und Handlungssteuerung für die Selbstversorgung und Teilhabe und damit die potenzielle Selbstständigkeit. Die Ursachen dafür sind vielfältig und die

Verstehenshypothesen sehr persönlich. Mit einer zusätzlich beginnenden Demenz können die belastenden Verhaltensweisen als unglückliche Kompensationsversuche der erlebten Defizite in den Kognitionen und der Teilhabe gesehen werden.

7.4   Was war vorher und was ändert sich – eine Gegenüberstellung

Für das Verständnis der neuen Anforderungen kann es hilfreich sein, Grundlagen und Wirkungen des alten und neuen Pflegebegriffs gegenüberzustellen (Tab. 7.1).

7.5   Impulse für Konzepte, Pflegeplanung und Versorgung

Das neue Pflegeverständnis hat zur Folge, dass Konzepte, Pflegeplanung und pflegerische Versorgung an drei Grundgedanken des Paradigmenwechsels angepasst werden müssen (Abb. 7.1).

Während die ersten Gedanken bereits konsequent für den Punktwert im NBI Berücksichtigung finden, wurden edukative Maßnahmen unter den Zielen der Verbesserung der Lebensqualität und Stärkung der Alltagskompetenz bislang eher indirekt als Empfehlung zur Rehabilitation (Quelle BRi 2017, S. 109 f. – 4.12.5) berücksichtigt.

7.5.1   Pflege wird immer mehr Aufklärung, Beratung, Anleitung und Erziehung

Generationen von Pflegekräften haben viel Wert darauf gelegt, dass Pflege eine Unterstützung in alltäglichen und existenziellen Bedürfnissen ist und keine Erziehung. Ganz entgegen dieser Tradition steht der Begriff der Edukation nun im Zentrum des Paradigmenwechsels. Edukative Maßnahmen dienen dem Erhalt oder der Verbesserung der Selbstständigkeit, der Stärkung der Alltagskompetenz und der Verbesserung der Lebensqualität.

Diese Ziele sind nicht neu, so war die aktivierende Pflege immer mit Information und Anleitung verbunden. In seiner groß angelegten Studie fragt Hans-Dieter Nolting von dem Forschungs- und Beratungsinstitut IGES danach, ob edukative Leistungen schon vorab im Rahmen der aktivierenden Pflege umgesetzt werden.

Anfang 2020 ist nun ein Ergebnis der Studie im Netz zu finden: ein Leitfaden als konkreter und verständlicher Handlungsplan für das neue Pflegeverständnis in der Praxis. Es gibt Vorschläge, wie die Aufgabenblöcke bei der Umsetzung des neuen Pflegebegriffes in der Praxis bearbeitet werden können, dies betrifft folgende Ebenen (vgl. auch Abb. 7.2).

Tab. 7.1 Der Pflegebegriff gestern und heute/morgen – eine kleine Gegenüberstellung

Pflege	Gestern	Heute – Morgen
Pflegeversicherung als	Teilkaskoversicherung mit einer Vollkaskoerwartung bei den alltäglichen Verrichtungen	Teilkaskoversicherung mit einer Vollkasko-erwartung bei den alltäglichen Verrichtungen, bei der Teilhabe und der Förderung von Selbstständigkeit und Fähigkeiten
Pflegebedürftigkeit	Pflege wurde nur über den Zeitbedarf in der Grundpflege definiert. Die personelle Unterstützung in Minuten entschied über die Pflegestufe	Pflege wird weit gefasst und über den Grad der Beeinträchtigung in 6 Modulen definiert, 2 weitere werden zwar eingeschätzt, spielen aber wie die Hauswirtschaft für den Pflegegrad keine Rolle. Die alltäglichen Verrichtungen und die Mobilität gehen zu 50 % ein, die Behandlungspflege zu 20 % und der personelle Hilfebedarf zur Kompensation der eingeschränkten Fähigkeiten in der Kognition und zur sozialen Teilhabe zählen 30 %
Leitfrage beim Pflegebegriff	„Minutenpflege" – wie viel Zeit braucht die Person bei alltäglichen Verrichtungen	Wie wird die Person bei der Förderung der Selbstständigkeit und der Bewältigung der pflegebedingten Beeinträchtigung direkt durch eine andere Person unterstützt
Leistungen der Pflegeversicherung	Grundgedanke war der „Verrichtungsbezug": Die Grundpflege wurde mit Leistungskomplexen definiert. In der ambulanten Pflege konnte zusätzlich Behandlungspflege über das SBG V und die soziale Teilhabe über das SBG XII abgerechnet werden	Schon im alten verrichtungsbezogenen Denken wurde die Finanzierung der Leistungen erweitert. Mit dem doppelten Stufensprung wurde übergangsweise mehr Geld zur Verfügung gestellt. Dies geschah vor Einführung des neuen Pflegebegriffs. Aber die Rahmenverträge und Leistungsvereinbarungen werden zögerlich angepasst. Der Paradigmenwechsel findet somit nicht über die Definition von Leistungen sondern über die Definition von Erwartungen statt. Die Behandlungspflege wird weiterhin nur ambulant über das SBG V geregelt.
Berücksichtigung der Demenz und gerontopsychiatrischer Symptome	Die Auswirkungen wurden nur indirekt erfasst, wenn damit ein erhöhter Zeitbedarf in der Grundpflege begründet werden kann. Nach etwa 20 Jahren erfolgten Anpassungen der Leistungen bei erheblich eingeschränkter Alltagskompetenz mit bis zu 208 € pro Monat. Leistungen für eine soziale Teilhabe oder für gerontopsychiatrische Pflege wurden nur in Ausnahmen gewährt. Der im Gesetz vorgesehen Sprung in die höhere „Pflegeklasse" – für Menschen, die hohe Betreuungszeiten benötigen – wurde nicht umgesetzt	Die kognitiven Störungen, zumeist in Folge einer Demenz, werden über das Modul 2 mit maximal 15 % bei der Begutachtung berücksichtigt. Alternativ dazu zählen Punkte über das Modul 3 (Verhaltensstörungen). Die Schwelle zu Leistungen der Pflegeversicherung wurde für ältere Menschen mit Demenz oder psychischen Erkrankungen gesenkt, schon vom Pflegegrad 1 an stehen 125 € pro Monat zur Verfügung. Damit lassen sich etwa 80 % der Menschen mit einer Demenz ausreichend abbilden. Aber Menschen mit einem hohen Personalbedarf infolge starker Verhaltensstörungen werden schlechter abgebildet. Die Notwendigkeit eines gerontopsychiatrischen Zuschlags bei dem Bedarf einer 1-zu-1-Betreuung wird zumindest politisch gehört, aber noch nicht ernst genommen

(Fortsetzung)

Tab. 7.1 (Fortsetzung)

Pflege	Gestern	Heute – Morgen
Berücksichtigung chronisch psychischer Erkrankungen und der Pflegebedürftigkeit	Nur selten ließen sich Gutachter überzeugen, dass z. B. eine massive Antriebslosigkeit den Zeitbedarf erhöht. Bei „therapieresistenen" Depressionen konnte der Versicherte die eingeschränkte Alltagskompetenz geltend machen. Viele scheuten diese Form der Selbststigmatisierung, denn sie mussten den Antrag unterschreiben. Leistungen für soziale Teilhabe standen grundsätzlich nach dem SBG XII zur Verfügung	Die Abgrenzung zwischen Problemlagen (Modul 3), den kognitiven und sozialen Einschränkungen und dem über das Bundesteilhabegesetz definierten umfassenden Anspruch auf Teilhabe werden auf längere Sicht zu klären sein. In unserer Gerontopsychiatrie der Kieler AG arbeiten wir daran, wie die Definitionen des Pflegebegriffs (SGB XI) von der Denkweise der „International Classification of Functioning" (ICF) als Grundlage des SGB XII abgegrenzt werden können
Kostenbegrenzung durch Teilkasko	Im Pflegeheim wurde der Teilkaskogedanke auf der Leistungsebene nicht nachvollzogen: Die Leistungen der Behandlungspflege wurden nicht berücksichtigt und der Zuschuss der Pflegekasse an den Gesamtkosten war begrenzt	Der Eigenanteil wird als EEE (einrichtungsbezogener Eigenanteil) mit den Kostenträgern verhandelt. In diesem Bereich ist weiterhin eine Kostensteigerung für den Pflegebedürftigen, die Familien und die öffentliche Hand zu erwarten. Es bleibt abzuwarten, wann das „Sockel-Deckel-Prinzip" geändert wird und der Zuzahlungsbetrag der Angehörigen begrenzt wird und nicht wie bisher der Anteil der Pflegekasse. Durch den neuen Pflegebegriff wird es möglich, Leistungen der Teilhabe und ggf. der Behandlungspflege langfristig immer mehr in die Pflegeversicherung zu verschieben. Deren Finanzbedarf lässt sich politisch in Zeiten des demografischen Wandels besser begründen als neue kommunale Ausgaben

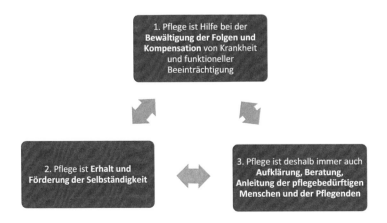

Abb. 7.1 Die drei Grundgedanken im neuen Pflegeverständnis. Für edukative Maßnahmen müssen nun noch Leistungen definiert und vergütet werden

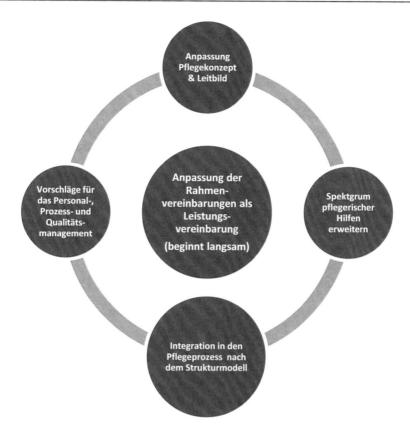

Abb. 7.2 Der IGES-Leitfaden macht konkrete Vorschläge für die vier Handlungsebenen in der Einrichtung. Die Anpassung der Grundlage für die Leistungsvereinbarungen kommt schleppend voran

- Das **Pflegekonzept und die Anpassung des Leitbildes:** Die „oberste Maxime" sei, dass der Verlust an Selbstständigkeit aufgehalten werde.
- Das **Spektrum pflegerischer Hilfen:** Angebote werden für den Erhalt und die Förderung der Selbstständigkeit und zur Stabilisierung der Entlastung präzisiert.
- Die **Integration in den Pflegeprozess:** Die Ziele „Selbstständigkeitserhalt" und die „Unterstützung bei der Bewältigung pflegerischer Problemlagen" werden am Strukturmodell pragmatisch beschrieben, gleichzeitig durch die Mitautorin Elisabeth Beikirch autorisiert.
- Die **Vorschläge für das Personal-, Prozess- und Qualitätsmanagement** sind dagegen eher allgemein gehalten. Damit bekommen einige Themen in diesem Buch eine besondere Relevanz. Dies betrifft insbesondere die unter dem Sparsamkeitsprinzip beschriebene Verknüpfung der verschiedenen Ebenen und

Möglichkeit durch die innere Logik der Begutachtungsrichtlinie die Förderung der Selbstständigkeit und die Edukation im Pflegegrad zu berücksichtigen

Als eigentliche Grundlage für die Leistungsvereinbarungen werden die Rahmenbedingungen angeglichen. Dies betrifft die Anpassung der Rahmenverträge (§ 75 SGB XI) und die ambulanten Vergütungsvereinbarungen (§ 89 SGB XI). Bis zum ersten Quartal 2019 verlief dies schleppend.

Wird es zum weiteren Paradoxon der Pflege, dass neue Anforderungen umgesetzt werden sollen, aber die Finanzierung der Leistungen nach dem alten Modell unmöglich ist?

Seit 2016 seien erst 8 Rahmenverträge angepasst, in 25 Fällen seien die Verhandlungen noch nicht abgeschlossen und in 28 Fällen wurde eine Zurückstellung der Anpassungsverhandlungen gemeldet (ISO 2019, S. 2).

7.5.2   Pflege im Spannungsfeld von Aktivierung und Edukation

Andreas Büscher und Klaus Wingenfeld gehen davon aus, dass sich der neue Pflegebegriff deutlich von den Prinzipien der aktivierenden Pflege unterscheidet, denn „vielfach werden die Unterschiede zwischen existierenden Angeboten" z. B. im Rahmen der Tagesstrukturierung oder „aktivierenden Pflege" und einem „zielgerichteten in der Pflegeplanung fixierten Vorgehen nicht verstanden" (Wingenfeld und Büscher 2017, S. 9). Dieses Anliegen wird in den folgenden Abschnitten aufgegriffen und Praxistipps und Vorschläge erarbeitet, wie es gelingen kann, auf kleinteilige Zielformulierungen zu verzichten und im Sinne der Entbürokratisierung, Ziele im Handeln konzeptionell zu verankern und durch die Evaluation zu bewerten.

Die Diskussion grenzt nun die aktivierender Pflege – die oft „nebenbei" in den Pflegealltag integriert wird – von einer zielgerichteten Ressourcenförderung im Prozess ab.

Dies mag sinnvoll sein, um die Pflege auf ein neues Verständnis einzuschwören, aber es bleibt theoretisch, vielleicht pädagogisch aber nicht pragmatisch. Eine logische Folge wäre, den alten kleinschrittigen Pflegeprozess wieder einzuführen und Pflege stärker als rehabilitative Trainingsprogramme zu planen. Für das Krankenhaus, die Rehabilitation oder Kurzzeitpflege ist dies nicht neu, hier arbeiten Therapeuten und Pflegekräfte eng zusammen.

In der Langzeitpflege stand das zufriedene Leben trotz aller Beeinträchtigungen und die kleinen Erfolgserlebnisse im Alltagshandeln im Vordergrund. Dieses Aktivieren im „Nebenbei" hat sich in Einrichtungen so bewährt, dass immer mal Menschen wieder ausziehen müssen, weil sie ihre Selbstständigkeit unerwartet wiedergewinnen. Es ist doch eigentlich eine pädagogische Binsenweisheit, dass Verhaltensänderungen nebenbei im Alltag geübt werden müssen und externe

Therapien dazu wichtige Impulse geben. Und dies gilt umso mehr, je stärker die Lernfähigkeit nachlässt.

Zudem überschätzen jetzt schon etliche Pflegebedürftige ihre Kräfte, während bei anderen fachliche Anforderungen wie die Reizabschirmung bei schwerster Demenz zu spät erkannt werden. Dies alles spricht keineswegs gegen die Förderung der Selbstständigkeit im neuen Pflegebegriff, aber die Motivation dazu entsteht „nebenbei" im individuellen Alltagshandeln und weniger in profilierten Programmen.

In der aktuellen Pflegenot und der im europäischen Vergleich mittelmäßigen Pflegefinanzierung scheint es fast so, als sollten wir uns einem Luxusproblem zuwenden:

- Wie oft können Pflegekräfte in Zeiten öffentlich proklamierter Pflegenot derzeit nebenbei aktivierende Pflege planen, konsequent umsetzen und deren Wirksamkeit nachweisen?
- Wie hoch ist die Kapazität und die Bereitschaft, zusätzliche fördernde Maßnahmen aus dem Alltag herausgelöst verbindlich, konkret und situationsbezogen schriftlich zu planen (Art, Umfang, Zeit, Rhythmus), konsequent umzusetzen und systematisch zu evaluieren?

Dieses Vorgehen soll konkret alle Aspekte oder Module des neuen Pflegebegriffs einbeziehen: Ein erklärtes Ziel ist, auch Bereiche zu stabilisieren, die zur Kompensation der Problemlagen beitragen. Aber für diesen Wunsch besteht nach den derzeitigen Definitionen für die Pflegegrade kein Hilfebedarf. Damit wird er auch nicht in der Finanzierung des Personals berücksichtigt, auch wenn der Gutachter eine Empfehlung ausspricht.

7.5.3 Wie erhöhen neue Erwartungen automatisch die Motivation?

Ich möchte mich mit dieser Formulierung nicht als Bedenkenträger positionieren, denn inhaltlich besteht in dem Paradigmenwechsel ein echtes Veränderungspotenzial. Aber ich vertraue keinen Versprechen, wie das der 13.000 zusätzlichen Fachkräfte, die in der stationären Pflege schon längst hätten eingestellt werden sollen. Nur etwa 300 Einrichtungen konnten bis zum September 2019 einen Antrag stellen, denn es gelingt dauerhaft kaum, alle offenen Stellen vorher zu besetzen.

Wir sollten, ganz im Sinne der Gesundheitsförderung, etwas Druck aus dem Kessel nehmen, ohne die Vision zu boykottieren. Im IQM Demenz haben wir uns zur Aufgabe gemacht ein unterstützendes Instrument für Herausforderungen und Visionen zu entwickeln. Damit werben wir auch für ein berufsübergreifendes Denken, das leider in den bisherigen Studien, Expertenstandards und Leitfäden kaum eine Rolle spielt.

7.5.4   Kernaktivitäten für Edukation in der Pflege

IGES übernimmt die Definition von Beratung vom Zentrum für Qualität in der Pflege: „Beratung in eine als Kurzzeitintervention konzipierte Unterstützung, die das Ziel verfolgt, Strategien zur Problemlösung zu entwickeln. Sie ist auf einen bestimmten Zeitraum bezogen und nicht dauerhaft angelegt." (IGES 2019, S. 29). „Durch Aufklärung soll ein Problemverständnis erzeugt werden, über das sich Einstellungs- und Verhaltensänderungen bewirken lassen." Als Psychologe bin ich neugierig, mit welchen Methoden Verhaltensänderungen durch Problemverständnis erreicht werden, diese hohe Kunst, die oft in multidisziplinären Teams einer Reha-klinik, in der Pädagogik oder im Mikrokosmos der Familie kaum gelingen will. Die Autoren haben vermutlich klassische Grundpflegesituationen bei kooperierenden und lernfähigen Menschen vor Augen. Aber der neue Pflegebegriff bezieht sich nicht mehr nur auf die verrichtungsbezogenen Anteile. Für die kognitiven und kommunikativen Aspekte, die Fragen der Teilhabe und die Unterstützung zur Veränderung von Verhaltensweisen und Problemlagen bei einer Demenz, bei Angststörungen und Depressionen sind hohe Kompetenzen unter dieser Definition notwendig. Seriös kann ein solcher Anspruch nur interprofessionell umgesetzt werden.

Die Anforderungen an Edukation oder Lern- und Bildungsmaßnahmen werden in der Begutachtungsrichtlinie in 4 Kernaktivitäten konkretisiert: Information-Schulung-Beratung-Anleitung für die pflegebedürftige Person, ihre pflegende Angehörigen oder beide gemeinsam (vgl. auch Abb. 7.3). Dienen diese Aktivitäten

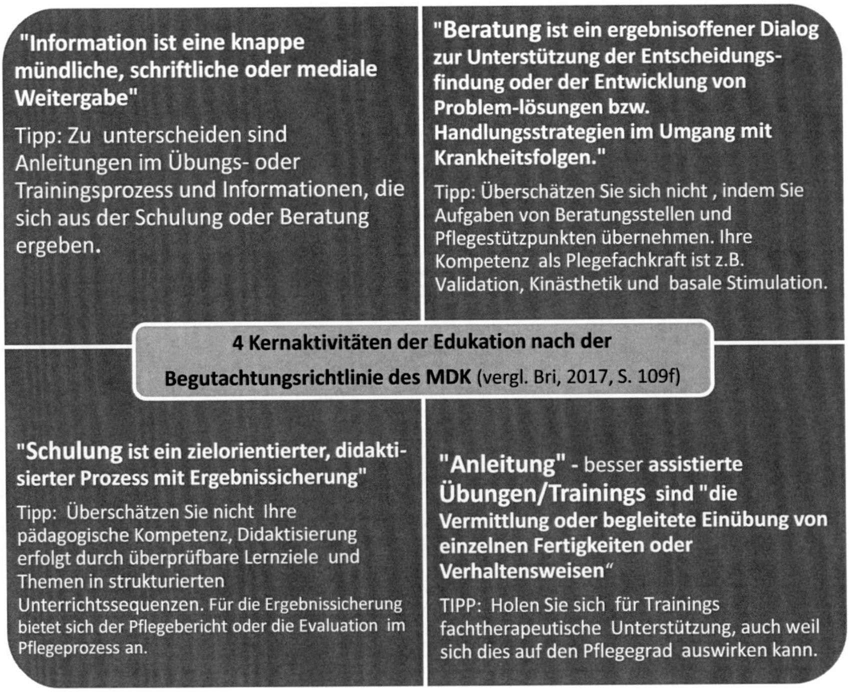

"Information ist eine knappe mündliche, schriftliche oder mediale Weitergabe"

Tipp: Zu unterscheiden sind Anleitungen im Übungs- oder Trainingsprozess und Informationen, die sich aus der Schulung oder Beratung ergeben.

"Beratung ist ein ergebnisoffener Dialog zur Unterstützung der Entscheidungs-findung oder der Entwicklung von Problem-lösungen bzw. Handlungsstrategien im Umgang mit Krankheitsfolgen."

Tipp: Überschätzen Sie sich nicht , indem Sie Aufgaben von Beratungsstellen und Pflegestützpunkten übernehmen. Ihre Kompetenz als Pflegefachkraft ist z.B. Validation, Kinästhetik und basale Stimulation.

4 Kernaktivitäten der Edukation nach der Begutachtungsrichtlinie des MDK (vergl. Bri, 2017, S. 109f)

"Schulung ist ein zielorientierter, didakti-sierter Prozess mit Ergebnissicherung"

Tipp: Überschätzen Sie nicht Ihre pädagogische Kompetenz, Didaktisierung erfolgt durch überprüfbare Lernziele und Themen in strukturierten Unterrichtssequenzen. Für die Ergebnissicherung bietet sich der Pflegebericht oder die Evaluation im Pflegeprozess an.

"Anleitung" - besser **assistierte Übungen/Trainings** sind "die Vermittlung oder begleitete Einübung von einzelnen Fertigkeiten oder Verhaltensweisen"

TIPP: Holen Sie sich für Trainings fachtherapeutische Unterstützung, auch weil sich dies auf den Pflegegrad auswirken kann.

Abb. 7.3 Definition edukativer Maßnahmen nach der Begutachtungsrichtlinie 2017 mit Kommentaren und Tipps

als zeitlich begrenztes Ziel der Förderung von Selbständigkeit und Lebensqualität, zählt dies nicht für die Pflegebedürftigkeit, denn diese hat zwei Voraussetzungen: Der Hilfebedarf ist dauerhaft, also mindestens 6 Monate, und es besteht eine Abhängigkeit von personeller Hilfe. Kann sich jemand unter größten Mühen oder mit Hilfsmitteln allein versorgen, ist er nicht pflegebedürftig, unabhängig von Krankheit und Behinderung.

Nur einige Aspekte sollen vertieft werden und damit einen Beitrag für die Diskussion leisten.

1. Bitte keine neuen Definitionen
Anleitung ist definiert : Den Begriff *Anleitung* im Feld unten rechts habe ich mit dem Begriff *„assistiertes oder gemeinsames Training oder Übung"* präzisiert, um Irritationen zu vermeiden. Zum einen entspricht diese Formulierung eher der Definition aus der Begutachtungsrichtlinie, zum anderen ist der Begriff *Anleitung* als Beschreibung eines konkreten Hilfebedarfs den meisten Pflegefachkräften vertraut und sollte auch im neuen Paradigma ein handlungsleitender Begriff bleiben, wenn die Selbstständigkeit allein durch verbale oder nonverbale Maßnahmen zu erhalten ist. Anleitung oder die Abkürzung „A" war immer eindeutig definiert als: auffordern, motivieren, Hinweise geben, Handlungsschritte benennen, verbale oder nonverbale Handlungsimpulse geben, Belastungsgrenzen ansprechen, zu Gefahren oder persönlichen Grenzen beraten, z. B. um Überforderung zu vermeiden. Diese Tätigkeiten haben auch im neuen Pflegebegriff einen hohen Stellenwert.

2. Edukation ist multiprofessionell
Die Kernaktivitäten sind nur plausibel, wenn sie sich an ein multiprofessionelles Team richten. Bei der Erstellung schriftlicher und medialer Informationen lässt sich auf professionell gestaltete Materialien zurückgreifen. Die Definition der Schulung und Beratung beschreibt nicht die Kernkompetenz der Pflegefachkraft, sondern entspricht dem Anforderungsprofil eines pädagogischen oder sozialpädagogischen Studiums. Die Vermittlung und Einübung von Verhaltensweisen in Übungsprogrammen erfordern therapeutische und psychiatrische Kompetenz und fundiertes psychologisches Wissen z. B. über die Verhaltensmodifikation. Es ist m. E. unredlich, dies alles in einem Lehrberuf zu erwarten.

3. Abgrenzung pflegerischer Maßnahmen von den Tätigkeiten anderer Professionen
Die Begleitung zur Teilnahme an außerhäuslichen Aktivitäten kann sowohl als pflegerische Tätigkeit als auch als qualifizierte Fachleistungsstunde nach SGB XII ausgefüllt sein. Es bedarf noch der fachlichen Präzisierung und berufsübergreifenden Dialog, wie sich z. B. die Begriffe „Mobilisierungstraining" und „ergotherapeutisches Training zur Verbesserung der Feinmotorik" durch Pflegekräfte von dem zielgerichteten Vorgehen eines Ergo- oder Physiotherapeuten unterscheiden.

Während die Schulung zu Mobilisierungstechniken für Angehörige eindeutig in den Kompetenzbereich einer Pflegefachkraft gehören, sollten edukative Maßnahmen zur Anleitung und Beratung zum Zusammenleben mit demenziell veränderten Menschen nicht ohne die Einbeziehung von Beratungsstellen, Pflegestützpunkten und Gedächtnissprechstunden erfolgen.

7.5.5   Edukation – multiprofessionell ohne Omnipotenzerwartung

Wenn Leistungen neu definiert oder entwickelt werden, ist es sinnvoll, sie in bestehende Strukturen einzuordnen. Eine Grundlage legt die Begutachtungsrichtlinie, die MDK-Gutachter zu Empfehlungen auffordert, ob der Pflegebedürftige rehabilitationsbedürftig und -fähig ist, ob es realistische alltagsrelevante Ziele gibt und eine positive Prognose besteht (vergl. BRi 2017, S. 116).

---

3 Ebenen der Begutachtung

Die folgenden 3 Ebenen werden in der Begutachtung berücksichtigt, sie können in die Planung einfließen.

1. **Empfehlung zu Heilmitteln** (physikalischen Therapie, Sprech- und Sprachtherapie, Ergotherapie u. a.). „Heilmittel als Einzelleistung können auch eine rehabilitative Zielsetzung haben und somit Beeinträchtigungen der Aktivitäten und/oder der Teilhabe vermeiden oder vermindern." (BRi 2017, S. 108)
2. **Möglichkeiten der Prävention zur Vermeidung oder Minderung von Pflegebedürftigkeit:** „Ein wesentliches Ziel … besteht darin, Risikofaktoren für körperliche und psychische Erkrankungen, z. B. Dekubitus- oder Sturzrisiko, Hinweise auf Fehl- oder Mangelernährung oder Suchtverhalten zu erkennen und zu beeinflussen." (BRi 2017, S. 110) (Damit geht es um die Beratung, um Schäden zu vermeiden und nicht um Selbstständigkeit zu fördern)
3. „**Es ist eine gutachterliche Aussage darüber zu treffen,** ob in der häuslichen Umgebung oder in der Einrichtung, … ein Beratungsbedarf hinsichtlich **primärpräventiver Maßnahmen nach § 20 Abs. 5 SGB V** besteht." (BRi 2017, S. 110). Diese Leistungen werden so wie die Therapien zusätzlich über die Krankenkassen finanziert und sollen in Gruppen stattfinden ◄

Auf diesen Ebenen können Pflegefachkräfte und Angehörige in der Begutachtungssituation gezielt nachfragen und sich für die Hilfsmittelversorgung oder die Pflegeplanung beraten lassen. Damit wird vielleicht auch in der Selbstversorgung ein Bedarf an Anleitung und damit eine „überwiegende Selbstständigkeit" sichtbar und es könnte sich der Pflegegrad erhöhen.

Praxistipp 21: Zum paradoxen Beratungsauftrag – Schuster bleib bei deinen Leisten

Erlauben Sie mir mit diesem Tipp einen kleinen Exkurs zur pflegefachlichen Beratung, eine Leistung, die fest in allen Expertenstandards der Pflege verankert ist. Bislang wurde sie nicht edukativ verstanden sondern zur fachlichen Absicherung und zur Vermeidung von Regressansprüchen. Dies bleibt auch nötig, denn Gerichtsmediziner sind in der „Leichenschau" gehalten, nach einem (auch länger zurückliegenden) Sturzereignis eine ggf. unnatürliche Todesursache polizeilich ermitteln zu lassen. Auch die Krankenversicherungen haben den gesetzlichen Auftrag, bei gesundheitlichen Schäden vorrangige Ansprüche gegen Pflegeeinrichtungen zu prüfen. Damit wird das neue Ziel zum paradoxen Auftrag: Machen Sie Trainingsprogramme und fördern Sie konsequent die Mobilität, aber vermeiden Sie jedes Risiko, sichern Sie sich ab, denn jeder Sturz mit Folgen führt zur Qualitätsabwertung und zu Regressforderungen und/oder still wachsenden Versicherungsbeiträgen.

Praxistipp 22: Kennen Sie das Beratungsparadoxon bei Sturzrisiken?

Kleinkinder lernen den sicheren Stand und das Gehen durch unzählige Stürze, bis sie den entscheidenden Punkt von Gleichgewicht und Koordination vor dem Sturz erkennen. Dies ist die jahrmillionenalte Kunst, mit der die Menschheit den aufrechten Gang lernt. Heute dürfen pflegebedürftige Menschen nicht mehr selbstverständlich an und durch ihre Grenzen wachsen, zu hoch sind die Risiken. Oft genug wird in der Pflege sogar die kompetente Vermeidung einer Verletzung durch ein "Zu-Boden-Gleiten" als Sturz verkannt, vorbeugende Maßnahmen geplant und ein Sturzprotokoll für den Haftungsfall ausgefüllt – obwohl der überarbeitete Expertenstandard zur Sturzprophylaxe diese Sicherheitsreaktion nicht als Sturz definiert.

Kleines Gedankenspiel: Wie werden Haftungsrechtler folgenden Fall bewerten? Ein älterer Mensch leidet an einer Gangunsicherheit auch infolge einer schmerzhaften Hüftgelenkarthrose, aber eine Operation ist nicht gewünscht. Er wird im Sinne des neuen Pflegebegriffs beraten, den Bewegungsradius mutig zu erweitern. Dies endet mit einem unglücklichen Sturz. Mit dem Oberschenkelhalsbruch wird das kranke Hüftgelenk erfolgreich operiert und es gibt keine Infektion durch multiresistente Keime.

Wäre die neue Bewegungs- und Schmerzfreiheit nun ein Gewinn an Lebensqualität oder sowohl ein Regressfall als auch eine Abwertung in der MDK-Prüfung?

Praxistipp 23: Edukative Maßnahmen im Pflegegrad berücksichtigen

Es ist mir ein Anliegen, dass die „Edukation" nicht nur im Pflegehandeln sondern auch im Pflegegradmanagement mitgedacht wird. Verantwortliche für die Überarbeitung der Begutachtungsrichtlinie haben meine Argumentation nachvollzogen und es wird sich zeigen, wann das lernende System nachgebessert wird oder ob dafür in der Folgezeit Widersprüche und Klagen notwendig bleiben. Kurz die Argumente:

- Menschen mit chronisch degenerativen Erkrankungen, einer Demenz und/oder chronifizierten psychischen Erkrankungen brauchen dauerhafte Eigenübungsprogramme mit kontinuierlicher Edukation, um die Auswirkungen der Krankheiten langfristig zu kompensieren. Kontinuierliche kleinschrittige Anleitung, Beobachtung, Aushandlung, Erinnerung, Aufforderung, Motivation oder Beratung sind fachliche Instrumente dafür.
- Eine wöchentliche Logo-, Ergo- oder Physiotherapie mit dem Ziel „Erhalt der Restfähigkeiten" ist wirkungsvoller, wenn die Übungen täglich oder mehrmals täglich wiederholt und – wenn nötig – von Pflegenden angeleitet werden.

Elementarer therapeutischer Baustein bei schweren psychischen Krankheiten ist die Psychoedukation. Alle psychiatrischen Leitlinien definieren entsprechende krankheits- und therapiebedingte ärztliche Verhaltensvorschriften – dies hört nicht auf, wenn eine Pflegebedürftigkeit eingetreten ist –. In der ersten Fassung der Begutachtungsrichtlinie wurde dieser Aspekt auf Menschen mit einem Anleitungsbedarf bei Diätvorgaben oder aufwendigen medizintechnischen Hilfen beschränkt. Wenn also ein Mensch mit schwersten Depressionen krankheitsbedingte Schwierigkeiten hat, täglich eine verordnete Diät einzuhalten, bekommt er 10 Punkte für den Pflegegrad. Hat er andere verhaltensbedingte Schwierigkeiten mit hohem Leidensdruck, zählt dies nicht. Ein zeitintensiver Hilfebedarf zur Förderung der Selbstständigkeit in der Alltagsgestaltung, in der Tagesstruktur oder bei der Umsetzung der ärztlichen Verhaltensvorschriften bleibt derzeit unberücksichtigt. Dieser grundsätzliche und zeitaufwendige Unterstützungsbedarf wurde für pflegebedürftige Menschen mit psychischen Erkrankungen vergessen, obwohl die Psychoedukation zur Umsetzung der Verhaltensvorschriften ein zentrales Element der Behandlung ist.

Diese Aspekte der Begutachtung (in Modul 5) könnten einen Beitrag zum Sprung in den nächsten Pflegegrad leisten, wenn sie ärztlich angeordnet und auch entsprechend durchgeführt werden.

Wird diese Form der Edukation als neuer Grundgedanke der Pflegereform – spätestens von den Sozialgerichten – ernst genommen, hätte dies 3 positive Wirkungen auf die Versorgungsqualität.

1. **Förderung der Professionalität:** Eine zunehmende Zahl von Menschen mit schwersten Depressionen, mit seltenen Demenzformen und Doppeldiagnosen (Demenz und psychische Erkrankung) erfordern ein deutlich anderes Vorgehen in der Beziehungsgestaltung. Die ärztliche Anordnung gibt Handlungssicherheit und verhindert Fehler im Umgang. Ärzte und Therapeuten sind gehalten, die Eigenübungsprogramme so plausibel und einfach zu vermitteln, dass sie von allen Pflegenden nachvollzogen werden. Damit wird die Pflegefachkraft in der fachlichen Verantwortung entlastet und unterstützt.

2. **Kontinuität und Verbindlichkeit:** Belastende Versorgungsprobleme wie das ständige Rufen oder Klingeln, das Ablehnen von Pflege, Unzufriedenheit, Schuldgefühle, Abwertung oder das Gegeneinander-Ausspielen sind oft unmittelbare Folge einer Depression. Ein einheitliches und (wohlmeinend-) konsequentes Vorgehen im Sinne der Psychoedukation ist für alle Beteiligten geboten und verhindert eine Chronifizierung.

3. **Vereinbarte Leistungen:** Eigenübungsprogramme und ärztlich angeordnete Verhaltensvorschriften lassen sich als ganz konkrete Maßnahmen auch leistungsrechtlich beschreiben. Dies gilt stationär für die Personalbemessung und ambulant für Leistungskomplexe oder Zeitkontingente. Je nach Aufwand lassen sich die notwendigen Leistungen differenzieren und mit einem zeitlich definierten Rahmen direkt den zusätzlichen Betreuungsleistungen nach § 43 SGB XI zuordnen. Gehen sie darüber hinaus, sind weitere Leistungskomplexe oder Ressourcen erforderlich.

Auf die rechtliche Bewertung macht Klaus Wingenfeld mit einem Zitat zum alten Pflegebegriff 1997 des Sozialrechtlers Peter Udsching aufmerksam: „Sie ist zudem verfassungswidrig, weil sie bei geistig Behinderten und psychisch Kranken Hilfeleistungen ausklammert, auf die diese Personengruppe zur Aufrechterhaltung ihrer Existenz angewiesen ist, während gleichzeitig bei somatisch Kranken oder Behinderten eher marginale Defizite ausgeglichen werden." (Zitiert nach Klaus Wingenfeld 2019, S. 11).

Diese Einschätzung möchte ich auf die jetzige Situation übertragen, weil gerade die Menschen mit erheblicher Eigen- und Fremdgefährdung allein im auffordernden Verhalten auf die existenzielle Not aufmerksam machen. Diese Menschen haben bisher kein Anrecht auf ärztliche krankheits- und therapiebedingte Verhaltensvorschriften durch Psychoedukation, während somatisch Kranke die entsprechenden gewichteten Punkte bekommen.

7.5.5.1 Komplexe Interventionen – ein Begriff für neue Leistungen

Klaus Wingenfeld verweist darauf, dass drei Ebenen zu berücksichtigen sind (vgl. Wingenfeld 2019, S. 9):

- Umgebungsbezogene Maßnahmen: Was tut die Einrichtung konzeptionell dafür, verhaltenswirksame Umgebungsfaktoren zu beeinflussen?

- Maßnahmen zur Alltagsgestaltung: Welche Angebote gibt es zur Tagesstrukturierung, zur bedürfnisgerechten Beschäftigung und zum Wohlbefinden, d. h. der Förderung positiver Emotionen?
- Verhaltensbezogene Maßnahmen: Wie reagieren Pflegende angstreduzierend, durch Validation oder Krisenintervention?

Aus Ländern mit „sehr spezifischen Interventionskonzepten" werde deutlich, dass „ … die größte Wirksamkeit mit sogenannten komplexen oder multimodalen Interventionen erreicht werden kann, also mit Interventionen, die aus einem Bündel verschiedener Maßnahmen bestehen … und auf die individuelle Problem- und Bedarfskonstellation … zugeschnitten ist." (Wingenfeld 2019, S. 9). „Das bedeutet u. a. milieutherapeutische Grundlagen, Interdisziplinarität, Erfahrungen aus der gerontopsychiatrischen Pflege und multimodale Interventionskonzepte." (Vgl. Wingenfeld 2019, S. 76).

Diese Anforderung habe ich nach unseren Diskussionen in der Steuerungsgruppe dieses Projektes auf die derzeitige Situation übertragen und schlage eine differenzierte Leistungsbeschreibung vor. Damit wird die individuelle komplexe Intervention nicht nur im Handeln sondern auch in ihrer Einordnung im Finanzierungssystem definiert. Eine Umsetzung kann auch pragmatisch und im Sinne der Entbürokratisierung erfolgen, wenn alles im Konzept hinterlegt ist. Tab. 7.2 zeigt eine Zusammenstellung, wie dies in wenigen Stichworten möglich sein sollte. Das gesamte Leistungspaket wird dann zur komplexen Intervention, wenn die Leistungen in der rechten Spalte erforderlich werden.

Die Verhaltensweisen und Problemlagen werden in 4 Spalten fachlich eingeordnet:

- Die Verstehenshypothese wird wie eine Grundbotschaft in der SIS genannt. Einzelne Störungsmuster legen oft ähnliche Erklärungsmuster nahe. Damit finden Pflegefachkräfte passende Formulierungen im Konzept entsprechend der Tab. 7.2, die nur noch individuell angepasst werden müssen.
- In die allgemeinen Anforderungen geht die Kultur der Einrichtung ein, dies betrifft die Umgebungs- und Alltagsgestaltung. Diese sind in der allgemeinen Leistungsvereinbarung hinterlegt und führen nach meiner Einschätzung für Dreiviertel der Menschen mit Demenz dazu, dass diese keine gravierenden Störungsmuster entwickeln.
- Verhaltensbezogene Maßnahmen lassen sich als zusätzliche Betreuungsleistungen (§ 43) individuell in einem Zeitkontingent planen und nachweisen. Aber damit ist es unmöglich, eine 1-zu-1-Betreuung für einen Menschen sicherzustellen, denn anderen würde so der Leistungsanspruch entzogen.
- Sind diese Leistungen nicht ausreichend, müssen also weitere personenzentrierte Interventionen geplant und durchgeführt werden. Dies können Kriseninterventionen, kontinuierliche Validation, Psychoedukation, Verhaltensmodifikationsprogramme oder ein Bündel anderer Maßnahmen sein. Damit wird das ganze Maßnahmenpaket zur komplexen Intervention. Diese sollte im Sinne der Gleichbehandlung bei der Begutachtung (in Modul 5) berücksichtigt werden.

Tab. 7.2 Inhaltliche Anforderungen an die komplexe Intervention, (vergl. Hamborg 2018)

Zu Modul 3	Verstehenshypothese/verstehende Diagnostik	Allgemeine Anforderungen	Leistungen nach § 43	Weitergehende personenzentrierte Interventionen
1. Beispiel: Motorisch geprägte Verhaltensauffälligkeiten Rastlosigkeit, z. B. Wandern, Verirren, Aufstehen, Gehen in fremde Räume Suche der Eltern, Kinder, der Arbeit, der alten Wohnung	Bedürfnis nach Bewegung, Selbststimulierung, beginnender Hospitalismus Suche nach Kontakt oder sinnvoller Beschäftigung Hinlauftendenz, Suche nach Geborgenheit, Zugehörigkeit, Tätigkeit, Pflichtgefühl usw. Neugierde, Erlebnishunger	**Milieugestaltung und Kultur der Einrichtung, Vermeiden von Fehlern:** „NoGo's" wie diskutieren, reglementieren, das „Nein" oder Kitwoods „Detraktoren" **Tages- und alltagsstrukturierende Angebote** zum Erleben von Lebensqualität, Feste, Feiern und Begegnung	Zusätzliche individuell geplante Angebote zur Mobilität und Beschäftigung weitere sinnstiftende, bedürfnisgerechte Angebote zum Erleben von Neugierde oder auch unkonventionellen Erfahrungshorizonten. Erfolgserlebnisse, Selbstwirksamkeitserleben im Alltag usw.	**Angebote für die Zwischenzeiten:** Etablierung des (sicheren) Platzes zum Verweilen, Anleitung etwas zu „finden", individuelle Bewegungsangebote, Validation (bewährte Schlüsselsätze), therapeutische Maßnahmen ‚Musik, Einsatz von Tieren, Kopfhörer u. a.) Ablenkung mit dem Wissen der Lebenswelt, systematische Aufmerksamkeitsfokussierung
2. Beispiel: Ängste mit erheblicher Beeinträchtigung und Vermeidungsverhalten	Bekannte Angst- oder Panikerkrankung, Angst vor Gruppen wird mit Sturzangst assoziiert Retraumatisierung, z. B. von Kriegserlebnissen, Missbrauchserfahrungen usw. Psychotisches Erleben, Todesangst			Konsequente und kontingente Verhaltensprogramme, systematisch mit hoher Zeitfrequenz, bedürfnisbezogene Angebote, 1-sec.-Aktivierung, Aushandlungsprozesse, Maßnahmen zur Aktivierung und Ablenkung/Aufmerksamkeitsfokussierung, Aktivierung oder Förderung der Ich-Stärke
3. Beispiel: Sorgen Depressives Grübeln	Hinweis auf eine (therapieresistente) Depression oder eine schwere Trauerphase	**Konsequentes anti-depressives Milieu**		**Weitere nichtmedikamentöse Maßnahmen:** Trost, Ablenken, Aktivieren, Selbststeuerung durch Aushandlungsprozesse und Erfolgserlebnisse

Das Leistungspaket wird dann zur komplexen Intervention, wenn die Leistungen in der rechten Spalte erforderlich werden

Abgrenzung der Interventionen wird durch die Dimensionen Zeitintensität und Kompetenz sichergestellt. Interventionen haben einen definierten Anspruch an Qualifikation und Reflexion (auch externe Experten)

Genauso differenziert wie die Bedarfe und die abgeleiteten Maßnahmen sollte auch die Finanzierung passgenau zugeordnet werden. Ein höherer Pflegesatz würde die Angehörigen über den Eigenanteil einseitig belasten. Eine Pauschale aus Mitteln der Pflegeversicherung wäre zwar pragmatisch aber ungerecht. Auch Menschen mit Demenz stehen Leistungen aus anderen Sozialgesetzen zur Verfügung. Im Sinne eines pragmatischen und niedrigschwelligen Budgetgedankens würden so Mittel passgenau zusammenfließen können. Dies wäre sichergestellt, weil diese Leistungen auch individuell genehmigt und geprüft werden, z. B.

- Vereinbarung eines gerontopsychiatrischen Zuschlags analog des alten § 87b (SGB XI),
- Einbeziehung von Therapeuten (SGB V) und ergänzende Eigenübungsprogramme (ggf. höherer Pflegegrad über das Modul 5),
- externe psychiatrische Interventionen mit abgestimmtem pflegerischem Handeln (Psychotherapie, Verhaltensmodifikation, Krisenintervention, gerontopsychiatrische Fachpflege usw. nach SGB V),
- inkl. Förderung einer Teilhabe über Fachleistungsstunden nach SGB XII, die über die allgemeinen Anforderungen an eine Einrichtung und über die Definitionen in Modul 6 hinausgeht,
- spezielle ambulante Leistungskomplexe,
- Verankerung der Anforderungen in der Personalbemessung in stationären Einrichtungen.

7.6   Edukation in der entbürokratisierten Pflege

Das fachliche Vorgehen wird auch für edukative Maßnahmen mit dem Pflegeprozess gesteuert: Planung, Durchführung, Erfolgskontrolle durch Evaluation und Anpassung der Planung. Die Abb. 7.4 ordnet dies in der Logik der strukturierten Informationssammlung und den Anforderungen an die Edukation durch den neuen Pflegebegriff zusammenfassend ein.

> **Praxistipp 24: Neuer Leitfaden zur Umsetzung im Strukturmodell**
> In den nächsten Praxistipps habe ich Hinweise aus dem Leitfaden aus meinem Blickwinkel beschrieben und ergänzt, in der Hoffnung damit weitere Anregungen und Ideen beizusteuern. Aber bitte schauen Sie sich die Beispiele und Schaubilder im Leitfaden an!
> Von „edukativen Hilfen" wird man am ehesten sprechen können, wenn folgende Voraussetzungen erfüllt sind:
>
> - Eine fachliche Einschätzung, welche Fähigkeiten oder Fertigkeiten fehlen oder verbesserungsbedürftig sind
> - Eine Abstimmung oder Vereinbarung mit dem Pflegebedürftigen und/oder Angehörigen, an welchen Verbesserungen gemeinsam gearbeitet werden soll

- Konkrete Ziele wer genau was besser können soll
- Die Vermittlung erfolgt systematisch und geplant – und nicht „nebenher" im Alltag

Die Erreichung der Ziele ist regelmäßig zu prüfen und die Edukations-programme sind anzupassen (vgl. IGES 2019, S. 28).

Auch die Autorengruppe von IGES 2019 schlagen vor, die Zielebene konzeptionell zu hinterlegen. Mit einer Zielhierarchie rege ich an, wie dies im Konzept hinterlegt werden könnte (Abschn. 7.7, Praxistipp 28).

Ein pragmatisches Vorgehen aus der Abb. 7.5 mindert die Gefahr erneuter Planungen im Klein-Klein.

Welche Aufgaben die Pflege bei diesen Programmen haben kann, wird nach-folgend dargestellt

Vorgeschlagen werden weitere 5 Aufträge an die Pflegefachkraft zur Förderung der Selbständigkeit:

- Pflege macht Beratung
- Sie kooperiert mit anderen Berufsgruppen

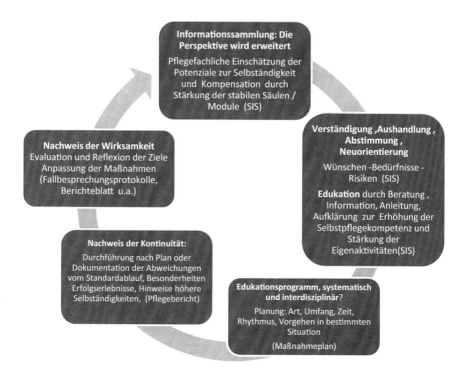

Abb. 7.4 Das bisherige Vorgehen der entbürokratisierten Pflege bleibt erhalten, Ziele und Maßnahmen sind im Konzept hinterlegt. Eine Schwierigkeit liegt darin, den Pflegeprozess in unterschiedlichen Formblättern für die verschiedenen Themenfelder zu denken

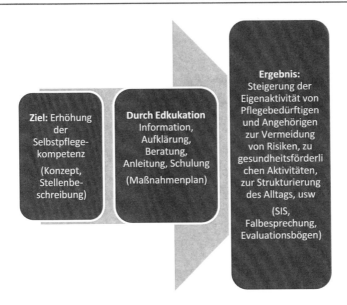

Abb. 7.5 Die Verknüpfung von Ziel – Maßnahme – Ergebnis zur Umsetzung des Pflegebegriffs im Strukturmodell

- Sie bindet Therapeuten, Ärzte ein, bzw. motiviert diesbezüglich die Familie
- Sie führt ergänzende Maßnahmen zur Förderung durch
- Sie überprüft die Fortschritte in der gezielten Ressourcenförderung (und kooperiert mit anderen Berufsgruppen und gibt denen Rückmeldung, die therapeutisch arbeiten) (vgl. IGES 2019, S. 35)

Kern ist dabei eine personenzentrierte Pflege im Strukturmodell, d. h. die individuellen Wünsche und Bedürfnisse der Person, ihre Sichtweisen und Deutungen der Situation sind Ankerpunkte im Pflegeprozess (vgl. IGES 2019, S. 37).

Unter dem Teilhabeziel werden die sozialen Bezüge auch im stationären Bereich fokussiert: „Welche Personen haben eine wichtige stützende oder aktivierende Funktion? Was kann man eventuell tun, um diese Funktion zu erhalten oder zu verstärken?" (IGES 2019, S. 38). Gedanken dazu wurden bisher eher zur Förderung von Wohlbefinden und Lebensqualität dokumentiert – diese beiden bislang prioritären Ziele finden in den neuen Texten kaum Berücksichtigung. Vermutlich steht dahinter die Annahme, dass die Selbstständigkeit zentraler Aspekt des Wohlbefindens sei, wenn die Wünsche und Bedürfnisse personenzentriert erkannt sind. Aber nicht alle Wünsche werden geäußert, sie sind nicht automatisch zielführend und umsetzbar. Sie unterliegen einem Aushandlungsprozess, der für orientierte Menschen (mit und ohne psychische Erkrankungen) die Selbstständigkeit fördern kann und nicht so sehr den bequemen Teil der Lebensqualität.

Praxistipp 25: Machen Sie das Ganze zu mehr als der Summe seiner Teile

Mit diesem Tipp möchte ich um Bescheidenheit werben. Die Pflege kann nicht die Welt retten, auch nicht die kleine Welt des alten Menschen. Der professionelle Auftrag im Kontakt ist nur für einen Bruchteil des Tages möglich. Deshalb gehören andere Berufsgruppen in das Hilfesystem!

Je höher der Bedarf an zeitaufwendiger 1-zu-1-Betreuung ist, umso wichtiger wird es, die Bedürfnisse durch vertraute Rahmenbedingungen zu gewährleisten. Dies betrifft in der zweiten Ebene, die Familien und die An- und Zugehörigen, die von IQM Demenz auch direkt nach ihrem Beitrag gefragt werden. Aber die meiste Zeit des Tages sitzen die Menschen allein oder gemeinsam in der Gruppe. Ziel ist, dass sie sich in der Gruppe und beim Rückzug in das Appartement geborgen und „daheim" und dazugehörig fühlen. So entsteht die Atmosphäre, die das Ganze zu weit mehr als die Summe seiner Einzelleistungen macht. Aus diesem Grund spielt die Einrichtungskultur im IQM Demenz eine zentrale Rolle.

Die Abb. 7.6 soll eine Hilfestellung sein, um den eigenen Beitrag im größeren Ganzen sehen zu können.

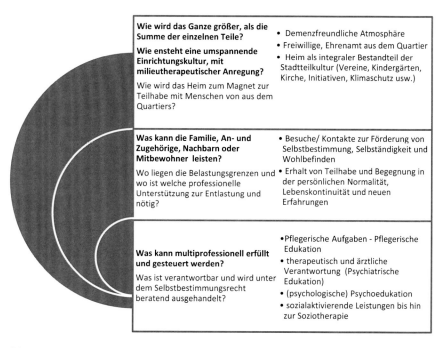

Abb. 7.6 Die Wünsche, Bedürfnisse und fachlichen Erfordernisse können – gerade durch die Erweiterung des neuen Pflegebegriffs – nur in einem kleinen Teil professionell erbracht werden. Alle lernen, dass dies nur im Zusammenspiel mit Familien und mit bürgerschaftlichem Engagement möglich ist. IQM Demenz entwickelt dieses Zusammenspiel und entwickelt sich mit neuen Herausforderungen weiter. Das ist der Anspruch für eine tragfähige Einrichtungskultur, die auch dem Menschen Zugehörigkeit vermittelt, wenn er sich zurückzieht

7.7   Was ändert sich im Strukturmodell durch den Paradigmenwechsel?

In diesem Abschnitt möchte ich in einer Gegenüberstellung die Perspektive des neuen Pflegebegriffs möglichst handlungsleitend zusammenfassen. Deutlich wird dabei eher die Erweiterung als eine Weiterentwicklung, denn der bisherige pflegefachliche Begriff bleibt bestehen; er wird geschärft (Tab. 7.3).

Aus dem Leitfaden lassen sich viele Anregungen für die strukturierte Informationssammlung und die Planung ableiten. Die Vorschläge für die Formulierungen im Pflegebericht wirken dagegen etwas beliebig, da sie sich

Tab. 7.3 Erweiterung und Präzisierung des neuen Pflegebegriffs im Strukturmodell. Die Perspektive der Pflegefachkraft und der Pflegebedürftigen wird gegenübergestellt (vgl. IGES 2019, S. 38 ff.)

Pflegefachlicher Blickwinkel im Strukturmodell bisher	Erweiterungen durch den neuen Pflegebegriff
Bisher wurden im Strukturmodell die Themenfelder, die Risikoeinschätzung, Ressourcen und biografischen Aspekte eher aus **Sicht der Fachkraft** erarbeitet	**Hinzu kommt** der Blick auf die Potenziale zur Förderung der Selbstständigkeit und Entlastung und Stabilisierung der Pflegesituation.
Bisher wurden Wünsche, Bedürfnisse, Gewohnheiten und Bedarfe für eine Unterstützung aus **Sicht der pflegebedürftigen Person** erfasst	**Hinzu kommt** der neue Fokus, die (Motivation zur) Selbstständigkeit zu fördern
Dazu helfen folgende Fragen: – Ist der Ist-Stand unveränderbar (z. B. die Immobilität)? – Habe ich meine Anforderungen richtig eingeschätzt? (unter Berücksichtigung z. B. der Symptome einer behandelbaren Depression wie die Antriebslosigkeit, demenztypische Bewältigung, wie die Abwehr von Hilfe, der eingeschränkte Verständnishorizont, die Vergesslichkeit usw.)? – Wie kann die Häuslichkeit oder das stationäre Umfeld dieses Menschen durch ein systematisches Programm stabilisiert werden? – Wie können auf allen Seiten Belastungen reduziert werden?	Im Gespräch oder in dem „Aushandlungsprozess" sollte die Pflegeperson „davon berichten, – … was ihr aufgrund eigener Fähigkeiten oder wegen der Unterstützung durch ihr soziales Umfeld nach wie vor gut gelingt, – … was ihr besonders wichtig ist, dass sie es weiter tun kann, – … was sie gern versuchen würde wieder zu erlangen oder zu verbessern." (IGES 2019, S. 39) Bei Menschen mit Demenz oder Depressionen – also der überwiegende Anteil in der stationären Pflege – müssen diese Fragen entsprechend angepasst werden

nicht auf die Planungsbeispiele beziehen. Genannt werden Abweichungen und Beobachtungen ganz im Sinne der – eigentlich nicht mehr zeitgemäßen – aktivierenden Pflege („Frau X kann in bestimmten Situationen selbstständig …", „Herr Y hat immer noch Mühe damit …") (IGES 2019, S. 44).

Auch das Kapitel zu den strukturellen Anforderungen durch das Qualitätsmanagement bleibt eher allgemein. „Definierte Leistungen der Edukation und Ressourcenförderung sollten im Rahmen des Qualitätsmanagements – z.B. als Verfahrensanweisung – beschrieben werden. Darauf könne dann im Maßnahmenpaket verwiesen werden." (IGES 2019, S. 43). Konkreter wird es wieder im letzten Schritt des Pflegeprozesses, der Evaluation. Die Gruppe von IGES schlägt vier Leitfragen entlang der Informationssammlung für die **Fallbesprechung** vor (vgl. IGES 2019, S. 48).

Praxistipp 26: Fragen zur Fallbesprechung aus dem Leitfaden
Die Autoren der IGES schlagen zur Umsetzung des neuen Pflegebegriffs eine Engführung auf die zentralen Aussagen vor. Die Besonderheiten der größten Zielgruppe – die Menschen mit Demenz – werden dabei mit den spezifischen Anforderungen nicht berücksichtigt.

Die **4 Fragen** zu den Grundbegriffen des neuen Pflegebegriffs sind:

1. Welche pflegerischen Aufgaben können unter den Zielen „Erhalt der Selbstständigkeit" und „Stabilisierung der Pflege-/Lebenssituation" betrachtet werden?
2. Wo liegen Ansatzpunkte zur zielgerichteten Ressourcenförderung?
3. Was kann Beratung, Aufklärung oder Anleitung (für Pflegebedürftige und Bezugspersonen) zur besseren Bewältigung leisten?
4. Was für ergänzende Hilfen kommen infrage?

Ergänzen möchte ich 4 weitere Fragen, auch um die folgende Aufforderung zu präzisieren: „Dabei sollte auch geprüft werden, inwieweit Maßnahmen durch Kooperation und Einbindung von anderen Berufsgruppen realisiert werden" (IGES 2019, S. 50).

5. Wo könnte ggf. ein spezifisches Edukationsprogramm ansetzen?
6. Ist dies dauerhaft als Eigenübungsprogramm anzulegen?
7. Können Therapeuten einbezogen werden und gibt es eine ärztliche An- und Verordnung?
8. Entsteht der Anspruch auf einen höheren Pflegegrad? Wird dieses Eigenübungsprogramm so beschrieben und nachgewiesen, dass es bei der Begutachtung der Pflegebedürftigkeit berücksichtigt werden muss?

Praxistipp 27: Denken Sie vernetzt, machen Sie nichts doppelt!
An dieser Stelle möchte ich bisherige Vorschläge in Bezug auf das Strukturmodell ergänzen. Durch ein vernetztes Denken, Steuern und Planen kann so
der Pflege Intelligenz und Zeit zurückgegeben werden.

- Bei der pflegerischen Einschätzung bietet die Verstehenshypothese
  eine Grundlage für das Verständnis der Verhaltensvorschriften
  und Maßnahmen. Dies geht im Strukturmodell in die strukturierte
  Informationssammlung (SIS) ein.
- Die Potenziale des Pflegebedürftigen werden systematisch mit den
  Ergebnisindikatoren auf Grundlage der Module des NBI erfasst und
  können durch individuelle Hinweise und Ziele ergänzt werden. Eine
  pragmatische Verknüpfung mit dem Pflegegradmanagement, der
  Erfassung der Indikatoren, der SIS und einem handlungsleitenden kurzen
  Maßnahmenplan steht schon im Pflichtenbuch von IQM Demenz.
- Da der Erhalt der Selbstständigkeit in allen Fähigkeiten als Minimalziel
  des neuen Pflegebegriffs vorgegeben ist, muss dies nicht gebetsmühlenartig in den Planungen wiederholt werden. Fachlich wäre lediglich
  zu prüfen, in welchen Bereichen eine Förderung gewünscht, sinnvoll,
  realistisch und zumutbar ist.
- Die Förderziele werden fachlich priorisiert und sind Grundlage der
  Beratung.
- Die Maßnahmen werden vereinbart, ausgehandelt und geplant. Dabei
  wird immer berücksichtigt, ob und welche Anteile der Pflegebedürftige
  und andere an der Versorgung Beteiligte übernehmen können. Die Aufwand für die Formulierung könnte durch die Regel beschränkt werden:
  Ist der Hilfebedarf überwiegend selbständig, planen Sie nur das was Sie
  machen. Ist der Hilfebedarf überwiegend unselbständig schreiben Sie das
  auf, was der oder die Pflegebedürftige noch selbst kann.
- Der Nachweis der Umsetzung erfolgt nicht in neuen Listen, sondern im
  Hinblick auf die Abweichungen einer beschriebenen Ist-Situation.
- Im Pflegeverlauf werden Abweichungen dokumentiert, eine besondere
  Aufmerksamkeit ist dabei auf die Beobachtungen zur wachsenden Selbstständigkeit zu legen. Dabei sollten Pflegende auf die Wortwahl achten,
  damit in der Begutachtungssituation nicht der Eindruck einer vermeintlichen Selbstständigkeit entsteht.
- Die Wirksamkeit wird halbjährlich zur Indikatorenerfassung und bei
  Bedarf evaluiert. Die Ziele der Selbstständigkeitsförderung finden sich
  handlungsleitend im Maßnahmenplan wieder. Dieser Zusammenhang ist
  mit der folgenden Zielmatrix im Konzept nachgewiesen. Sehr wertvoll für
  die Evaluation können auch die ausführlichen Berichte der Therapeuten
  an den Arzt sein.

Praxistipp 28: Eine Zielhierarchie im Konzept spart viele Seiten Pflegeplanung
In einer intelligenten Pflegeplanung kann die „übergeordnete Maxime des Erhalts und der Förderung der Selbstständigkeit" (Iges 2018, S. 15) als wesentliches Leitziel und grundlegende Orientierung betrachtet werden, ohne dies für jede Maßnahme neu zu formulieren.

Dies gilt für alle Module und Kriterien des neuen Pflegebegriffs. Überprüfbare Ziele sind ein „weniger an personeller Hilfe" oder der „Erhalt des aktuellen Hilfebedarfs", genau in dem Maße dass die Verrichtungen und Fähigkeiten noch so selbstständig wie möglich umsetzen zu können.

In die folgende Zielhierarchie geht auch die These ein, dass die Selbstständigkeit (von beiden Seiten) umso stärker wahrgenommen wird, je geringer die teilweise Übernahme von Handlungsschritten durch die unterstützende Person erforderlich ist. Ziel ist, die teilweise Übernahme durch die Nutzung von Hilfsmitteln, durch körpernahe Beaufsichtigung und engmaschige Anleitung zur ersetzen, so lange, bis auch diese Hilfen immer seltener werden, von ständiger engmaschiger Anleitung hin zu Initialimpulsen.

Dieses Vorgehen entspricht wesentlich dem Grundgedanken des NBI: Die Einschränkungen der Selbstständigkeit werden in der Begutachtungsrichtlinie durch Art und Umfang notwendiger Hilfe formuliert. Beim „Duschen" wäre die Zielrichtung z. B. die vollständige Übernahme (unselbstständig = 3 Punkte) durch kontinuierliche Unterstützung und das Einüben von Hilfsmitteln (überwiegend unselbstständig = 2 Punkte) abzulösen.

Die nächsten Schritte in der Förderung sind die punktuelle Anleitung, die Motivation, die Erinnerung, das Bereitlegen der Pflegeutensilien, das Säubern der Dusche oder alles, wofür noch eine unterstützende Person notwendig ist (überwiegend selbstständig = 1 Punkt). Selbstständig (0 Punkte) sind Pflegebedürftige in einer Alltagsaktivität nur, wenn niemand dabei sein muss oder sonst beteiligt ist.

Durch die geänderte Formulierung im Maßnahmenplan wird ohne viele Worte die Zielrichtung deutlich. Denn bei einer kontinuierlichen Unterstützung ergibt sich im Sinne der Zielhierarchie automatisch entweder der Erhalt dieses Zustandes oder das Förderziel, dass lediglich eine Anleitung ausreichend sei.

Das Ziel wird durch die Ergebnisindikatoren zweimal jährlich überprüft. Das Erhaltungsziel wird bestätigt, wenn sich die Einschätzung der Selbstständigkeit nicht verändert. Ein Förderziel kann unter den Fragestellungen ausgewertet werden: Ist weniger personelle Hilfe notwendig, was fehlt noch zum nächsten Grad der Selbstständigkeit? Die Abb. 7.7 zeigt, wie diese Zielhierarchie formuliert werden kann.

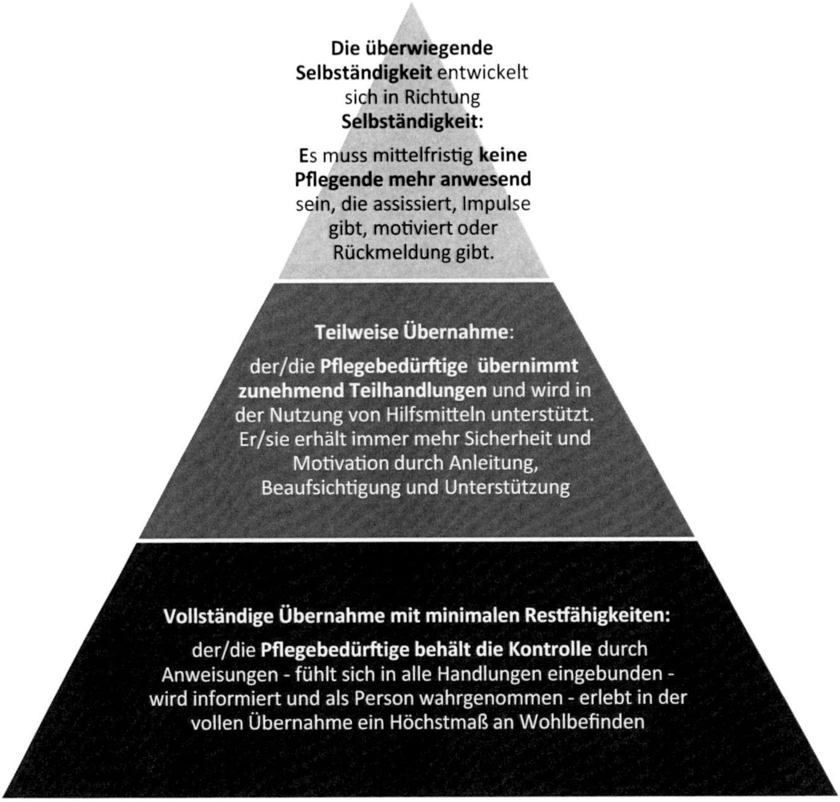

Die überwiegende Selbständigkeit entwickelt sich in Richtung **Selbständigkeit:**

Es muss mittelfristig **keine Pflegende mehr anwesend** sein, die assissiert, Impulse gibt, motiviert oder Rückmeldung gibt.

Teilweise Übernahme:

der/die **Pflegebedürftige übernimmt zunehmend Teilhandlungen** und wird in der Nutzung von Hilfsmitteln unterstützt. Er/sie erhält immer mehr Sicherheit und Motivation durch Anleitung, Beaufsichtigung und Unterstützung

Vollständige Übernahme mit minimalen Restfähigkeiten:

der/die **Pflegebedürftige behält die Kontrolle** durch Anweisungen - fühlt sich in alle Handlungen eingebunden - wird informiert und als Person wahrgenommen - erlebt in der vollen Übernahme ein Höchstmaß an Wohlbefinden

Abb. 7.7 Zielhierarchie zur Förderung von Selbstständigkeit in der Pflege. Diese kann im Pflegekonzept hinterlegt werden. Dann müssen nur noch Abweichungen und Besonderheiten formuliert werden, denn das Ziel ist immer der Erhalt oder das Fördern in die nächste Ebene. Allein die Veränderungen im Maßnahmenplan zeigen, wie diese Ziele erreicht wurden!

Praxistipp 29: Argumentieren Sie bei Menschen mit psychischen Erkrankungen mit der Verstehenshypothese

Bei den Schulungen zur Verstehenshypothese spreche ich in diesem Zusammenhang manchmal davon, dass eine psychische Krankheit die Selbstständigkeit „boykottiert", es geht also nicht um ein „Recht auf Verwahrlosung oder ein Recht auf Verhungern"! Dieses einfache Bild macht nachvollziehbar, dass diese Ablehnung nicht der Ausdruck von Selbstbestimmung ist. Die Verstehenshypothese wird dafür so formuliert: „Hinter den ‚Mauern der Krankheit' liegt der schwer erkennbare Lebenswille oder der Rest an Ich-Stärke."

Ein Beispiel aus dem Alltag macht dies deutlich: Herr X ist an einer bipolaren Störung erkrankt, lange war er in Selbsthilfegruppen als Experte in eigener Sache aktiv. Doch mit dem Alter und körperlichen Erkrankungen dürfen bisher wirksame Medikamente nicht mehr verordnet werden – ein großes Problem in der Gerontopsychiatrie –.

Ich suchte ihn auf, da er wieder in einen depressiven Stupor (Erstarrung) gerate. Bei der Gabe eines Glases Wasser konnte ich erfahren, wie mühsam die Grundpflege ist: „Ich kann nicht mehr, es geht nicht, aufhören, nein …" Nach einem halben Glas bekam ich ein schlechtes Gewissen, es schien mir, als würde ich den alten Mann mit meinen freundlich penetranten Aufforderungen quälen.

Ich fragte ihn, was er mir sagen würde, wenn ich ihn früher als Experte in eigener Sache um Rat gebeten hätte. Schnell und deutlich kam: „Dranbleiben, weitermachen!" Ich habe ihm gedankt, dass er mir diesen Blick in den tiefen Lebenswillen hinter den anstrengenden Symptomen der Krankheit erlaubt hat, und ihm wieder das Glas in die Hand gegeben. Für die Pflegekräfte ist diese Sichtweise ein wirksamer Schutz davor, dass sie ihre Geduld behalten und nicht in einen Sado-Maso-Teufelskreis der Depression rutschen.

7.8   Der neue Pflegebegriff in der Selbstbewertung mit IQM Demenz

Abschließend zeigen einige Beispiele, wie der neue Pflegebegriff im Kontakt mit dem pflegebedürftigen Menschen umgesetzt wird. Aus den Selbstbewertungsunterlagen des Qualitätsbereichs „Pflege und Betreuung" habe ich die folgenden Formulierungen in Anlehnung an die Studie von Hans-Dieter Nolting ausgewählt. Diese sind in bewährter Tabellenform zusammengestellt (Tab. 7.4 und 7.5).

Tab. 7.4 Aspekte zur Umsetzung des neuen Pflegebegriffs für die Selbstbewertung

Wie stellen wir sicher, dass der neue Pflegebegriff umgesetzt wird?	Im IQM Demenz werden diese
Pflegekräfte erkundigen sich nach Wünschen und Vorlieben und versuchen diese zur berücksichtigen	Aspekte in Selbstbewertungsgruppen eingeschätzt:
Pflegekräfte sind für An- und Zugehörige bei Fragen oder Problemen immer ansprechbar	→ Was tun wir, um diese Anforderung zu erfüllen? → Wie wichtig ist das?
Pflegekräfte leiten Pflegebedürftige an, auch in Teilhandlungen selbstständig und mobil zu bleiben	→ Wie bekannt ist es denen, die es wissen müssen?
Pflegekräfte machen Vorschläge, wie die verbliebene Selbstständigkeit erhalten werden kann	→ Wie wird es umgesetzt? → Gibt es Handlungsbedarf?
Pflegekräfte schlagen vor, mit welchen Übungen die Beweglichkeit im Alltag erhalten oder verbessert werden kann	
Pflegekräfte ermuntern Pflegebedürftige auf Hilfe zu verzichten, wenn es allein genauso gut geht	
Pflegekräfte geben Ratschläge, um nachts besser zu schlafen und tags weniger müde zu sein	
Pflegekräfte ermuntern und unterstützen Pflegebedürftige bei der Aufrechterhaltung von Kontakten zu Verwandten, Freunden und ehemaliger Nachbarschaft	
Pflegekräfte bieten An- und Zugehörigen eine Beratung an, was diese zum Wohlbefinden beitragen können	
Pflegekräfte nehmen sich ausreichend Zeit für die Pflege und Betreuung	

Tab. 7.5 Anforderungen an die Edukation für die Selbstbewertung. Für die interdisziplinären und pflegegradrelevanten Aspekte sind die vier abschließenden Aussagen zusammengetragen

Wie stellen wir sicher, dass die Übungsprogramme folgende Anforderungen erfüllen?	Im IQM Demenz werden diese Aspekte in Selbstbewertungsgruppen eingeschätzt:
Sie beruhen auf der fachlichen Einschätzung zur Förderung der Selbstständigkeit	→ Was tun wir, um diese Anforderung zu erfüllen?
Die Übungsprogramme sind mehrwöchig angelegt, sie haben ein konkretes Ziel und werden auf die Wirksamkeit hin evaluiert	→ Wie wichtig ist das?
Es finden ausführliche Gespräche mit dem Bewohner und den An- und Zugehörigen statt	→ Wie bekannt ist es denen, die es wissen müssen?
An- und Zugehörige werden angeleitet, dass sie sich an den Übungen beteiligen können	→ Wie wird es umgesetzt? → Gibt es Handlungsbedarf?
An- und Zugehörige bekommen Tipps zur Stabilisierung der Versorgungssituation, wenn sie den Belastungen nicht gewachsen sind	
Mitpflegende An- und Zugehörige erhalten bei Bedarf ein gesondertes Training zur Verbesserung ihrer Pflegekompetenz (das entspricht ambulant der Sachleistung nach § 36 SGB XI)	
Spezielle Maßnahmen stehen erkennbar unter dem Ziel, die Belastungen, Spannungen und negativen Gefühle des Pflegebedürftigen abzubauen	
Bei der Planung der Edukation stellen wir ein multiprofessionelles Vorgehen sicher	
Die Planung erfolgt in Kooperation mit/auf Veranlassung von Therapeuten	
Sind Therapien verordnet, wird immer geprüft, ob ein ergänzendes Eigenübungsprogramm zielführend ist	
Die Planung berücksichtigt ärztliche Anordnungen und therapie- und krankheitsbedingte Verhaltensvorschriften	
Die Edukation wird bei der Begutachtung des Pflegegrades berücksichtigt, wenn sie für länger als 6 Monate angelegt ist	

Die Anforderungen an pflegerische Trainings- oder Übungsprogramme werden in einer zweiten Übersicht zusammengestellt. Auch hier gehen die Kriterien ein, mit denen Hans-Dieter Nolting und IGES 2019 die Umsetzung des Pflegebegriffs erforscht haben.

Literatur

BRi (2017) Richtlinien zum Verfahren der Feststellung von Pflegebedürftigkeit sowie zur pflegefachlichen Konkretisierung der Inhalte des Begutachtungsinstruments nach dem Elften Buch des Sozialgesetzbuches (Begutachtungs-Richtlinien – BRi) vom 15.04.2016 geändert durch Beschluss vom 31.03.2017 Herausgeber Medizinischer Dienst des Spitzenverbandes Bund der Krankenkassen e.V. (MDS), Essen

Destatis (2018) Destatis, statistisches Bundesamt. https://www.destatis.de/DE/Themen/Gesellschaft-Umwelt/Gesundheit/Pflege/_inhalt.html. Zugegriffen: 24. Febr. 2020 (Pressemitteilung 18.12.2018)

IGES (2018) Praktische Umsetzung des neuen Pflegeverständnisses Hans-Dieter Nolting, Gestaltungsaufgaben in der Pflege – Umsetzung der Reformen – Quelle. https://www.deutscher-verein.de/de/uploads/vam/2018/f-4420-18/f4420_neuer-pflegebegriff-neues-pflegeverstaendnis_praktische-umsetzung-des-neuen-pflegeverstaendnisses_nolting-iges.pdf. Zugegriffen: 24. Febr. 2020

IGES (2019) Hans-Dieter Nolting et al., Leitfaden: Das neue Pflegeverständnis in der Praxis, Anhang A3 zum Abschlussbericht zu Los 1. https://www.bundesgesundheitsministerium.de/fileadmin/Dateien/3_Downloads/P/Pflegebeduerftigkeitsbegriff_Evaluierung/Leitfaden_Los_1_Evaluation_18c_SGB_XI.pdf. Zugegriffen: 24. Febr. 2020

ISO (2019) Elisabeth Krupp & Volker Hielscher: Wissenschaftliche Evaluation der Umstellung des Verfahrens zur Feststellung der Pflegebedürftigkeit (§ 18c Abs. 2 SGB XI) Zusammenfassung der Untersuchungsergebnisse, BMG 30. Dezember 2019

Hamborg M. (2018) Komplexe Interventionen – Bei Bewohnern mit besonderen Verhaltensauffälligkeiten gilt es, Leistungen für hochgradig aufwändige Interventionen auszuweisen und von den bereits finanzierten Regelleistungen nach § 43 SGB XI abzugrenzen. Altenheim 8

Wingenfeld K, Büscher A (2017) Strukturierung und Beschreibung pflegerischer Aufgaben auf der Grundlage des neuen Pflegebedürftigkeitsbegriffs. https://www.bundesgesundheitsministerium.de/fileadmin/Dateien/5_Publikationen/Pflege/Berichte/Fachbericht_Pflege.pdf. Zugegriffen: 24. Febr. 2020

Wingenfeld K (2019) Bedarfskonstellationen und Pflegegrade bei demenziell erkrankten Heimbewohnern mit ausgeprägten Verhaltensauffälligkeiten, Veröffentlichungsreihe des Instituts für Pflegewissenschaft an der Universität Bielefeld (IPW) ISSN 1435-408X P19-156 https://www.uni-bielefeld.de/gesundhw/ag6/downloads/ipw_156.pdf (zugegriffen am 9.11.2020)

Haltung gibt Halt durch Werte

8

Inhaltsverzeichnis

Mit Kap. 8 beginnt der zweite Teil des Buches. Nach den Ausflügen in wichtige Themenfelder der Pflege und den Vorschlägen für eine pragmatische Umsetzung durch IQM Demenz möchte ich nun das System in den einzelnen Bausteinen vorstellen. Grundlage ist die Wertorientierung als übergreifende Klammer im IQM Demenz. Im Zentrum steht die Frage, was für den Menschen mit einer Demenz gut sei. Je mehr die Krankheits-, Urteils- und Entscheidungsfähigkeit eingeschränkt sind und damit die Fähigkeit, die Qualität von Dienstleistungen und Versorgungsangeboten zu bewerten, umso wichtiger wird die Reflexion im Qualitätsmanagement und die Rückmeldung von außen. Dieser Gedanke steht für IQM Demenz Pate. In der ersten Version nach dem Bundesprojekt genauso wie jetzt in der Version 4.0, in der die neuen fachlichen Anforderungen und neurowissenschaftliche Erkenntnisse für eine tragfähige Einrichtungskultur und einen attraktiven Arbeitsbereich einbezogen sind.

8.1   Zeiteffizienz und Sparsamkeit

Das Prinzip der Sparsamkeit gilt nicht nur für den eng kalkulierten Gesamtpreis für die Einführung von IQM Demenz. Es wird deutlich durch Synergien bei den Schulungen durch inspirierende, einrichtungsübergreifende Zusammenarbeit und eine hohe Zeiteffizienz. Dies ist gerade für ein QM-System notwendig, denn

© Springer-Verlag GmbH Deutschland, ein Teil von Springer Nature 2020
M. Hamborg, *IQM Demenz in der Altenpflege,*
https://doi.org/10.1007/978-3-662-61311-5_8

Zeitnot und Druck werden als häufigste Ursachen für den erlebten Stress genannt. Wir kommen aus der Praxis und wissen, was das bedeutet.

Diese Bürde ist hoch und im politischen System angelegt. Deutlich wird dies in der Logik der ambulanten Pflege. Für die Leistungskomplexe sind durchschnittliche Punkt- oder Zeitwerte hinterlegt. Einige Pflegebedürftige brauchen mehr und andere weniger Zeit, dies geht in die Tourenplanung ein. Aber unser Gerechtigkeitsgefühl sagt: Alle haben Anspruch auf gleich viel Zeit. Die Logik des SGB XI ist also per se ungerecht, denn die einen bekommen mehr und die anderen weniger. Bei den einen entsteht ein Druck auf die Pflegenden, weil sie überdurchschnittlich länger bleiben, bei anderen, weil die Kunden in der knapperen Zeit subjektiv zu kurz kommen. Auch Pflegebedürftige und deren Angehörige können und müssen rechnen, insbesondere wenn die Leistungskomplexe kurz geplant sind. In der stationären Logik ist dies mit der Kopplung an den Pflegegrad vergleichbar. Im Heim wird die nettobasierte Dienstplanung mittlerweile zum Standard, d. h. Krankheitstage und andere Fehlzeiten werden berücksichtigt. Damit entsteht der Eindruck einer Unterbesetzung, insbesondere wenn dieser noch durch offene Stellen befeuert wird.

Ein weiterer Aspekt ist, dass der Zeitanteil für die Dokumentation immer stärker steigt, denn die Leistungen müssen tagesaktuell geplant und dokumentiert sein und die Einträge müssen alle fachlichen Anforderungen berücksichtigten: 99 % reicht nicht aus. Schon Promille falsche oder vergessener Handzeichen stehen bei den ambulanten Abrechnungsprüfungen für Betrug und müssen mit hohem Aufwand nachkontrolliert werden. In der wissenschaftlichen Forschung ist eine Abweichung von 1 % ein bestes hochsignifikantes Ergebnis – in den bisherigen MDK-Prüfungen war es oft die Note fünf.

Dieser Anspruch hat sich im neuen System geändert, Einzelabweichungen und Ausreißer führen nicht zur Abwertung. Aber der Druck auf die Pflegefachpersonen bleibt und verstärkt sich im Alltag, je mehr das Qualitätsmanagementsystem für eine Früherkennung mit Kontrollen, Pflegevisiten und internen Audits nach Abweichungen suchen muss.

Auch IQM Demenz stellt hohe Anforderungen, aber der Anspruch wird immer auf das gelenkt, was ist, und nicht auf das, was fehlt. IQM Demenz will sparsam sein. Dies gelingt durch folgende Strategie:

- Für die Dokumentation gilt das Prinzip: **Weniger ist mehr und fachlich darf kurz sein.** Häufig erlebe ich in den Qualitätsfeedbacks, dass die Listen nur für die unangemeldeten Prüfungen geführt werden, auch wenn es dafür gar keine Begründung, also kein Problem oder Risiko gibt. IQM fragt deshalb: Wie begründen Sie, dass Sie diese Liste führen und wie lange ist dies fachlich erforderlich?
- **Dinge, die zusammengehören, werden zusammen gedacht:** In dem Modell von Schleswig-Holstein zur schlanken Pflegeplanung konnten wir uns Anfang 2000 nicht mit dem Begriff der „integrierten Prophylaxe" durchsetzen. Aber jede Mobilisierung im Pflegealltag ist eine Prophylaxe gegen Dekubitus, Kontraktur, Sturz, Pneumonie usw. Im Zeitalter der strukturierten Informationssammlung (SIS) reicht ein Kreuz in dem Themenfeld, in dem das Risiko

berücksichtigt wird, damit nicht doppelt und dreifach geplant wird. Aber Pflegekräfte müssen diese Themen zusammen denken und dies begründen können. Die Fragen im IQM Demenz helfen dabei.

- Wenn die Selbstbewertungsbögen eingereicht werden, ist eine Kennzahl zum (selbst-)eingeschätzten Umsetzungsgrad der Expertenstandards, der Ergebnisindikatoren, der MDK-Anforderungen, dem Pflegegradmanagement und dem gesundheitsbezogenen Führungsverhalten möglich. Dabei werden die Überschneidungen berücksichtigt und nicht jedes Thema einzeln abgefragt.

- **Dinge, die zusammengehören, werden zusammen gemacht:** Inhaltlich gibt es eine hohe Schnittmenge bei den neuen Anforderungen: Der neue Pflegebegriff, die neue MDK-Prüfung, die Expertenstandards, die Ergebnisindikatoren und das Pflegegradmanagement sollten nicht nur zusammen gedacht, sondern auch zusammen gemacht werden. Diese Synergien werden z. B. im Personalmanagement berücksichtigt, wenn die Pflegevisiten und Fallbesprechungen systematisch eingeplant werden und gleichzeitig der Prüfungsvorbereitung dienen.

- Jede **Selbstbewertung ist eine Schulung,** denn die Fragen bilden präzise die Anforderungen ab und richten den Blick auf das, was häufig übersehen wird.

Die Abb. 8.1 gibt einen Überblick, wie und an welcher Stelle in diesem Buch unterschiedliche Aspekte ausgeführt werden.

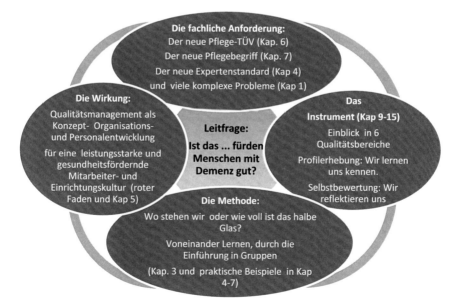

Abb. 8.1 Komplexe Probleme brauchen einfache Lösungen. Alle Anforderungen stehen unter der Leitfrage: Was braucht der Mensch mit Demenz, was ist gut für ihn? Er kann sich nicht mehr um die persönliche Lebensqualität kümmern, braucht Hilfe, Unterstützung und ein Regelwerk von fast 1000 Gesetzen, Richtlinien und Vorschriften. Alle stehen sie unter dieser Leitlinie, denn zuerst braucht es Personen, die es mit dem dementen Menschen gut meinen!

8.2   Wertorientierung von IQM Demenz

Die Betreuung von Menschen mit Demenz erfordert fachliche und emotionale
Fähigkeiten und Wissen über die geistig-seelischen Verlustprozesse. Diese drücken
sich sehr unterschiedlich aus, in Abwehr, in Verdächtigungen, in Bagatellisierung,
in besonderer Aufmerksamkeit und andere positiv oder negativ erlebte
Kompensationen. Ohne Offenheit und Interesse am Menschen im Umgang mit
der Demenz kann die Begegnung kaum gelingen. Ohne die Bereitschaft zur Einfühlung und zur echten Beziehungsgestaltung wird die Betreuung zur Belastung
für alle Beteiligten.

Achtung und Würde der Person sind nicht teilbar. Diese Werte gelten ebenso
für Beziehungen zu den Familien, im Team und all denen, die indirekt und
direkt im Versorgungsnetz beteiligt sind. Es geht um eine Kultur der personenzentrierten und verantwortungsvollen Begegnung in der gesamten Einrichtung
und in ihren Außenbeziehungen. Themen, die nun auch der neue Expertenstandard
Beziehungsgestaltung in der Pflege von Menschen mit Demenz aufgreift.

Jenseits dieser Bedingungen stehen 9 grundlegende Überzeugungen des IQM
Demenz hinter den Qualitätsanforderungen:

1. Den Menschen achten.
2. Mit Glaubwürdigkeit und Stimmigkeit Vertrauen schaffen.
3. Erfordernisse und Bedürfnisse der Bewohner und ihrer Familien erkennen, verstehen und umsetzen.
4. Eine personenzentrierte, demenzfreundliche Kultur und Atmosphäre fördern,
   in der Menschen mit Demenz in jedem Moment Sicherheit und Geborgenheit
   erfahren und sich selbst als wirksam erleben.
5. Eine demenzfreundliche Kultur und Atmosphäre im Team fördern und persönliche Potenziale entfalten.
6. Durch regelmäßige kritische Selbstreflexion die Qualität kontinuierlich verbessern.
7. Mit allen Berufsgruppen zusammenarbeiten und Teamarbeit fördern.
8. Erfolge und ihre Wirkung betonen.
9. Mit anderen Gesundheitseinrichtungen und Dienstleistern Netzwerke bilden.

Diese Werte und Überzeugungen decken sich weitgehend mit dem kanadischen
Vorbild. Ergänzt wurden der demenzspezifische Aspekt umfassender Milieutherapie in Punkt 4 und die neurowissenschaftlichen Erkenntnisse für die Einrichtungskultur in Punkt 5. Die Entfaltung der Potenziale der Bewohner soll
genauso gefördert werden wie die der Pflegenden. Diskussionen gibt es in den
Schulungen zu folgenden Aspekten:

Zu 1. Achtung und Würde sind nicht teilbar, sie gelten gleichermaßen für Pflegebedürftige und Pflegende. Manchmal erleben sich Mitarbeitende den Bewohnern
gegenüber viel achtsamer, als sie dies persönlich durch das Team, die Leitung,
Angehörige oder zu Pflegende erfahren.

Zu 2. „Denen wird etwas versprochen, was gar nicht haltbar ist." Diese Aussage kommt oft auf die Frage, ob und wie glaubwürdig die Versprechen an die Kunden sind, in der Beratung, im Leitungskonzept oder in den Hochglanzbroschüren.

Glaubwürdigkeit und Stimmigkeit sind nicht nur zentrale Begriffe für eine Vertrauenskultur, sie haben auch für alle Beteiligten eine gesundheitsfördernde Wirkung. Dies wird unter dem Konzept der Salutogenese als „Kohärenz" beschrieben (Abschn. 5.1, Praxistipp 14). Eine zweite wichtige Haltung dafür findet sich auch in der achten wieder: Der Blick auf die Erfolge motiviert. Je stärker die (Selbst-)Wirksamkeit erlebt wird, umso weniger Platz hat eine depressive (Jammer-)Kultur.

Zu 3. In dem dritten Aspekt wird auch der Familienbegriff im IQM Demenz aufgegriffen. Ein Heim kann zwar zur Heimat werden, aber es soll nicht die bestehende Familie ersetzen. In anderen Ländern ist es selbstverständlich, dass Familien ihre Arbeit auch im Heim leisten, in Deutschland haben wir eher eine „Vollkaskoerwartung" bei „Teilkaskofinanzierung".

Das Zusammenspiel der unterschiedlichen Aspekte wird in der Reflexion von Ariel Weisberg, Qualitätskoordinator im Haus Berge in Essen, deutlich:

> Für uns ist IQM Demenz so ideal, weil es das gesamte Haus beteiligt. Es ist darauf angelegt, Pflegende, die Familien der Bewohner und letztlich auch alle externen Dienstleister in den Qualitätsprozess einzubinden. Es motiviert die Mitarbeiter und hilft uns dadurch, die Lebensqualität unserer Bewohner zu erhöhen. Wir können deren Zufriedenheit und die damit verbundene Lebensqualität ja nur indirekt erfassen. Eine Befragung von Bewohnern mit Demenz ist in der Regel nicht möglich. Aber IQM Demenz gibt uns die Möglichkeit, unsere Prozesse aus Sicht der Pflegenden und aus der Sicht unserer dementiell veränderten Bewohner und deren Familien gemeinsam zu durchleuchten und – wo es nötig erscheint – zu verändern …

> Wir werden gut betreut. Wir werden nicht an die Hand genommen, sondern wir werden befähigt, den Weg selber zu beschreiten. Und ich habe immer jemand, den ich ansprechen kann. Eine Stärke ist, dass wir Kontakt zu anderen Häusern bekommen. Man sieht andere Lösungen, was manchmal dazu führt, den eigenen Ansatz nochmals zu überdenken, aber auch Ideen von anderen zu übernehmen (Weisberg, zugegriffen am 24. Febr. 2020).

Praxistipp 30: Wie erkennen Außenstehende unsere Werte?
Diese Frage stelle ich in den Schulungen. Für die Kultur einer Einrichtung ist es nicht so wichtig, dass die Werte oder Leitbilder aufgeschrieben sind, sondern dass sie bei allen Beteiligten im Handeln erkennbar sind. Eine Haltung wird nur im Handeln oder in der (körperlichen) Haltung erkennbar und nicht durch schöne geschriebene Worte, sonst müssten wir ja neudeutsch vom „wording" sprechen.

Die Idee zu dieser Frage kommt aus der Paartherapie, denn nur im Feedback zu meinem Handeln kann ich erkennen: Kommt wirklich an, was ich will und was mir wichtig ist?

8.3   Einführung in die folgenden Kapitel

Die Kap. 9 bis 15 führen in die einzelnen Qualitätsbereiche ein. Dies schließt sich direkt an die Übersicht in Kap. 3 an.

Wie die bekannte Grafik (Abb. 8.2) zeigt, wirkt IQM Demenz in unterschiedliche Managementbereiche hinein. Im Mittelpunkt steht die *Pflege und Betreuung* des Menschen mit Demenz (Kap. 9). Dies sichert und unterstützt das Leitungsteam ganz konkret durch

- die Steuerung des Personalwesens in Zeiten des Fachpersonenmangels (Kap. 10),
- die Sicherung des Informationsflusses, prüfsicher und so kurz und präzise wie möglich (Kap. 11), und
- den kompetenten Umgang mit unterschiedlichen Risiken, die oft in einem ethischen Dilemma stehen (Kap. 12).

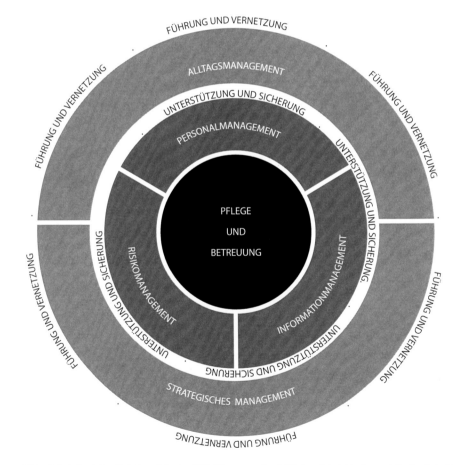

Abb. 8.2 Die 6 Qualitätsbereiche im IQM Demenz. Im Mittelpunkt steht die praktische Arbeit vor Ort, der Qualitätsbereich Pflege und Betreuung. Diese Arbeit wird durch das Management durch Unterstützung und Sicherung, Führung und Vernetzung gestärkt

Auf den Ebenen *Alltagsmanagement* und *strategisches Management* (Kap. 13) entwickelt sich eine Einrichtung weiter, wenn die oberste Führung Netzwerke pflegt, neue Ideen in die strategischen Planungen einbezieht und in alle Herausforderungen des Alltags eingebunden ist.

In diesen Kapiteln werde ich nicht immer die erste Phase – die *Profilerhebung* bzw. der aktuelle Stand der Einrichtung – so streng von der zweiten Phase abgrenzen wie bei der Einführung von IQM Demenz, denn die Fragen aus der hierarchie- und bereichsübergreifenden *Selbstbewertung* beziehen sich auf Themen, die in der *Profilerhebung* erfasst wurden.

Das Kap. 14 steht für die *dritte Phase zur Qualitätsverbesserung*. Aus den bisherigen Erkenntnissen und dem Themenspeicher werden Verbesserungspotenziale erkannt und systematisch in Projekten bearbeitet. Der Qualitätsverbesserungsplan schützt davor, alles sofort umsetzen zu wollen, und sorgt dafür, dass manche Projektergebnisse automatisch zur Verfügung stehen, weil eine andere Einrichtung aus dem Deutschen Qualitätsbündnis Demenz das Thema erfolgreich erarbeitet hat und die Erfahrungen und Verfahren weitergibt.

Die *vierte Phase* knüpft mit dem *Qualitätsfeedback* an die Selbstbewertung an (Kap. 15). Ausschnitte aus allen Qualitätsbereichen werden in und mit der Außenwahrnehmung reflektiert. Die zahlreichen Interviews geben einen abschließenden Impuls in die Einrichtungen, sodass bis zum nächsten Durchlauf nachhaltig weitergearbeitet werden kann.

Literatur

Weisberg A, Praxiserfahrung Haus Berge. https://www.iqm-demenz.de/erfahrung. Zugegriffen: 24. Febr. 2020

Pflege und Betreuung

Inhaltsverzeichnis

Eine qualitätsgesicherte und verlässliche Pflege und Betreuung ist das zentrale Anliegen der Altenpflege und steht im Mittelpunkt des IQM Demenz. Alle anderen Qualitätsbereiche führen kein Eigenleben, sondern dienen dazu, dass sich die Pflege- und Betreuungspersonen ganz auf das konzentrieren, was dem Menschen mit Demenz gut tut. Dazu braucht es Sicherheit und Unterstützung auf der Leitungsebene sowie Führung und Vernetzung auf der Trägerebene.

Dieser Qualitätsbereich bezieht sich direkt auf die zu Pflegenden, auf körperliche Unversehrtheit, Wohlbefinden, Teilhabe und Förderung und Erhalt der Fähigkeiten. Indirekt wirken die anderen Bereiche durch eine Führungs- und Einrichtungskultur,

- in der Pflegende angstfrei, sinnstiftend und engagiert arbeiten,
- in der Partizipation, Transparenz und Informationsfluss sichergestellt sind,
- in der das Qualitätsmanagement für Prüfsicherheit ohne Prüfungsangst sorgt und
- in der der gute Ruf und die Alleinstellungsmerkmale

ihren Beitrag wie ein Magnet leisten, sodass passende Menschen dort einziehen, sich bewerben und dort gerne arbeiten. Die Familien, Nachbarn und Kooperationspartner im Quartier beteiligen sich mit ihrem wertvollen Beitrag am Wohlbefinden des Menschen mit Demenz. Dies war vor Corona so und wird zum Ende der Pandemie immer wichtiger, denn die Bereitschaft und das Potenzial an

© Springer-Verlag GmbH Deutschland, ein Teil von Springer Nature 2020   159
M. Hamborg, *IQM Demenz in der Altenpflege,*
https://doi.org/10.1007/978-3-662-61311-5_9

bürgerschaftlichem Engagement in der Pflege kann durch die Auszeit durch die Kontaktverbote einen besonderen Schub bekommen.

Wenn Qualitätsanforderungen nicht in diese Ziele eingeordnet werden können, sollte dies erkannt, benannt und hinterfragt werden. Dies gilt auf der einen Seite für das Instrument IQM Demenz, in dem wir immer auch Praxisbezug und Wichtigkeit der Kriterien einschätzen lassen. Auf der anderen Seite betrifft die Anforderung auch das System der Einrichtung, damit interne Regeln und vorauseilender Gehorsam keine Bürokratiemonster mit spezifischem Eigenleben erschaffen.

Spätestens im *Qualitätsfeedback* ist die Gelegenheit, überflüssige Listenführungen fachlich zu hinterfragen. Überbordende bürokratische Anforderungen werden auf drei Ebenen diskutiert: mit der Leitung und dem Qualitätsmanagement der Einrichtung, mit den externen Prüfern (Heimaufsicht, MDK, Hygiene) und in übergeordneten Gremien.

Der Qualitätsbereich *Pflege und Betreuung* steht unter der Überschrift
- Erfüllen die Konzepte für die Betreuung, Pflege und Sterbebegleitung bewährte Kriterien?
- Wie gelingt es, Pflege, Therapie und Betreuung nach den fachlichen Standards sicherzustellen?

So habe ich es in einem Beitrag auf dem Wegweiser-Demenz.de – der offiziellen Webside der nationalen Demenzstrategie – formuliert. (Hamborg, M. Herausforderungen an das Management am Beispiel von IQM Demenz - Der Fisch schwimmt mit dem Kopf voran. (Zugegriffen am 9.11.2020). In Kap. 4 wurden bereits Themen aus diesem Qualitätsbereich ausgeführt mit den Fragen:

- Wie entsteht gutes Verständnis der früheren Persönlichkeit und damit eine Voraussetzung für eine handlungsleitende Verstehenshypothese zum aktuellen Verhalten?
- Wie werden Wünsche und Bedürfnisse erkundet, und wie werden sie erfüllt?
- Wie wird Milieutherapie gestaltet?
- Wie wird Überforderung vermieden, etwa durch das Prinzip der Kleinweltlichkeit und konstanter Pflegebeziehungen?

Dies sind nur einige der zahlreichen Gesichtspunkte der Betreuung von Menschen mit Demenz: in der Begegnung, der Berührung, dem mimischen und sprachlichen Austausch und anderen Anforderungen des Expertenstandards zur Beziehungsgestaltung in der Pflege von Menschen mit Demenz.

9.1   Profilerhebung: Ist-Stand im Pflegealltag

Die erste IQM-Demenz-Schulung startet mit der *Profilerhebung* zum Pflege- und Betreuungsalltag. Die einfachen Fragen zum täglichen Tun, zu Rahmenbedingungen und der Pflegedokumentation führen zu interessanten Gesprächen.

Viele Fragen setzen sich mit den qualitativen Aspekten des personenzentrierten Umgangs und der Begegnung oder Beziehungsgestaltung auseinander. Beispielhaft möchte ich dies an 6 Anforderungen erläutern (Tab. 9.1).

Die *Profilerhebung* werden neben den prüfungsrelevanten Informationen zu der Einrichtung (Abschn. 6.1.1) aussagekräftige Zahlen, Daten und Fakten (=ZDF) zusammengetragen.

Die Excel-Tabellen des IQM Demenz sind besonders wertvoll für eine Einrichtung, die sich für eine handschriftliche Dokumentation entschieden hat, weil die Handschrift das Erinnern fördert und EDV-Systeme teuer und aufwendig sind. In den Excel-Mappen kann sie Daten eingeben, Kennzahlen erproben und sich später entscheiden, was sich bewährt hat und weitergeführt werde sollte. Dies betrifft

- die Zugangswege (woher und auf wessen Empfehlung kommen neue Bewohner?),
- die Diagnose (Demenzformen und andere psychiatrische Erkrankungen),
- besondere Risiken wie vollständige Immobilität, zeitaufwendige Essenshilfe, BMI und
- die Ergebnisindikatoren, die zweimal im Jahr für den MDK zu erfassen sind.

In PC-gestützten Dokumentationen sind einige dieser Daten schon enthalten, wenn nicht lassen sie sich zumeist gezielt ergänzen. Werden diese Daten in der EDV oder in Excel weiter als Kennzahl geführt, bekommen sie nach der Profilerhebung richtigen „Mehrwert":

- Es wird deutlich, ob der Pflegegrad noch aktuell ist und ob die eingegebenen Daten plausibel sind.
- Es kann vorab eingeschätzt werden, wie sich offizielle Ergebnisindikatoren entwickeln und wo gegengesteuert werden kann.
- Kennzahlen bilden die Qualität ab: Wie ist die durchschnittliche Verweildauer, die Anzahl der im Krankenhaus verstorbenen Menschen, der differenzierte Umgang mit Psychopharmaka und Schmerzmitteln usw.?
- Aus den Daten lassen sich Kennzahlen für die Pflegesatzvereinbarungen herausziehen. Häufig sind Referenzwerte öffentlich verfügbar, sodass Unterschiede und besondere Bedarfe abgeleitet werden können.
- Excel ist ein bekanntes Programm und es können eigene Indikatoren hinzugefügt werden. Einrichtungen, die ihre Indikatoren schon im PC haben, müssen nur noch die fehlenden ergänzen – im eigenen EDV-System oder in der Tabelle – und bekommen alle Daten einfach auf Knopfdruck.

Das Bewohnerprofil ist eine echte Fleißarbeit, aber ca. 80 % dieser Daten müssen sowieso zweimal jährlich gemeldet werden. Da bietet es sich doch an, diese gezielt so zu ergänzen, dass sie als Kennzahlen für das Pflegegradmanagement, das Qualitätsmanagement oder Belegungsmanagement intelligent verknüpft und genutzt werden.

Tab. 9.1 Beispiele aus der Profilerhebung und Informationen zur Erläuterung

Beispielfragen der Profilerhebung Pflege und Betreuung	Erläuterung
1. Beschreiben Sie bitte das „gewisse Extra" der Milieugestaltung für Menschen mit Demenz	Das „gewisse Extra" ist ein Alleinstellungsmerkmal, etwas Besonderes der Einrichtung, etwas, was den Unterschied macht, was auffällt, worauf Pflegende stolz sind, was herausgestellt wird, wenn von der eigenen Arbeit im Urlaub erzählt wird: „wir sind eine Familie", „bei uns ist jeder Tag ein Happening", „wir haben ein großes Aquarium, vor dem unruhige Bewohner wie hypnotisiert sitzen", „wir sind stolz, dass wir ganz wenig Psychopharmaka in schweren Krisen geben", „wir schaffen es, auch bei den schwersten Störungen"
2. Wie werden die „Lieblingsplätze" der Bewohner berücksichtigt?	Der eigene Platz im Leben zum Wohlfühlen und die richtigen Tischnachbarn stehen für eine geborgenheitsstiftende Atmosphäre. Dieser Platz ist nicht immer allen im Team bekannt und oft nicht dokumentiert. Aber eigentlich ist die Bedeutung allen klar: Auch nicht demenzkranke Menschen suchen sich in der Familie, in Gruppen oder Seminaren ihren Stammplatz Lieblingsplätze werden systematisch in „HILDE" einem 16-seitigen Erhebungsbogen zur Lebensqualität bei Menschen mit Demenz von der Heidelberger Gruppe um Andreas Kruse erfragt
3. Wie schaffen Sie eine stressarme Atmosphäre während der Mahlzeiten für die Menschen mit Demenz?	Kein Lebensbereich ist so störanfällig wie die Mahlzeiten, obwohl der Volksmund sagt „Liebe durch den Magen gehe" oder „Essen ist der Sex im Alter" Stress ist oft hausgemacht und entsteht wider besseres Wissen: hektische Betriebsamkeit, lautes Geschirrklappern, scheppernde Esswagen, Absprachen untereinander, Anweisungen oder Appelle an die Geduld über alle Tische hinweg, Esshilfen im Stehen, Überversorgung oder gar keine Hilfe bei der Nahrungsaufnahme, zu viel oder zu wenig gemütliche Dekoration, Unterhaltungen über die Köpfe hinweg usw. Praktikanten werden nicht mit den Grundregeln des Umgangs vertraut gemacht Ein häufiger Fehler ist auch, wenn Menschen durch zu viele Reize überfordert sind und deshalb Essen und Trinken ablehnen oder sich verschlucken In den Schulungen frage ich gern: Kennen Sie das oder kennen Sie einen, der das schon mal erlebt hat? Auch in guten Einrichtungen reißt dies immer mal ein
4. Wie halten Sie Kontakt zu dem Menschen mit Demenz während des Krankenhausaufenthaltes?	Bei dem Thema Krankenhaus und Demenz werden oft schlechte, manchmal sogar schreckliche Erfahrungen berichtet. Viele Demenzeinrichtungen versuchen deshalb weitgehend auf eine Einweisung zu verzichten, denn der Wechsel ist immer eine zusätzliche Belastung. Umso wichtiger sind die Pflegeüberleitung und der persönliche Kontakt, bei dem das Krankenhausteam auch über Tipps zum richtigen Umgang informiert werden kann Ich weise gern auf den Informationsbogen der Deutschen Alzheimer Gesellschaft hin. Er ist zwar für Angehörige gemacht, aber es werden die wichtigsten Aspekte abgedeckt, sodass er sich hervorragend für die Überleitung als auch die Aufnahmegespräche eignet

(Fortsetzung)

Tab. 9.1   (Fortsetzung)

Beispielfragen der Profilerhebung Pflege und Betreuung	Erläuterung
5. Welche Rituale bieten Sie Menschen mit Demenz in der Sterbephase an? Wie berücksichtigen Sie die unterschiedlichen Religionen oder Weltanschauungen?	In der Intensität der Sterbebegleitung unterscheiden sich Einrichtungen erheblich. Manchmal sind die Rituale gar nicht so bewusst, aber sie äußern sich in der Zusammenarbeit mit Geistlichen, der Hospizinitiative, Ehrenamt und An- und Zugehörigen. Mehr oder weniger systematisch gibt es Duftöle, Lieblingsmusik, Schmerztherapie oder ethische Konferenzen und die gemeinsame Entscheidung zur palliativen anstelle der aktivierenden Pflege Der Qualitätsindikator („bei wie vielen Menschen sind die Wünsche/ Rituale für das Lebensende dokumentiert") hat es zwar nicht in die Prüfrichtlinie geschafft, aber er steht für ein Konzept der Sterbebegleitung, in dem die Frage nach dem letzten Willen und der persönlichen Würde nicht vom Zufall abhängig bleibt. Der Gesetzgeber hat für die gesundheitliche Versorgungsplanung der letzten Lebensphase sogar eine gesetzliche Grundlage und zusätzliche Stellenanteile geschaffen (§ 132g Abs. 3 Satz 1 SGB V)
6. Welche Veränderungen haben sich für die Pflege und Betreuung aus den Qualitätsprüfungen des MDK ergeben?	Stärker als bisher achten die MDK-Prüfer darauf, dass bei Qualitätsdefiziten eine systematische Bearbeitung (PDCA-Prozess) nachweisbar ist. Die Notizen zu dieser Frage zeigen, wie selbstverständlich das prozesshafte Denken und Arbeiten im Qualitätsmanagement ist

Der PDCA-Prozess Plan-Do-Check-Act-Prozess ist auch die Grundlage jedes pflegerischen Handelns

9.2   Die erste Selbstbewertung – hart im Wind des Pflege-TÜVs

Für die Selbstbewertung in diesem Qualitätsbereich werden ca. 6 Sitzung à 90 min vorgeschlagen. Die Vorbereitung und das Vorgehen wurden bereits beschrieben. Viele Fragen aus dem Workshop zur Implementierung des Expertenstandards Beziehungsgestaltung in der Pflege von Menschen mit dem Demenz gehören zum Katalog *Pflege und Betreuung*. Fragen zur Umsetzung des neuen Pflegebegriffs wurden in Kap. 7 vorgestellt. Alles fließt in den Kern von IQM Demenz, in *Pflege und Betreuung,* zusammen.

Einen besonderen praktischen Wert hat das Selbstbewertungspaket zur Vorbereitung und zur Auswertung der MDK-Prüfung, denn die Prüfungsfragen und die übrigen Expertenstandards sind detailliert eingearbeitet. Der Blick richtet sich dabei auch auf kritische Punkte, die in der allgemeinen Prüfungsvorbereitung untergehen könnten.

Praxistipp 31: Vorbereitung auf den Pflege-TÜV mit IQM Demenz am Beispiel der Mobilität

Die Bewertungslogik der MDK-Prüfungen wurde bereits diskutiert und auf vermeidbare Qualitätsdefizite (C- und D-Wertungen) hingewiesen (Abschn. 6.1.3). Eine D-Wertung können Fachpersonen bei Fehlern in der Dokumentation durch gute Argumente zur C-Wertung abmildern (Abb. 9.1).

Ein weiterer Baustein zur kompetenten Vorbereitung ist die Selbstbewertung, denn hier wird Wissen eingeordnet und bewertet. Die Frage danach, wie die Anforderung sichergestellt wird, die Einschätzung der Bekanntheit und Umsetzung hat einen hohen pädagogischen Effekt. Durch den Erfahrungsbezug und die Diskussion um die Selbst- und Fremdwahrnehmungen bleibt das Wissen vermutlich besser im Gedächtnis verknüpft, als durch das Auswendiglernen einer Pflege-App oder das passive Hören eines Vortrags.

Die Fragen werden in der gewohnten Form systematisch erarbeitet:

- Wie berücksichtigen wir die MDK-Anforderungen? Wie vermeiden wir Pflegefehler und die C- oder D-Abwertung?
- Wie wichtig und bekannt ist das, wie hoch ist der Umsetzungsgrad? Welcher Fachperson fehlt was, damit die Abwertung vermieden wird?
- Was ist schriftlich geregelt und wo kann eine unsichere Person nachlesen?

Fettgedruckt werden übergeordnete Fragen und jede Frage beginnt mit dem ritualisierten Vorgehen: „Wie stellen wir sicher, dass …"

In dem Ausschnitt richten die ersten Fragen ihren Blick auf die korrekte Einschätzung der Mobilität im ersten Modul des NBI. Danach werden weitere Beobachtungen für die Plausibilitätsprüfung ergänzt, zur Kraft, Balance oder der Fähigkeit zur Lageveränderung.

Diese Angaben fließen auch in die Einschätzungen anderer Risiken an späterer Stelle der Prüfung ein (Sturz, Dekubitus, Kontraktur).

Eine Herausforderung liegt in den Fragen zu Hilfsmitteln. Die Einrichtung ist verpflichtet, individuell im Rahmen ihrer Einwirkungsmöglichkeiten die angemessenen Hilfsmittel zur Verfügung zu stellen.

Das große Problem der individuellen Hilfsmittelversorgung wird dabei nicht benannt: Die Krankenkassen warten oft viel zu lange mit der Genehmigung und Lieferung der Hilfsmittel, sie steigern die Risiken und boykottieren damit ohne Grund die gute Pflege.

Vielleicht ändert sich dieses Verhalten, wenn die derzeitigen politischen Bestrebungen umgesetzt werden und der MDK als MD aus der direkten Abhängigkeit der Kassen in die Neutralität entlassen wird. Vielleicht führt das eher zu Konsequenzen, denn es sind skandalöse Zustände, wenn Krankenkassen z. B. die Lagerungshilfe zur Prophylaxe eines Dekubitus erst genehmigen, wenn eine Schädigung bereits aufgetreten ist. Die Pflege kann dadurch nicht nach dem

Anforderungen an die Mobilität: Die versorgte Person erhält bedarfsgerechte Unterstützung im Bereich Mobilität und zielgerichtete Maßnahmen zur Erhaltung und Förderung der Mobiliät (unter Berücksichtigung individueller Ressourcen und Bedürfnisse)	
	Wie stellen wir sicher, dass …folgende Items korrekt eingeschätzt werden:
	Positionswechsel im Bett, Halten einer stabilen Sitzposition, Umsetzen, Fortbewegen innerhalb des Wohnbereichs, Treppensteigen (Modul 1)
	Lageveränderung im Sitzen (Plausibilität)
	Balance (Plausibilität)
	Beweglichkeit der Extremitäten (Plausibilität)
	Kraft (Plausibilität)
	Umsetzen (Plausibilität)
Wie stellen wir sicher, dass …	… in den Erläuterungen die Besonderheiten für die Mobilität (z.B. Paresen) bei den versorgten Personen korrekt erfasst sind.
	… die versorgten Personen im Bereich der Mobilität ausreichend - entsprechend den aktuellen Fähigkeiten und Beeinträchtigungen - unterstützt werden? (wichtig D Kategorie)
	… vorhandene Möglichkeiten zur Verbesserung der Mobilität bei der versorgten Person genutzt werden? (wichtig C Kategorie)
	… für die Verbesserung der Mobilität geeignete Maßnahmen und Übungen geplant und durchgeführt werden?
	… bei der bedarfsgerechten Planung zur Verbesserung der Mobilität die Gefährdungen in den Bereichen Sturz und Dekubitus berücksichtigt sind. (wichtig C Kategorie
	… bei der bedarfsgerechtten Planung zur Verbesserung der Mobilität die Gefährdungen in weiteren relevanten Aspekten wie Atmung, Schwindel, usw.berücksichtigt sind.
	…die versorgte Person alle notwendigen Hilfsmittel entsprechend ihres Bedarfs und ihrer Bedürfnisse zur Verfügung hat.(wichtig D Kategorie)
	… eine ausreichende Unterstützung bei der Nutzung der Hilfsmittel erfolgt? (wichtig D Kategorie)
	.. alle benötigten Hilfsmittel für die versorgte Person funktionsfähig, angepasst und zugänglg sind?
	… sich versorgte Personen mehrfach wöchentlich im Freien aufhalten können? (wichtig D Kategorie)
Wie stellen wir sicher, dass …	… die Aufenthalte im Freien entsprechend den Bedürfnissen der versorgten Person im Wochenplan/Ablaufplan geplant sind? (kurze Aufenthalte für Atemübungen, mehrmals wöchentlich, …) (wichtig D Kategorie)
	… Für versorgte Personen, die keine Auskunft geben, die Bedürfnisse eingeschäzt und im Maßnahmenplan berücksichtigt werden?
	…,. die Gründe für die Ablehnung für einen Aufentahlt im Freien evaluiert werden (Wetter, Anstrengung, …)
	… Sturzereignisse fachgerecht dokumentiert sind? (Sturz ist, wenn die versorgte Person <u>unbeabsichtigt</u> auf einer tieferen Ebene/Boden aufkommt.)
	… Sturzfolgen (Frakturen, Wunden) fachgerecht dokumentiert sind und Maßnahmen in den Alltagsverrichtungen und in der Mobilität in der Maßnahmenplanung angepasst sind?

Abb. 9.1 Mit dem Fragenkatalog wird deutlich, welche Anforderungen die Prüfrichtlinie an die Förderung der Mobilität legt. Die Einordnung in die C- und D-Wertung ergibt sich aus den Beispielen der MDK-Anleitung. Die anderen Punkte wurden aus den Leitfragen der Richtlinie formuliert und zählen auch für die folgenreiche Abwertung nach C oder D

Stand des Wissens arbeiten und Menschen werden Schmerzen und vermeidbaren Belastungen ausgesetzt.

Bei einem anderen Thema liegt der Ball eindeutig bei den Einrichtungen und Trägern. Sie sollen z. B. einen Aufenthalt im Freien ermöglichen – für jeden –! Damit wird ein Thema eingefordert, dass manche schon zu zynischen Bemerkungen genötigt hat: Strafgefangene haben das Recht auf den täglichen Gang in der frischen Luft, Pflegebedürftige nicht. Es fehlt an Zeit, Personal und manchmal auch an gutem Willen. Vermutlich werden Einrichtungen nun prüfen, wie sie den Zugang ins Freie z. B. durch Balkone gewähren können. Kreativität wird gefragt sein, um dieses (neue) Grundrecht umzusetzen. In unseren Fragen richten wir den Blick darauf, wie dies auch möglich ist, solange diese Zeit noch nicht in der Personalbemessung berücksichtigt wird.

Abschließend möchte ich den Unterschied zwischen beiden Phasen verdeutlichen. In der Profilerhebung wird die konkrete Frage gestellt: „Wie viele Menschen mit Demenz nutzen den Garten bzw. eine gesicherte Aufenthaltsmöglichkeit im Freien mit Unterstützung selbstständig?" Dies beschreibt das IST – im SOLL der Selbstbewertungsphase wird die Anforderung formuliert, bewertet und erkannt, ob das Glas schon mehr als halb voll ist.

9.3   Professionalität wächst unkonventionell an den Belastungsgrenzen – durch Auf-merk-samkeit

Je stärker sich eine Einrichtung Menschen mit Demenz und anderen gerontopsychiatrischen Krankheiten zuwendet, umso mehr muss professionelles Neuland betreten werden. Die Diskussion in den Schulungen gehen auf die extremen Herausforderungen ein – manchmal sogar wortwörtlich. Menschen mit höchstem Leidensdruck besuchen uns im Seminarraum und fordern ihre Auf-merk-samkeit. Ich nutze dieses Wortspiel, denn der Wortsinn fragt: Was sollen wir merken?

Wenn die Zeit es zulässt, entstehen spontane Fallbesprechungen, bei denen auch das große Geschirr aus dem IQM Demenz herangezogen werden kann:

- Welche Erfahrungen, Verstehenshypothesen und Lösungswege gibt es? Dabei können die dazugehörigen Fragen aus dem Selbstbewertungskatalog hinzugezogen werden, z. B. kann die Aufmerksamkeit auf die Auflistung der menschliche Gefühle gelegt werden oder auf die Frage, wie körperliche und psychische Erkrankungen auf das Verhalten dieses Menschen wirken. Hinzu kommen die biografischen Aspekte, die Schlüsselerlebnisse und Schlüsselworte. Es geht dabei um den Schlüssel zum Inneren des Menschen, wie und mit welchen Worten ist er erreichbar?
- Was wurde schon erprobt? Einige Beispiele zu Maßnahmen und Ansatzpunkten wurden im Kapitel zum Expertenstandard Beziehungsgestaltung in den Selbstbewertungsfragen vorgestellt.

- Im kollegialen Austausch werden Instrumente eingebracht, die sich in den Einrichtungen bewährt haben. Neue Erkenntnisse kommen aus kreativen Methoden der Fallbesprechung, ich habe das Einfrieren (Abschn. 4.3.5, Praxistipp 9) und den Durchlauferhitzer (Abschn. 4.3.5, Praxistipp 7) vorgestellt.
- Welchen Sinn sehen wir in diesem Verhalten für die Person, aber auch zur Entwicklung unserer Professionalität und unserer Konzepte? Oft hilft dabei eine neue Sichtweise bei der Erkenntnis „es kann so gar nicht funktionieren", Menschen mit Doppeldiagnosen (Demenz und psychische Erkrankung) brauchen z. B. ein ganz anderes Betreuungskonzept (Abschn. 13.3).
- Welchen Sinn hat diese Herausforderung für die Weiterentwicklung des Versorgungssystems? Für den Fall, dass alle Bordmittel versagen, habe ich schon zukunftsweisende Gedanken ausgeführt (Abschn. 7.5.5, Praxistipp 23). Ziel sind in diesen Fällen Eigenübungsprogramme und krankheits- und therapiebedingte Verhaltensvorschriften mit dem doppelten Effekt: Es gibt neue Ideen durch die therapeutische und ärztliche Sichtweise und es zählt für den Pflegegrad und damit für die verfügbare Zeit.
- Ein Einzelfall fordert die Professionalität – viele Einzelfälle fordern das Versorgungssystem: In einer beispiellosen Studie haben sich 38 Einrichtungen zusammengefunden, um auf Versorgungslücken aufmerksam zu machen. Was mich besonders freut: Jede vierte habe ich im IQM Demenz begleitet (Abschn. 13.3).

Die Reflexion dieser Herausforderungen durch den Katalog von IQM Demenz bietet eine gute Analyse auch für aktuelle Probleme in einer Einrichtung. Letztlich kann dies auch zu Konsequenzen und zur Kündigung eines Bewohners führen: „Es passt nicht, weil dieser Mensch etwas anderes braucht, z.B. mehr Platz, einen echten Freund, den es bei uns nicht gibt, oder eine zweite Chance zur Beziehungsgestaltung in einer anderen Einrichtung." Manchmal gibt es genau in dieser Situation eine zündende unkonventionelle Idee. Mir fällt da ein stattlicher attraktiver Mann ein, der besser in das Casting eines Spielfilms passte, als in eine Demenzgruppe. Ich wäre nie auf die Idee gekommen, ihm eine Puppe zu geben. Und ich war tief beeindruckt, wie eine Kinderpuppe ihn verzauberte: Aus agitiertem Leidensdruck entstand echtes Glück mit Außenwirkung, denn alle Damen im Raum waren hin und weg.

Literatur

Hamborg, M. Herausforderungen an das Management am Beispiel von IQM Demenz – Der Fisch schwimmt mit dem Kopf voran. wegweiser-demenz.de, Blog, https://www.wegweiser-demenz.de/index.php?id=167 (Zugegriffen am 9.11.2020)

Gute Arbeit steht und fällt mit dem Personal und dem Personalmanagement

10

Inhaltsverzeichnis

Dieses Kapitel steht unter der Leitfrage: Wie gelingt es, geeignete Mitarbeitende zu finden, zu fördern, zu halten und für die tägliche Arbeit zu begeistern?

Dabei geht es um konkrete Fragen der Qualifikation, der Personalentwicklung und Einsatzplanung. Die Arbeitsbelastung und die Potenziale der Einzelnen spielen eine wichtige Rolle. Die Anforderungen fördern den Erfahrungsaustausch zur Entwicklung eines zeitgemäßen Personalmanagements auch unter den an anderer Stelle diskutierten Themen:

- Wie wird Ihr Heim ein attraktiver Arbeitgeber und ein Magnet für gute Mitarbeitende? Die neue generalistische Ausbildung ist dabei an besonderer Schwerpunkt, denn es besteht die Chance in den Pflichteinsätzen auch Pflegekräfte aus den Krankenhäusern für die Arbeit mit Menschen mit Demenz zu begeistern.
- Wie berücksichtigen Sie Gesundheitsförderung und verhindern den Teufelskreis Überforderung –Krankheit – Engpass – Überforderung?
- Wie sichern Sie einen verlässlichen Dienstplan?
- Wie erschaffen Sie nachhaltig eine Einrichtungskultur?

© Springer-Verlag GmbH Deutschland, ein Teil von Springer Nature 2020
M. Hamborg, *IQM Demenz in der Altenpflege,*
https://doi.org/10.1007/978-3-662-61311-5_10

10.1   Der größte Schatz ist das Personal

Dies gilt für alle Dienstleistungen: Überall sind freundlich begeisterte Mitarbeitende hoch geschätzt, in der Betreuung von Menschen mit Demenz sind sie unverzichtbar. Aus diesem Grund legt ein Expertenstandard der Pflege hohe Anforderungen an das Management. Die Erläuterungen lesen sich mehr als visionäres Leitungskonzept und nicht als verbindlicher Standard (Kap. 4). In Kap. 2 habe ich dies mit neurowissenschaftlichen Erkenntnissen untermauert und in Kap. 5 Tipps und Anregungen zu gesundheitsbezogener Führung zusammengetragen. Die Beispiele aus dem Fragenkatalog zeigen, wie dieser Führungsstil entwickelt und verankert werden kann (Abschn. 5.8.2).

In meiner Beratungsarbeit, im Leitungscoaching und in der Teamentwicklung orientiere ich mich an diesen visionären Konzepten. Dabei geht es nicht um den Gutmenschen auf dem Chefsessel. Wenn ein Team Symptome einer Beuteherde zeigt und sich heimliche Leitungen im scheinbaren Machtvakuum entfalten, sollte die Leitung eindeutig, klar und präsent führen. Kompetenzen aus dem autoritären Führungsstil sind da unverzichtbar und geben Orientierung und Schutz, denn psychologisch steht dem Team ein gefährlich erlebter, gemeinsamer Feind gegenüber. Diese Phase im Team steht für das nackte Überleben, ohne jede Inspiration oder Innovation. Werte und Leitbilder treten in den Hintergrund und Angst engt alles ein, was in Richtung Wachstum, Lernen und Entwicklung geht. Effizienz und Innovation beziehen sich bestenfalls auf Überlebensstrategien, denn es ist die Zeit der Jasager, Wegducker und Mitläufer (Abschn. 2.10.2, Praxistipp 4).

Ich bin immer wieder schockiert, wenn heute noch Geschäftsführungen von innovativen Strategien fantasieren und gleichzeitig im feudalistischen oder autokratischen Stil der Leittiere einer Beuteherde agieren, und dabei vielleicht noch nicht einmal selbst eigene cholerische, selbstgerechte oder narzisstische Charakterschwächen wahrnehmen.

Nach dem gallischen Dorfprinzip kann das zwar erfolgreich sein, aber nur zeitweise – bis zum Burnout oder der Kündigung der Leistungsträger (Abschn. 4.5.1).

Visionäre Leitungskonzepte finden sich tatsächlich im Alltag wieder. Später plaudere ich auch zu diesem Thema aus dem Nähkästchen und zitiere Mitarbeitende, die genau das ausdrücken, was die Theorie sagt (Abschn. 15.2, Praxistipp 41). Mir ist unerheblich, ob dies der Erfolg einer charismatischen Leitung ist oder im IQM-Demenz-Prozess wächst und gedeiht.

10.2   Effizienz geht nur mit und nie gegen den Menschen

Für IQM Demenz ist eine visionäre Führungskultur keine notwendige Voraussetzung. In dem Katalog ist das kleine und große Einmaleins für das Personalmanagement abgebildet und die Leitung kann sich auf den Weg machen und bekommt durch die Selbstbewertungsgruppe ein positives Feedback. Kleine Fehler machen eine Leitung authentisch und glaubwürdig, besonders wenn sie die Stärke hat, auch im Umgang mit Fehlern ein Vorbild zu sein (Abschn. 13.1.2).

Der gemeinsame Erfolg steigt, wenn alle Mitarbeitenden mitgenommen werden, denn Effizienz braucht Menschen, die mitdenken, die nach Verbesserungen suchen und sich an den Grenzen professionell entfalten.

Der wohl wichtigste Faktor dafür ist eine offene, anerkennende und inspirierende Leitung. Effizienz braucht kreative Prozesse und innovative Impulse und ist für alle gewinnbringend. Kurzfristige Gewinnmaximierung durch enge Tarife, Controlling, fremdbestimmte Vorgaben, strenge Richtlinien und Verfahrensanweisungen und andere Dinosaurier aus vergangen Jahrhunderten bieten dies nicht. All dies kann in schwierigen Zeiten oder vor einer Insolvenz notwendig sein, genauso wie ein eindeutiges Führungsverhalten. Aber für eine Entwicklung und Innovation ist es Gift.

Die Abb. 10.1 macht das Zusammenspiel deutlich. Die Kulturen greifen wie Zahnräder ineinander und nicht immer kommt der Bewegungsimpuls von der Führung.

„Wie würden Sie die Teamkultur beschreiben?" fragt die Profilerhebung dazu ganz einfach. In der Selbstbewertung wird dies konkret. Beispiele zur Potenzialentwicklung der Mitarbeitenden sind in Kap. 4 zum Expertenstandard und in Kap. 5 zur Gesundheitsförderung zu finden.

Die übrigen Punkte aus der Abb. 10.2 finden sich wohl in allen Formaten der Teamentwicklung wieder. Eine Ausnahme ist vielleicht der Punkt 1.1.s: Wenn es gute Gründe für oder gegen ein berufspolitisches Engagement gibt, wird dies im Freitext formuliert und darüber abgestimmt, wie wichtig es den Beteiligten ist, dass Pflege auf diese Weise selbstbewusst nach außen tritt.

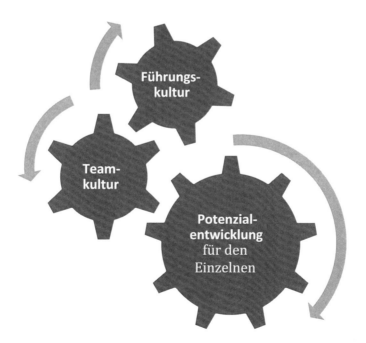

Abb. 10.1 Die Team- und Leitungskultur und die Potenzialentwicklung des Einzelnen greifen ineinander und beeinflussen sich gegenseitig

1	**Grundsätzliches im Personalmanagement**
1.1	**Wie stellen wir eine Kultur sicher, in der alle Mitarbeiter die folgenden Aspekte leben?**
a	Persönliche Entwicklung: Neues ausprobieren und über sich hinauswachsen können
b	Eigenverantwortlichkeit und Verbindlichkeit
c	Mitreißende Begeisterung
d	Problemlösungsfähigkeiten
e	Kritikfähigkeit
f	Glaubwürdigkeit
g	Freude oder Stolz in Bezug auf die eigene Arbeit
h	Gegenseitige persönliche Wertschätzung
i	Interkultureller und generationsübergreifender Respekt und Akzeptanz (auch Werte der Z-Generation)
j	Flexibilität (z. B: Aufgaben übernehmen, Einspringen)
k	Hilfsbereitschaft
l	Ausgleichende und integrierende Haltung
m	Humor, miteinander lachen und Spaß haben
n	Teamgeist (u.a. Gemeinschaftsgefühl, Hand in Hand arbeiten, Loyalität
o	Wirtschaftlicher Umgang mit vorhandenen Ressourcen (z. B. Arbeitsmittel, Ausstattung, Personal)
p	Bereitschaft für Neues
q	Bereitschaft, sich auf dem aktuellen fachlichen Stand zu halten
r	Eigeninitiative und Engagement
s	Bereitschaft, sich berufspolitisch zu engagieren

(Linke Randspalte: Wie stellen wir sicher?)

Abb. 10.2 Die Fragen in der Selbstbewertung richten sich auf das, was Jeder und Jede in die Teamkultur einbringen kann oder sollte. Ähnliche Fragen werden auch an die Führungskräfte gestellt

In den Schulungen wird oft diskutiert über

- Zeit- und Energiefresser infolge fehlender Verbindlichkeit,
- Probleme im Team, weil sich jemand immer rechtfertigt und Kritik nicht annehmen kann,
- Humor als Resilienzfaktor. Gern bringe ich mein geflügeltes Wort „Galgenhumor ist die kleine Schwester der Jammerkultur". Beides hat zwar eine teamstabilisierende Funktion aber auch Nebenwirkungen.

Interessante Gedanken kommen bei Punkt 1.1.j: Was brauchen junge Geflüchtete, damit sie ihr Potenzial im Team entfalten können? Warum sind unsere jungen Kollegen besser als der Ruf ihrer Generation Z, die angeblich erstmal nur an sich denkt und sich nicht zusätzlich engagiert?

Tiefe Einblicke in die Teamkultur gibt die Bewertung der gegenseitigen persönlichen Wertschätzung (1.1.h) oder die Frage nach *Bewahrern und Verweigern* (1.1.p und 1.1.q).

Die Potenzialentwicklung einzelner als Teil der Teamentwicklung legt den Blick auf Stärken und Schwächen und darauf, was Mitarbeitende einzigartig macht. Aufschlussreich ist in diesem Zusammenhang auch der Punkt 3.2: „Mitarbeiter können mit ihren persönlichen Fähigkeiten, Kenntnissen, Interessen und außerberuflichen Qualifikationen die Arbeit bereichern." Dies führt zur Frage: Wer leistet einen besonderen Beitrag und wer hat Spaß an der Arbeit, weil er gern bastelt, singt, musiziert, frisiert, kocht, feiert und andere persönliche Hobbys oder Kompetenzen aus einem anderen Beruf in die Einrichtung einbringt?

10.3   Handwerkszeug für den verlässlichen Dienstplan

Die Sicherstellung des Dienstplans ist wohl eine der größten Herausforderungen. Es gibt immer weniger Menschen, die einspringen oder kurzfristig die Wochenarbeitszeit erhöhen. Ein verlässlicher Dienstplan ist ein wichtiger Aspekt der Gesundheitsförderung.

In der *Profilerhebung* zum *Personalmanagement* nimmt dieses Thema breiten Raum ein. Es werden umfangreiche Aspekte zusammengetragen, vergleichbar mit einer externen Beratung:

- Anforderungen wie Bedürfnisse der Bewohner, Verträge, Absprachen, Leistungsvereinbarungen und langfristige Planungen u. a.,
- Anforderung und betriebsinterne Regeln zur Arbeitszeit, zu Freistellungen und Sonderregelungen,
- Personalkennzahlen und Krankheits- und Fehlzeiten,
- Analyse der Dienstplanung,
- Einschätzung der Arbeitsbelastung,
- Zusammenarbeit mit Freiwilligen.

Hinzu kommt die Fleißarbeit, die Vorlagen für einen Rahmendienstplan und Listen zum Personal und zu den Bedarfen auszufüllen. Damit wird deutlich, wann und wo es zu Unter- oder Überbesetzung kommt und wie kurz- oder mittelfristig gegengesteuert werden kann.

Durch die Fragen zu den gesetzlichen Anforderungen und der Gerechtigkeitsnorm entsteht Transparenz. Damit wird fast nebenbei die Komplexität der Dienstplanung deutlich und es wächst Verständnis für die Planenden und deren manchmal undiplomatische Reaktion über Unzufriedenheit mit dem Dienstplan. Dies wirkt vermutlich stärker als die Aussage einer Pflegedienstleitung (PDL) bei

kaum vermeidbarer Enttäuschung: „Mir reicht es, Du machst den nächsten Dienstplan, wenn Du meckerst!"

Der zweite Aspekt der Erhebung ist, dass durch die detaillierte Ist-Analyse
Korrekturmöglichkeiten und Stellschrauben sichtbar werden.

Häufig nutzen die Einrichtungen diese erste Analyse für ein weitergehendes
Projekt zur Verbesserung der Planungssicherheit unter fachkundiger Anleitung
in einem der Beratungstage durch meinen Partner bei IQM Demenz, Claus
Appasamy, einem profilierten Experten für den verlässlichen und rollenden
Dienstplan.

Manchmal ist es sinnvoll, unkonventionelle Wege zu gehen. Dies betrifft
die 12-h-Dienste, die bei Kessler Handorn in Kaiserslautern in einem Qualitäts-
sicherungsprojekt erprobt wurden. Lange Dienste haben den Vorteil, dass einige
Mitarbeitende schichtübergreifend tätig sind und Informationen und Arbeits-
abläufe dadurch effektiver gesteuert werden können. Für die Pflegenden bedeutet
dies weniger Fahrtzeit und eine längere Erholungs- oder Familienzeit. Voraussetzungen für eine solche 12-h-Schicht sind:

- Die konsequente Einhaltung einer ausreichenden Pause, also einer echten „Mit-
  tagsruhe", damit Überforderung vermieden wird. Dazu wurden spezielle Rück-
  zugsräume geschaffen.
- Die „gesicherten Freitage" wie es bei festen Nachtwachen üblich ist, auch in
  Engpasssituationen.
- Die konsequente Prüfung, ob es für die Beteiligten passt und Überlastung und
  Krankheit minimiert sind.

Die Einsatz- und Dienstzeiten werden teilweise innerfamiliär so abgestimmt, wenn
z. B. die Schwiegermutter im Wechsel arbeitet und so die Kinderbetreuung innerhalb der Familie sichergestellt wird. Es kann aber auch eine Kinderbetreuung in
der Einrichtung stattfinden, denn viele Spielsachen liegen bereit. Dies alles sollte
bei der Dienstplangestaltung bedacht werden, die weitgehend auf geteilte Dienste
verzichten will. Auszubildende werden übrigens schon lange in diesem Haus in
„Schülerdienste" eingeteilt, die nur in Abstimmung mit der leitenden Praxisan-
leiterin geändert werden dürfen.

10.4   Die Einrichtung wird ein Magnet zur Personalfindung und -bindung

In den Zeiten des allgemeinen Fachkräftemangels bekommt die Personalfindung
und Personalbindung eine zentrale Bedeutung. Die Einen werben mit Versprechungen und höherem Gehalt (ab), andere betonen tarifliche Sicherheit, faire
Arbeitsbedingungen, gute MDK-Ergebnisse, Innovation durch EDV oder die Übernahme von Pflegekammerbeiträgen. Mein IQM-Demenz-Partner, Claus Appasamy,
leitete einige Jahre eine Stabsstelle „Attraktiver Arbeitgeber", in der es um die
Mitarbeiterkultur, den verlässlichen Dienstplan und die Wirkung von Zufriedenheit ging, im Inneren und nach außen – als einladendes Aushängeschild –.

Ein Gesamtkonzept ist hilfreich, denn mit Werbekampagnen und Fragebogenergebnissen ist es nicht getan. Die schlechteste Bezahlung verbreitet sich wie ein Lauffeuer, genauso wie spektakuläre Einzelaktionen. In einer IQM-Demenz-Einrichtung hieß es schon 2010: „Bei uns bekommt der beste Schüler für 2 Jahre einen Smart." Diese Werbung brauchte keine Anzeigen, es müssen nur Leasingkosten kalkuliert werden, damit die Besten bleiben und die kommen, die es mal werden wollen. Im IQM Demenz finden sich die Anforderungen zur Personalfindung und -bindung auf vielen Ebenen wieder. So fragt der Punkt 8 (Abb. 10.3) nach der magnetischen Wirkung der Einrichtung. Ein Magnet zieht auch Interessierte aus anderen Berufsgruppen an, die von Arbeitslosigkeit oder Burnout betroffen einen neuen Sinn im Arbeitsleben der Pflege suchen.

Die Fragen geben einen Eindruck, was dafür getan werden kann.

Aber die Kraft des Magnets kommt nur aus dem Inneren und nicht aus Anzeigen. Der gute Ruf, zufriedene oder sogar begeisterte Beschäftigte, Angehörige, Bewohner, Ärzte, stabile Teams und charismatische Leitungen erschaffen diese Kraft gemeinsam. Eine besondere Aufmerksamkeit bekommt dies

8	**Die Einrichtung ist ein Magnet für die besten Mitarbeiter**
8.1	Die Außendarstellung der Einrichtung ist authentisch, sympathisch und zeitgemäß
8.2	Die Personalbindung ist langfristig angelegt: Kindergarten, Schulprojekte, Schulpraktikum, Konfirmandenunterricht usw.
8.3	Die Medien werden zielgruppenbezogen eingesetzt (Jobbörse, Zeitung, soziale Netzwerke, Messen, Aktionen usw.)
8.4	Die Einrichtung ist so in das Quartier eingebunden, dass es als attraktiver Arbeitgeber bekannt ist (Gremien, gemeinsame Aktionen und Aktivitäten, kulturelles Leben, Kirche und Vereine usw.)
8.5	Alle Möglichkeiten der positiven Wirkung nach außen werden genutzt (lokale Presse, Fernsehen, neue Medien, Fachartikel, Wettbewerbe, Projekte, Kampagnen, Werbung usw.)
8.6	Die Zusammenarbeit mit Bildungsmaßnahmen, den Ausbildungsträgern der Gesundheitspflege und den Universitäten ist gegenseitig inspirierend

Abb. 10.3 Aspekte für die Magnetwirkung der Personalbindung und -findung

bei der neuen generalisierten Pflegeausbildung, denn alle Auszubildende werden die Unterschiede zwischen einer Magneteinrichtung der Altenpflege und anderen Anbietern des Gesundheitswesens erfahren.

All diese Aspekte sind in den Anforderungen des IQM Demenz berücksichtigt und werden mit den Erfahrungen der neuen Gruppen fortgeschrieben.

10.5   Altenpflege ist besser als Fernsehen

Auf einem Schülertag erinnerte ich mich an ein Gedicht aus meinem Brain-storming im Himalaya. Unsere Auszubildenden hatten begeistert mit einem bekannten Poetry-Slamer daran gearbeitet, wie sie stolz und selbstbewusst für ihren Beruf werben können. Die Pflege gehört zu den körperlich und psychisch schwersten Berufen. Auch aus diesem Grund liegt die Krankheitsquote signifikant höher. Um so mehr sollten und können alle in diesem Bereich Tätigen selbst-bewusst und stolz auftreten. Wenn es gelingt, Beschäftigte in den Belastungen zu unterstützen, wird Altenpflege sogar besser als fernsehen, so mein Gedankenspiel aus den Bergen.

Altenpflege ist besser als fernsehen,
denn Du kannst in Lebensfilme eingreifen,
besser als beim interaktiven Fernsehen und Computerspielen.
Alles ist echt – mit richtigen Gefühlen und echter Berührung –. Mal bist Du in einer Familiensoap, mal im Action-Film oder im Slapstick des Lebens.
Altenpflege ist besser als Fernsehen,
Du erlebst ständig Abenteuer,
Du kannst gemeinsam über Anekdoten lachen und Du sammelst die besten Themen für die nächste Party, bis alle merken, Altenpflege ist
besser als Fernsehen,
Du kannst immer abschalten, denn es ist nie Dein Film.
Du erlebst das Ende mit, so intensiv, wie Du es gerade brauchst und Du lernst ganz neben-bei für alle großen Herausforderungen des Lebens, besonders wenn es unter die Haut geht.
Altenpflege ist besser als Fernsehen,
Du kannst alles mit nach Hause nehmen und so lange den Film weiterspinnen, wie Du es willst und etwas erkennst– für Deinen Lebensfilm –.
Fremde Filme kannst Du immer abschalten. Nie wirst Du zur Hauptperson, nie zum Regisseur, nie schreibst Du das Drehbuch der Anderen, egal wie sehr Du Dich anstrengst.
Altenpflege ist besser als fernsehen,
Du kannst immer eine Grenze setzen nach langen Gesprächen oder kurzen Impulsen.
Im Gehirn-Mobile sortiert sich alles neu – kurz und intensiv ist besser als lang und lang-weilig.
Altenpflege ist besser als fernsehen,
Du änderst sogar böse Geschichten in der Erinnerung, wenn Du eintauchst in die Lebens-welt, tröstest und validierst was war und was ist.
Mit jeder Erzählung ändert sich das Hirn auch bei einer Demenz, weil Trost wirkt.
Altenpflege ist besser als fernsehen,
Du kannst so viel über Dich und andere lernen.
Das Schöne an dieser Arbeit ist: Jeden Fehler, den ich bei einem Anderen erkenne, jeden Irrweg … muss ich nicht wiederholen.

10.6   Auch Loben will gelernt sein: Wer wächst wohl wie über sich hinaus?

Pflegepersonen haben mehr verdient als den Mindestlohn und die Misstrauenskultur. Das ist der gesellschaftliche Auftrag. Aber die zentrale Triebfeder ist die Anerkennung durch Kollegen und Leitung. Im Team funktioniert das meist ganz gut, die Mitarbeitenden erkennen, wie sie sich gegenseitig unterstützen und sind für die Kollegialität dankbar. Leitungskräfte haben es da schwerer, denn sie sind oft nicht in der Situation, in der Pflegende über sich hinauswachsen. Sie erkennen manchmal nicht einmal, wer was für den Weg aus einer Krise geleistet hat. Das Lob aus der Gießkanne trifft auch diejenigen, die nichts dazu beigetragen haben oder es sogar boykottierten. Loben will gelernt werden, im Wissen, welche Leistung der Einzelne anerkennenswert findet. Dies lässt sich konsequent im Leitungsteam erarbeiten, als regelmäßige Reflexion oder in einem Projekt (Kap. 5).

Der zweite Aspekt ist schwieriger: Menschen wollen über sich hinauswachsen – im Kindesalter ging das automatisch und Eltern und Verwandte mussten es nur merken –. Im Erwachsenenalter übernehmen Vorgesetzte diese Aufgabe und die unterschiedlichen Funktionen aus der Herkunftsfamilie, die Mutterrolle – tragend, geborgen oder tröstend in den Mantel der Liebe gehüllt – oder die Vaterrolle – herausfordernd, zutrauend, zielvereinbarend, gerecht und konsequent –. Einzelvorgesetzte haben so wie Alleinerziehende alle Aspekte zu berücksichtigen. Leitungsteams können sich die Rollen teilen. Wenn sie miteinander das Über-sich-Hinauswachsen austauschen, kann sich jeder über die Anerkennung von beiden Seiten freuen.

Diese Vorgesetzten haben und zeigen Interesse an der einzelnen Person: Sie fühlt sich gesehen in dem, was sie besonders macht, sie fühlt sich wertgeschätzt und eingebunden in ein sinnvolles Ganzes – sie wird in ihrem persönlichen Beitrag für das Ganze erkannt –. Dies ist ein lebenslanger Prozess, mindestens bis zur Rente, und dann viel später taucht all das wieder als Anforderung des Expertenstandards bei einer Demenz auf.

Die Heimleiterin des Seniorenheims „Franz Lenzner" in Gera, Silvia Bogdanova, hat die Auswirkungen auf die Motivation der Mitarbeitenden zusammengefasst:

> Sehr profitiert von IQM Demenz hat das Image unserer Einrichtung. Das schon beschriebene gestärkte Bewusstsein der Mitarbeiter/innen, „Das, was wir hier jeden Tag tun, ist der richtige Weg …", verändert die Atmosphäre der Einrichtung sehr positiv. Auch für die Familienangehörigen sind wir transparenter geworden, wir spüren deutlich wachsendes Interesse an unserer Arbeit, unsere Angebote für die Familienangehörigen werden viel besser genutzt.

> In den einzelnen Projektphasen setzten sich alle beteiligten Mitarbeiter sehr intensiv mit Werten und Menschenbild, mit unterschiedlichen Verfahrensweisen, Dokumenten und Absprachen sowie der Organisation auseinander. Die im Prozess entstandene Transparenz, die wachsende Kenntnis der Organisationsstrukturen, das Verständnis, was, warum und wie ineinander greift und vernetzt ist, war ein großer Gewinn für uns alle. In dieser Zeit wuchsen bei den Mitarbeiter/innen Loyalität und Selbstbewusstsein und so ist es bis heute geblieben. Sie gehen sicherer und selbstverständlicher mit dem Qualitätshandbuch

um, nutzen Dokumente gezielt und eigenständig. Wir bewerten es überaus positiv, dass die Mitarbeiter selbstständig an Hand der Fragen in der jeweiligen IQM-Phase den Qualitätsverbesserungsbedarf erkennen. Veränderungen und Verbesserungen können deutlich leichter und im Konsens umgesetzt werden, Mitarbeiter bringen einfallsreich eigene Vorstellungen und Ideen ein (Bogdanova zugegriffen am 24. Feb. 2020).

Literatur

Bogdanova S, Seniorenheim „Franz Lenzner" in Gera. Über die Auswirkungen auf die Motivation der Mitarbeiter/innen. https://www.iqm-demenz.de/erfahrung/. Zugegriffen: 24. Febr. 2020

Wegweiser-Demenz: Herausforderung an das Management am Beispiel von IQM DEMENZ, Informationen für Fachkräfte. https://www.wegweiser-demenz.de/informationen/informationen-fuer-fachkraefte/herausforderung-demenz/herausforderungen-an-das-management-am-beispiel-von-iqm-demenz.html. Zugegriffen: 24. Febr. 2020

Informationsmanagement

11

Inhaltsverzeichnis

Die Funktionsfähigkeit komplexer Organisationen im Dreischichtmodell ist auf gute Information angewiesen. Besondere Bedeutung hat das angesichts der Tatsache, dass Menschen mit Demenz immer weniger selbst über sich berichten können. Ihre Bedürfnisse und alles für ihre Betreuung bedeutsame Wissen muss untereinander weitergegeben werden.

Eine zentrale Frage ist: „Wie sichert der Informationsfluss und die Transparenz nach innen und außen die Qualität der Versorgung?"

In dem altbekannten Dreiklang für gutes Management „Information – Transparenz – Partizipation" finden sich die ersten beiden Aspekte in diesem Qualitätsbereich wieder.

Die Fragen in der Profilerhebung und Selbstbewertung richten sich zum einen auf die Besprechungskultur in der Einrichtung, die Übergaben, Fallbesprechungen und alles, was im Konzept und in einer Kommunikationsmatrix erfasst wird. Wer spricht – mit wem – wie oft – wie lange – zu welchen Themen – unter welcher Leitung oder Moderation – mit welchen Anforderungen an das Protokoll usw.

Es geht um Regeln und Verantwortlichkeiten, um (bereichsübergreifende) Nutzung von Informationsquellen, um das Formularwesen, um die Nutzung der Pflegedokumentation als Informationsmedium, die Information der Familien, Bewohner und Betreuer, die Pflegeüberleitung und den Informationsaustausch mit anderen Einrichtungen und Institutionen.

An dieser Stelle möchte ich nur eine Frage vorstellen: „Wie stellen wir sicher, dass die Mitarbeitenden die Vorgaben zum Informationsfluss kennen und einhalten

© Springer-Verlag GmbH Deutschland, ein Teil von Springer Nature 2020   179
M. Hamborg, *IQM Demenz in der Altenpflege*,
https://doi.org/10.1007/978-3-662-61311-5_11

(z. B. Holpflicht und Bringschuld)?" Bei diesem Thema klafft oftmals eine Theorie-Praxis-Lücke, denn selbst wenn alle Informationen schriftlich vorliegen, fehlt Zeit zum konzentrierten Lesen und wichtige Dinge gehen unter.

Praxistipp 32: Informationsfluss durch den Blitz
In vielen Einrichtungen hat sich der **Blitz** bewährt: Verbindlich und jeden Tag wird in einem festgelegten Zeitkorridor, z. B. vor oder nach der Pause, ein 1- bis 5-minütiger Blitz durchgeführt. Dieser dient nicht nur dem Informationsfluss und der Abstimmung in der Arbeitsorganisation, er hat eine motivierende Funktion, Schichtleitungen werden gestützt und die erreichte Leistung kann täglich gesehen und anerkannt werden. Damit werden wenige Minuten zum Instrument der Führung und die Übergabezeiten reduzieren sich.

11.1 Pflegedokumentation – weniger ist mehr und je fachlicher, desto besser

In die Anforderungen des IQM Demenz sind der neue Pflegebegriff und die strukturierte Informationssammlung (SIS) so integriert, dass die Einrichtung den gewünschten Paradigmenwechsel weg von der verrichtungsbezogenen Pflege auch in der Dokumentation vollziehen und nachweisen kann.

In diesem Kapitel möchte ich ein Thema aufgreifen, das alle schon lange beschäftigt: die Pflegedokumentation.

Das Dokumentationssystem auf dem Prüfstand der Selbstbewertung

Wie stellen wir sicher, dass mit unserer Pflegedokumentation Folgendes erfüllt ist?

- Pflegefachliche Reflexion
- Gezielte Steuerung des Pflegeprozesses
- Koordinierung der Pflegehandlungen mit anderen Bereichen
- Wahrung der Selbstbestimmung der Bewohner
- Nachweis umfassender Beratung
- Vermeidung von Mehrfachdokumentation
- Führung und Nutzung der Dokumentation im Rahmen der zeitlichen Vorgaben
- Mitwirkung des Bewohners am Pflegeprozess
- Einbindung der Familie ◄

Jede Einrichtung hat ihr eigenes System der Pflegedokumentation. Einige haben schon früh das Strukturmodell erprobt, andere waren bei den Ersten mit einer

PC-Dokumentation oder haben die Pflegeplanung auf einen Blick mit Bleistift und Radiergummi eingeführt (Pflege-Zeit). In den Schulungen gibt es spannende Diskussionen wie und mit welchem Vorgehen der Pflegeprozess am besten abgebildet wird.

Immer geht es um das leidige Thema: Wie erreiche, motiviere oder begeistere ich Pflegende zur Planung?

Die Tabelle aus der Selbstbewertung stellt einige Anforderung an die Dokumentation zusammen.

Ein häufiges Diskussionsthema sind fragwürdige Formulare – im Wortsinn –: Es ist nicht nur würdig Checklisten und Assessments zu hinterfragen, es ist auch der Anspruch der Expertenstandards in der Pflege. Wissenschaftlich hält bislang kein Assessment das, was es verspricht, und letztlich ist die pflegefachliche Begründung ausschlaggebend. Viele Formulare erhöhen nur den Anschein einer vermeintlichen Sicherheit und weitere wichtige Informationen gehen unter. Folgende Fragen aus der Selbstbewertung machen dies deutlich:

- Wie stellen wir sicher, dass zusätzliche Risikobögen, Nachweislisten oder Assessments nur dann eingesetzt werden, wenn diese Informationen die Aussagen in den Themenfeldern der SIS ergänzen?
- Wie stellen wir sicher, dass die Informationen von Ärzten und Therapeuten in die Dokumentation und Evaluation einfließen?
- Wie stellen wir sicher, dass folgende Aspekte systematisch dokumentiert sind?
  - Die subjektive Welt des Menschen mit Demenz, Schlüsselsätze und Tipps zur Validation, Rituale im Umgang.
  - Hinweise zum Beziehungsaufbau, Formen der initialen Berührung.
  - Aushandlungsstrategien, Stil und Art der notwendigen Grenzen bei Verhaltensstörungen von Menschen mit Demenz und einer psychischen Erkrankung.
  - Regeln zur Vermeidung von Konflikten, Tätlichkeiten und Beleidigungen gegenüber Mitarbeitern, die Maßnahmen bei Hinläufern oder bei Verletzungsgefahren.
  - Pflegegradrelevante Aspekte, bei denen der Bedarf erkannt, aber nicht zu lesen ist.
  - Dokumentation des Fingertests als wichtigstes pflegerisches Handeln in der Dekubitusprophylaxe.
  - Erkannte Prioritäten im Umgang mit dem oder der Einzelnen.

All diese Themen spiegeln die großen Herausforderungen an eine kompetente und entbürokratisierte Dokumentation wieder. Selbst bei einer nahezu 100 % positiven Selbsteinschätzung werden wertvolle oder pragmatische Anregungen zur Weiterentwicklung erarbeitet.

11.2 Informationen schaffen Ressourcen – Einbindung von An- und Zugehörigen

Mit diesen Fragen aus der *Selbstbewertung* wird die Informationsgüte eingeschätzt

Wie stellen wir sicher, dass die Familie und der Betreuer hinsichtlich folgender Themen kompetent informiert sind?

- Informationen zum Krankheitsbild
- Krankheitsbedingte Veränderungen
- Ungewöhnliche und unkonventionelle Verhaltensweisen
- Veränderungen des Hilfebedarfs
- Risiken (Absicherung vs. Restrisiko)
- Angemessener Umgang mit dem dementen Bewohner ◄

Das Anliegen im IQM Demenz, dass die Familie eng in die Pflege einbezogen wird, ist ohne den Informationsfluss nicht denkbar.

Je besser die Familie über das Krankheitsbild, über die Verhaltensweisen und deren Erklärungen und über den angemessenen Umgang informiert ist, desto weniger Konflikte sind zu erwarten.

Mit diesen Informationen können die An- und Zugehörigen ihren Beitrag für das Wohlbefinden des Menschen mit Demenz viel besser leisten. Dies betrifft auch den oder die Betreuenden, mit denen natürlich geklärt werden muss, wer zu welcher Frage unter datenschutzrechtlichen Aspekten informiert werden darf. Auch ehemalige Nachbarn, Freunde oder Mitbewohner brauchen Informationen für die Beziehungsgestaltung. Konflikte in den Wohngruppen lassen sich eher entschärfen, wenn Hinweise zur Krankheit oder zu biografischen Schlüsselerlebnissen von der Schweigepflicht entbunden sind.

Literatur

https://www.iqm-demenz.de/erfahrung/. Zugegriffen: 24. Febr. 2020

Wegweiser Demenz, Herausforderung an das Management am Beispiel von IQM DEMENZ, Informationen für Fachkräfte. https://www.wegweiser-demenz.de/informationen/informationen-fuer-fachkraefte/herausforderung-demenz/herausforderungen-an-das-management-am-beispiel-von-iqm-demenz.html. Zugegriffen: 24. Febr. 2020

Risikomanagement oder „no risk, no fun"

12

Inhaltsverzeichnis

Risiken gehören zum Leben und für manche sind sie Ausdruck der Lebensqualität, der Selbstbestimmung und der Persönlichkeitsentwicklung – zumindest bis zur Pflegebedürftigkeit.

Risikomanagement können wir als permanenten Prozess der Identifikation, Analyse, Überwachung und Steuerung von Risiken beschreiben. IQM Demenz thematisiert die gesetzlichen Anforderungen unter dem besonderen Blick auf den Menschen mit Demenz wie Brandschutz, Lebensmittelhygiene und Wäsche, Infektionsschutz, Medizinprodukte und Arzneimittel sowie die nichtmedizinischen Risiken wie Arbeits- und Gerätesicherheit, Umweltschutz oder Notfallpläne bei technischen Störungen. Einen weiteren Schwerpunkt bilden die personenbezogenen Risiken, diese wurden im Bereich „Pflege und Betreuung" nach dem fachlichen Stand des Wissens betrachtet und an dieser Stelle im Qualitätsmanagement allgemein bewertet. Aspekte der Arbeitssicherheit, die in diesen Qualitätsbereich gehören, wurden bereits in Kap. 5 zur Gesundheitsförderung diskutiert.

Eine zentrale Frage ist: „Wie gelingt es, im Spannungsfeld von Sicherheit, Selbstbestimmung und Wohnlichkeit das Wohlbefinden in jedem Moment zu sichern?"

Wie in allen Qualitätsbereichen wird in der *Profilerhebung* gesammelt, was getan wird. Bei den folgenden Fragen wird die inhaltliche Tiefe mancher Anforderungen in der Tab. 12.1 deutlich gemacht. Mitarbeitende erleben, was die Einrichtung, die Leitung und der Sicherheitsbeauftragte zu beachten hat.

© Springer-Verlag GmbH Deutschland, ein Teil von Springer Nature 2020   183
M. Hamborg, *IQM Demenz in der Altenpflege,*
https://doi.org/10.1007/978-3-662-61311-5_12

Tab. 12.1 Beispiele aus der Profilerhebung und Themen für die Diskussion in der Schulung

Fragen aus der *Profilerhebung*	Diskussionsthemen für die Schulung und in der Einrichtung
Wie viele Krankenhauseinweisungen mit Rückkehr am gleichen Tag begründeten sich in einem akuten Notfall?	Diese Frage richtet den Blick auf die medizinische Kompetenz der Pflegefachpersonen und die Zusammenarbeit mit den Krankenhäusern. Je mehr Bewohner am gleichen Tag zurückgeschickt werden, umso wichtiger wird die Frage, ob und welche Einweisung und der damit verbundene Stress wirklich erforderlich ist Krankenhäuser klagen häufig über die Kosten, die entstehen, weil Einweisungen in Versorgungsproblemen liegen und nicht durch DRGs begründbar sind. Oft verschwinden z. B. multiple Symptome nach einer Infusion Die Diagnose einer Exsikkose führt zu Nachfragen der Kassen und zum Regress, weil der Einweisungsgrund in der Verantwortung des Heimes liegt. Die Pflegekräfte können einschätzen, ob es vorab Anzeichen einer Austrocknung gab oder ob diese ggf. im Krankenhaus durch die dortige Pflegenot entstand Diese Gedanken nehmen die Schulungsteilnehmenden mit und achten darauf, in der Überleitung den Hinweis zum Trinkverhalten zu geben
Welche Regelungen gibt es zur Verhinderung der Ausbreitung von Infektionen in Ihrer Einrichtung (z. B. Noroviren, Grippe, MRSA)?	Während sich multiresistente Keime wie der MRSA in Pflegeheimen kaum ausbreiten und die Stellungnahme zur Infektionsprävention schon 2005 deutlich gelockert wurde (RKI 2005), sind sofortige Schutzmaßnahmen bei plötzlichen Durchfallerkrankungen unverzichtbar. Zentral ist die gründliche Händedesinfektion, die ich gern mit dem Ansteckungsweg auf den Punkt bringe: „Es geht immer fäkal-oral" Angewohnheiten oder Verlegenheitsreaktionen, wie nestelnde Hände an den Lippen, können da „durchschlagende Wirkungen" haben. Diese Formulierung hilft bei der Sensibilisierung, denn der Ansteckungsweg kann manchmal über die Tour eines Mitarbeitenden nachgewiesen werden Durch Kenntnis der Ansteckungswege gilt es, ein pragmatisches Verhältnis aus Schutz und Fürsorge zu finden Grundsätzlich sollte ein Vermummungsverbot für Pflegekräfte gelten, es sei denn es herrschen die Regeln einer Pandemie. Nur in Ausnahmefällen sind in Altenhilfeinrichtungen diese Maßnahmen notwendig, da sie die Beziehungsgestaltung erschweren und zu Isolation, Stigmatisierung und Schamgefühlen führen. Wenn Pflegende mit Schutzkleidung aus dem Zimmer kommen, steigt das Risiko der Infektion. Wenn Handschuhe, Desinfektionsmittel und andere Hilfsmittel aus Kostengründen gedeckelt werden, ist dies grob fahrlässig
Welche Vorkommnisse von Fremd-/Selbstgefährdungen dokumentieren Sie?	Die physische und psychische Gewalt und sexuelle Belästigung an Pflegenden wird oft nicht ausreichend ernst genommen. Die Frage lenkt den Blick auf einen wesentlichen Belastungsfaktor in der Pflege von Menschen mit Demenz oder anderen psychischen Erkrankungen. In den Schulungen weise ich auf die Angebote u. a. der BGW hin, die eine schnelle psychotherapeutische Unterstützung des Pflegenden mit Gewalterfahrungen gewährleistet In einem Einzelfall hatte dies leider nicht den gewünschten Erfolg: Die BWG-Mitarbeiterin kam umgehend und kritisierte die Gefährdungsanalyse und der Mitarbeiter wartete trotz aller Versprechen auf den Therapieplatz

(Fortsetzung)

Tab. 12.1 (Fortsetzung)

Fragen aus der *Profilerhebung*	Diskussionsthemen für die Schulung und in der Einrichtung
Bestehen Übergriffe/Gewalt durch Angehörige oder Pflegende?	Die Sensibilisierung auf das Thema Gewalt durch Pflegende steht eng in Bezug zur Haltung. In der Frage wird der Blick aber auch auf Angehörige gerichtet, die in der Einrichtung unangemessen reagieren oder zeigen, dass sie Probleme mit der Kontrolle eigener Impulse haben und manchmal etwas tun oder sagen, was sie später bereuen. Die Frage nach einem schlechten Gewissen ist in diesem Fall ein guter Ratgeber, da wir in den Gesprächen die Bewertung des Handelns an den Angehörigen zurückgeben

MRSA Methicillin-resistenter Staphylococcus aureus; *BWG* Berufsgenossenschaft für Gesundheitsdienst und Wohlfahrtspflege

Viele Fragen in der zweiten Phase, der *Selbstbewertung,* erinnern an eine Checkliste, die schnell und verbindlich abgearbeitet werden kann. Es geht das ein,

- was Heimaufsichten und Gesundheitsämter bemängeln, wenn z. B. Fäkalspülen als Abstellraum genutzt werden,
- was Apotheken und Heimaufsicht regelmäßig kontrollieren (fachgerechte Lagerung der Medikamente),
- was das Qualitätsmanagent tut, z. B. die systematische Auswertung von technischen Störfällen, von Notfallereignissen und von spezifischen Risiken der Einrichtung (Überschwemmung, Stromausfall) und was sonst in einem Gesamtnotfallplan zu berücksichtigen ist,
- wie Bewohner vor Risiken geschützt werden, z. B. wenn zur Sturzprävention die Mobilität gefördert wird,
- wie Fixierung vermieden wird oder wie bei einer Fixierung die personelle Präsenz sichergestellt ist,
- wie Personen sich bemerkbar machen können, wenn sie nicht mehr die Klingel bedienen können.

Ein Thema führt zu langen Diskussionen und manchmal unerwarteten Projekten: das Thema Brandschutz oder Menschen mit Demenz in den Zwickmühlen von Sicherheit und Wohlbefinden, Schutz und Privatheit.

> **Praxistipp 33: Wie eine Feuerschutzübung zum Teamtraining wird**
> Das Wohn- und Pflegeheim Kessler Handorn in Kaiserslautern ist eine ehemalige Geburtsklinik. Viele Bewohner haben hier das Licht der Welt erblickt oder ihre Kinder geboren. Seit vielen Jahren gibt es dort die „Insel": Bewohner, die sonst nicht mehr am Gruppenleben teilnehmen können. Sie haben hier ihr zweites Bett und bekommen so die notwendige Teilhabe und Aktivierung. Sie sind dabei, aber so, dass es nicht zu viel wird.

Mit dem Qualitätsverbesserungsprojekt (2010) wurde eine Brandschutz-übung der besonderen Art eingeführt: In der Zeit bis zum Eintreffen der Feuerwehr sollten die Menschen mit Demenz selbstverständlich und ohne Stress in einen anderen Brandabschnitt begleitet werden. Zunächst gab es das erwartete Chaos und Kollegen arbeiteten aneinander vorbei oder nahmen die Übung nicht ernst. Doch als deutlich wurde, wie wichtig es der Leitung ist, und die Übung nun mehrmals im Jahr plötzlich ausgerufen wird, berichteten die Mitarbeitenden, dass sie meist fertig sind, bevor die Feuer-wehr eintreffen würde.

Mit der Übung wird nicht nur der Notfall trainiert: Es üben sich elementare Anforderungen von Teamarbeit: Verbindlichkeit und gegen-seitiges Vertrauen, „Hand in Hand arbeiten", Spontanität und Gemein-schaftskraft im Team, die notwendige Ruhe im Hyperstress, das gemeinsame Erfolgserlebnis und Abenteuer. … Jeder kann die eigene Aufgabe im Ablauf erkennen und gestalten. Die Menschen mit Demenz werden in das Gemein-schaftserleben mit einem kleinen Abenteuer einbezogen, ohne sie zu über-fordern und Panik oder Verwirrtheit auszulösen.

Dabei wird auch eine Beziehung gestaltet, die sich bei Abwehr oder anderen Verhaltensstörungen bewähren kann. Alle üben eindeutige Bot-schaften, es wird nicht diskutiert, sondern gehandelt, denn alle machen bei der Übung mit. Pflegende zeigen, dass sie es durch schnelles Handeln gut meinen für den Pflegebedürftigen, alle erleben Vertrauen in die Sicherheit. Dieser mitreißende Aufforderungscharakter schafft damit möglicherweise sogar ein Fundament für eine neue Beziehungsgestaltung mit den Menschen, die sich durch ihre Ablehnung sonst manchmal selbst im Weg stehen.

Das 5-min-Training bewährt sich aber auch auf anderer Ebene. Es schafft neue Argumente im vorbeugenden Brandschutz. Denn wenn fast alles erledigt ist, bis die Feuerwehr eintrifft, wird diese offener für die Bedürf-nisse der Menschen mit Demenz nach Wohnlichkeit, Behaglichkeit und biografiegeleiteter Milieugestaltung.

12.1 Das Brandschutzdilemma: Sicherheitsaspekte stehen auch gegen Sicherheitsaspekte

Brände in Heimen haben dazu geführt, dass die Brandschutzauflagen den Heimen die unbestritten notwendige Milieugestaltung und wohnliche Atmosphäre erschweren oder sogar unmöglich machen. Die Feuerwehr achtet besonders auf drei Aspekte:

- Brandlasten sind strikt zu vermeiden: Möbel, Gardinen, Teppiche und Requisiten müssen schwer entflammbar sein. Ein jahreszeitlich zum Erntedank liebevoll dekorierter Strohballen macht den Eingangsbereich zwar wohnlich, stellt aber ein extrem hohes Risiko dar.

- Vollgestellte Rettungswege oder festgestellte Brandabschnittstüren sind verboten. Die für das Gemeinschaftsleben notwendigen informellen Begegnungsmöglichkeiten, die Sitzgruppen, Sofas oder Bänke zum Verweilen, Beobachten oder Ausruhen müssen entfernt werden, weil sie im theoretischen Fall die Rettung behindern könnten.
- Jedes Risiko wird minimiert: Elektrische Geräte werden jährlich überprüft, Kerzen werden durch LED-Lichter ersetzt und Rauchen ist meist nur außerhalb der Einrichtung erlaubt. Für einen Helmut Schmidt wäre die stationäre Pflege schon aus diesem Grund undenkbar gewesen.

Damit wird ein ethisches Dilemma deutlich, denn in einer brandschutzoptimierten Einrichtung stehen Sicherheitsinteressen gegen die Lebensqualität durch Wohnlichkeit und gegen therapeutisch notwendige Aspekte.

Aber es stehen auch Sicherheitsaspekte gegen Sicherheitsaspekte: Die sich selbst öffnende Ausgangstür und die vielen Fluchttüren können im Fall eines Brandes die Evakuierung schneller machen. Aber wenn es nicht brennt, haben sie einen hohen Aufforderungscharakter für Menschen mit Demenz, die Einrichtung zu verlassen. Es ist eigentlich zynisch, Menschenleben gegeneinander aufzurechnen: Wie viele ersticken und wie viele erfrieren oder werden Opfer eines Unfalls? Wie viele bekommen eine Fraktur und gehören dann möglicherweise zu den über 2300 Todesfällen durch die Infektion mit multiresistenten Keimen im Krankenhaus. Deutschland stand in einer europäischen Studie übrigens auf Patz 4 der Top Ten für dieses Risiko (vgl. aerztezeitung.de 2019).

Damit wird deutlich, dass neben der Risikobewertung andere intelligente Lösungen erforderlich sind, in denen milieutherapeutische Erfordernisse, Aspekte der Lebensqualität und Sicherheitsfragen abgewogen werden.

Beim Wohn- und Pflegeheim Kessler Handorn war die Feuerwehr beeindruckt. Werden Auftrag und Argumente des Brandschutzes ernst genommen und weitergedacht, ist es viel leichter, auch die fachlichen Argumente miteinander abzuwägen.

> **Praxistipp 34: Freiwillige Feuerwehr als Motor der Inklusion**
> Einen anderen Weg geht das Haus Utspann in Wedel einem kleinen Dorf in Niedersachsen. Viele Mitarbeiter sind selbstverständlich bei der freiwilligen Feuerwehr und die ist viel häufiger zum Feiern als zum Löschen im Haus. Sie hilft selbstverständlich auf dem kleinen Dienstweg, wenn sich jemand verlaufen hat. In der Schulung berichtete eine Moderatorin, wie ein Bewohner auf seiner Flucht in die Felder durch nichts und niemanden zu bewegen war, in das Auto zu steigen. Also kamen die Freunde von der freiwilligen Feuerwehr und der „alte Kollege" war sofort dabei. Für alle war es ein unvergessenes Abenteuer in einer Dorfgemeinschaft, in der nicht über die demenzfreundliche Kommune geredet, sondern Inklusion selbstverständlich gelebt wird, in gemeinsamer Verantwortung für die Sicherheit und die Lebensqualität.

In den Schulungen zum *Risikomanagement* wird das Dilemma Brandschutz vs. Milieutherapie immer diskutiert und Lösungswege ausgetauscht. Eine gute Argumentationshilfe ist die Handlungsempfehlung, die die Deutsche Expertengruppe Dementenbetreuung e. V. (DED) mit der Berufsfeuerwehr Köln erarbeitet hat (DED 2004).

Gute Argumente und praktische Tipps für die Sicherheit in milieutherapeutischen Konzepten werden hier zusammengetragen. Ein echter Renner waren danach z. B. die Sprays, mit denen Theater ihre Requisiten schwer entflammbar machen. Lieb gewordene Gegenstände und Erinnerungen werden damit sicher, denn die Oberfläche wird vor dem Sauerstoff versiegelt.

Mit all diesen Argumenten empfiehlt es sich, die Feuerwehr und die Heimaufsicht in die Selbstbewertungsgruppe einzuladen, um gemeinsam nach guten Lösungen zu suchen.

Literatur

aerztezeitung.de (2019) https://www.aerztezeitung.de/Medizin/33000-Tote-pro-Jahr-durch-resistente-Keime-226155.html. Zugegriffen: 24. Febr. 2020

DED (2004) Umsetzbare Brandschutzmaßnahmen in Altenpflegeeinrichtungen der besonderen Dementenbetreuung. https://www.demenz-ded.de/fileadmin/redaktion/demenz-ded.de/Download/Brandschutz.pdf. Zugegriffen: 24. Febr. 2020

RKI (2005) Infektionsprävention in Heimen Empfehlung der Kommission für Krankenhaushygiene und Infektionsprävention beim Robert Koch-Institut (RKI). Bundesgesundheitsbl – Gesundheitsforsch – Gesundheitsschutz 48:1061–1080. https://doi.org/10.1007/s00103-005-1126-2 (© Springer Medizin Verlag 2005). https://www.rki.de/DE/Content/Infekt/Krankenhaushygiene/Kommission/Downloads/Heimp_Rili.pdf?__blob=publicationFile. Zugegriffen: 24. Febr. 2020

Management und Teams lernen von- und miteinander – Führung und Vernetzung

13

Inhaltsverzeichnis

Der Qualitätsbereich Führung und Vernetzung stellt übergeordnete Anforderungen zusammen, damit Pflege und Betreuung reibungslos, optimal, zukunftsfest und wirtschaftlich laufen können und Leistungsträger nicht durch Sorgen um den Arbeitgeber belastet sind. Anders als im EFQM (European Foundation for Quality Management), bei dem sich die Kriterien wie ein kleines Betriebswirtschaftsstudium lesen, werden die Themen im IQM Demenz unter folgender Fragestellung ausgewählt:

Welches Wissen über die Arbeit des Managements brauchen engagierte Mitarbeitende, damit

- sie aktuelle Schwierigkeiten einordnen und Entscheidungen und die strategische Ausrichtung verstehen und umsetzen können,
- sie sich mit dem Unternehmen identifizieren und das Handeln der obersten Leitung als Unterstützung erleben,
- sie sich beteiligt und eingebunden fühlen und sinnvoll mit dem Blick auf das Ganze agieren können und
- Managemententscheidungen den Menschen mit Demenz dienen.

© Springer-Verlag GmbH Deutschland, ein Teil von Springer Nature 2020
M. Hamborg, *IQM Demenz in der Altenpflege*,
https://doi.org/10.1007/978-3-662-61311-5_13

Die Aspekte *Führung und Vernetzung* stehen für die Verantwortung der obersten Leitung. Dabei geht es zum Einen um die wirtschaftliche Sicherheit, den verantwortungsvollen Umgang mit Ressourcen, um Kooperationen, um Kontakte mit den Kontrollinstanzen, Alleinstellungsmerkmale und den Ruf der Einrichtung. Zum Anderen wird das Gesamtbild der Einrichtungskultur betrachtet und Einbindung der Führungsebene in die Herausforderungen und Themen des Alltags.

In diesem Kapitel möchte ich am Beispiel der Vernetzung die unterschiedlichen Perspektiven der beiden Qualitätsbereiche deutlich machen. Das *Alltagsmanagement* berücksichtigt den Blick der Einrichtungsleitung, also das operative Geschäft, während das *strategische Management* langfristige Planungen und Entscheidungen auf Trägerebene beleuchtet. In kleinen privaten Einrichtungen liegen das operative Geschäft und die strategische Entwicklung in einer Hand.

Während in kleinen Einrichtungen und Familienbetrieben Leitung und Teams viel voneinander wissen, viele mitdenken und sich strategische Entscheidungen manchmal aus Mitarbeiterbesprechungen oder am Stammtisch ergeben, werden bei großen Trägern mehr Diskrepanzen erlebt. Begriffe wie „die da oben … wir und die …Teppichetage … grüner Tisch … Fußvolk …" machen deutlich, wie wichtig Maßnahmen zum gegenseitigen Verständnis und Vertrauen sind.

Für Moderatoren werden diese Gruppen zum Meilenstein in der Karriereplanung, eine potenzielle Pflegedienstleitung (PDL) und Qualitätsbeauftragte (oder Vertretungen) bieten sich hier im Personalentwicklungskonzept für diese Aufgabe an. Denn neben dem Blick auf das Ganze wächst auch das persönliche Standing schon allein dadurch, dass Moderatoren die reflektierenden Fragen stellen und auch von anderen Einrichtungen und deren Vorgehen berichten können.

In die Selbstbewertungsgruppe werden Trägervertreter oder die Geschäftsführung eingeladen und es ist sehr zu empfehlen, diese Chance zu nutzen und sich entsprechend vorzubereiten. Alle Fragen stehen vorab zur Verfügung, sodass sich die oberste Leitung ein Bild davon machen kann, für welche Leistungsträger sich die konkrete Reflexion in den einzelnen Qualitätsbereichen besonders lohnt. Das Management wird diesmal nicht zur Krise hingezogen, sondern hat die Gelegenheit strukturiert und konzentriert zukunftsweisende Themen in einer bereichs- und hierarchieübergreifenden Gruppe zu reflektieren.

13.1 Alltagsmanagement – ein Blick in das operative Geschäft

Die Leitfrage im Alltagsmanagement ist: „Wie gut ist die Leitung in die Herausforderungen der Praxis einbezogen, damit sie ihre Vorbildfunktion optimal wahrnehmen kann, Mitarbeitende unterstützt und einen Beitrag dafür leistet, dass die Einrichtung positiv in das Quartier oder den Sozialraum wirkt?"

In der Profilerhebung werden zunächst allgemeine Informationen der Einrichtung zusammengestellt. Dies betrifft besonders die Daten, die nach außen gehen, im Rahmen der Qualitätsprüfung für alle Kunden vergleichbar im Netz stehen und von dem MDK prüfbar sind. In Kap. 6 habe ich diese Fragen aus der Profilerhebung *Alltagsmanagement* schon dokumentiert und darauf hingewiesen, dass der MDK die Angaben eigentlich nicht überprüft. Aber über die Stellenpläne und die Erfassung der Qualifikationen und die Umsetzung der fachlichen Anforderungen hat der MDK Zugriff auf Daten, um Abweichungen festzustellen und an die Vertragspartner melden zu können. Die Selbstbewertungsgruppe ist also gut beraten, wenn sie jede einzelne Anforderung einschätzt und mit dem Träger in Bezug auf die Konkurrenz oder das Bild nach außen bewertet (Abschn. 6.1.1, Tab. 6.1).

Im zweiten Schritt werden die Werte und das Leitbild reflektiert. Wie sehr diese eine Orientierung bieten, wird in den Unterfragen deutlich. Denn die jeweiligen Experten der Gruppe beschreiben, wie sich Werte und Leitbild konkret in den Qualitätsstandards und Verfahrensanleitungen wiederfinden und ob diese einen Einfluss auf die Haltung haben.

Beispiel aus der Profilerhebung Alltagsmanagement: Wie werden die Leitbilder gelebt?

An welchen Werten, an welchem Leitbild orientiert sich Ihre Einrichtung?

- Wie finden sich diese Werte in den Qualitätsstandards wieder?
- Welchen Einfluss haben diese Werte auf die Haltung der Mitarbeitenden?
- Woran ist zu erkennen, dass diese Werte gelebt werden? ◄

Wichtige Erkenntnisse und die Orientierung geben die Stichworte, auf die Frage: „Woran ist zu erkennen, dass die Werte auch gelebt werden?" Aus den Antworten könnten werteorientierte Träger unmittelbar Kennzahlen ableiten. Dabei ist die Wirkung durch das Interesse und das Vorbild der obersten Leitung an einem erkennbaren werteorientierten Handeln vielleicht genauso wichtig wie ein Benchmarking.

In den Fragen werden die Konzepte auf den Prüfstand gestellt, die Stärken, Schwächen und Ziele zusammengetragen und Aspekte beleuchtet, in wieweit die „Demenzfreundlichkeit" von innen und außen sichtbar ist. Dies zeigt sich auch am Beitrag des Heimbeirats für den Stand der Inklusion oder Integration für Menschen mit Demenz. Unvermeidbare Interessenkonflikte können benannt und diskutiert werden und Lösungswege werden transparent. Eine Erkenntnis aus meinen Gesprächen mit Nachbarn von Menschen mit Demenz mit einem hohen Störungspotenzial ist: Die Bereitschaft belastende Situationen auszuhalten und sogar einen eigenen Beitrag dazu zu leisten, ist umso größer, je mehr die folgenden Aspekte umgesetzt werden:

- Nachbarn fühlen sich in der Belästigung ernst genommen,
- sie bekommen eine plausible Erklärung,
- sie erkennen unser Interesse an ihren Beobachtungen und Lösungsversuchen,
- die Profis machen transparent, was sie tun, um das Problem zu lösen und
- beziehen die Mitbewohner in die Lösungswege sinnstiftend ein.

Dies gilt genauso für den Blick auf die Wirkung nach außen: Was leistet die Einrichtung für eine demenzfreundliche Kommune? Dabei geht es nicht nur um die Anzahl der Freiwilligen aus dem Quartier, die Höhe der Spenden, das Engagement der Angehörigen, die Zahl der Besuche von Kindergärten und Schulen usw. Wichtig sind auch die kleinen Erlebnisse, in denen deutlich wird, wie Teilhabe erfahren wird.

> **Praxistipp 35: Inklusion durch Selbsterfahrung**
> Lassen Sie Mitarbeitende, Auszubildende oder Praktikanten zählen, wie viele positive und negative Signale sie bei Spaziergängen und Einkäufen wahrnehmen: freundliche Grüße oder negative Kommentare, kleine Hilfen an der Ampel, Verständnis im Geschäft (wenn Ware auf dem Rollator liegt und nicht auf dem Laufband), Vertrauen in eine Kassiererin, die das Geld aus dem Portemonnaie nehmen darf usw.

Die Reflexion des Quartiersmanagements beginnt mit der Frage nach der Einbindung und dem einfachen Auszählen möglicher Netzwerkpartner.

> **Beispiel aus der Profilerhebung Alltagsmanagement: Kleine Netzwerkanalyse im Quartier, Ausschnitt**
>
> - Wie ist die Einrichtung in die Kommune/Stadtteil und die Nachbarschaft eingebunden?
> - Welche Gruppen, Initiativen, Gewerkschaften, Kirchengemeinden, Vereine usw. engagieren sich im Quartier?
> - Welche Beziehungen bestehen zu der Einrichtung: Welche Mitarbeitende, Angehörige oder Ehrenamtliche aus Ihrem Haus sind in diesen Gruppen engagiert oder haben dort gute Kontakte? ◄

Manche Fragen erinnern an eine Sozialraumanalyse, die erforderlich ist, wenn das Quartiersmanagement durch öffentliche Gelder unterstützt werden soll.

Andere Fragen gehen darüber hinaus, wenn zusammengetragen wird, welche Mitarbeitenden, Ehrenamtliche oder An- und Zugehörige in den verschiedenen Netzwerken aktiv sind. Dies fördert Ehrlichkeit, Stolz oder Selbstkritik: Lässt sich diese Aktivität für die Einrichtung nutzen oder schadet sie, weil das Belastungserleben nach außen getragen wird?

Zudem werden alle Kooperationspartner und Kontrollorgane zusammengestellt und nach deren Identifikation mit der Einrichtung gefragt. Hintergrund dieser Frage sind zwei Beobachtungen: Wenn in der Prüfung oder Begutachtung der MDK-Mitarbeiter den Pflegepersonen mitteilt, dass er den eigenen Angehörigen hier hinbringen würde, ist dies mehr als Lob und Anerkennung. Es ist ein Spiegel des guten Rufs und ein fester Knoten im fachlichen Netzwerk.

Wie sehr sich auch Heimaufsichten mit den Einrichtungen identifizieren, erlebte ich bei einem Vortrag in einem Landestreffen der Pflegefachkräfte der Heimaufsichten: alle sprachen von „ihren Einrichtungen"!

Beispiel aus der Profilerhebung Alltagsmanagement: Frage zur Zusammenarbeit und Identifikation im beruflichen Netzwerk

Wie schätzen Sie die Identifikation all dieser Partner mit Ihrem Träger oder der Einrichtung ein? (Bitte machen Sie eine Aufstellung: Beratungsstellen, Kliniken, Alzheimergruppen, Seniorenorganisationen, Ärzte, Mitarbeitende aus Sanitätshäusern, Wäscherei, Reinigungsunternehmen, Therapeuten, Apotheker oder andere „Meinungsführer" in Ihrer Umgebung?) ◄

Andere Fragen richten den Blick auf die Schlussfolgerungen und Erkenntnisse aus vorherigen Selbstbewertungsgruppen. So zeigen die Daten aus der Profilerhebung *Pflege und Betreuung,* wer auf welche Empfehlung in die Einrichtung kam, und damit welche Netzwerkpartner die Meinungsführer für den guten Ruf sind. Trägervertreter können ergänzen, mit welchen Kooperationspartnern sie gut zusammenarbeiten und wo es derzeit Schwierigkeiten gibt, die sich auf die Einrichtung auswirken könnten.

Beide Aspekte sind auch für das Beschwerdemanagement hilfreich, denn das nötige Hintergrundwissen hilft bei der Bearbeitung und der nachfolgenden Sensibilisierung. Zudem wird der Informationsfluss zur Geschäftsführung transparenter.

An Erkenntnisse aus dem Personalmanagement knüpfen Fragen nach der Personalentwicklung, nach der Mitarbeiter- und der Einrichtungskultur an. Dies betrifft auch das Thema der optimalen Nutzung von Ressourcen wie das Pflegegradmanagement oder der verantwortliche Umgang mit fremdem Eigentum und Pflegeprodukten. All dies sind zentrale Prozesse, die auch durch Qualitätsbeauftragte gesteuert werden. In ihrem Artikel macht Eva Trede-Kretzschmar aus dem Richard-Bürger-Heim in Stuttgart dies deutlich:

> Im Richard-Bürger-Heim sind wir schon seit 1996 nach DIN ISO zertifiziert. Aus diesem Grund war es uns wichtig, ein Qualitätsmanagementsystem zu finden, das zum vorhandenen System passt und dieses ergänzt.
> Zusammenfassend kann ich aus unserer Sicht im Richard-Bürger-Heim feststellen, dass das IQM-Demenz eine enorme Weiterentwicklung der Mitarbeiter bewirkte. Das Selbstbewusstsein der Einzelnen wurde gestärkt, die Professionalität hat zugenommen, die Kollegen sind stolz auf ihre Arbeit und der Austausch mit anderen Einrichtungen wird selbstverständlich als wertvoll angesehen. Die Kompatibilität von IQM-Demenz und DIN ISO ist problemlos und ergänzend. Unser Träger hat sich entschieden, das IQM-Demenz in weiteren Häusern einzuführen, da die inhaltliche Auseinandersetzung mit dem wertorientierten Instrument IQM-Demenz eine Diskussion über die Werte anstößt, die der Kultur des Berufsstandes entspricht (Trede-Kretzschmar, zugegriffen am 24. Febr. 2020).

13.1.1 Beschwerdemanagement oder fehlerfreundliches System?

Bei der Einführung und Erprobung der DIN ISO in den 1990er-Jahren hat es mich umgetrieben, wie sehr Beschwerden und Fehler als absolutes persönliches Versagen im tiefen Zweifel an der Loyalität des Vorgesetzten wahrgenommen wurden: Rechtfertigungen, Schuldzuschreibungen, alte und neue Verletzungen, das Unterden-Teppich-Kehren, Gegenangriffe, Mobbingverdacht, stille Post/Hinter-dem-Rücken-Reden, Angst, Tränen oder Krankschreibung.

Es ist ein riesiges Thema für die Team- und Einrichtungskultur und es braucht kraftvolle Bilder und gemeinsame wertvolle Erfahrungen, damit diese Teufelskreise brechen oder gar nicht entstehen. Die einfache Formel „Kleine Fehler machen sympatisch." war für diese Verwicklungen fast eine Erleuchtung.

> **Praxistipp 36: „Kleine Fehler machen sympathisch, große berühmt" – so geht Beschwerdemanagement**
>
> Mein kleiner Spruch lässt sich mit der Lebenserfahrung erklären, dass perfektionistische, aalglatte Antreiber eher als unsympathisch wahrgenommen werden. Menschen, die zu ihren Fehlern und Schwächen stehen, sich hinterfragen und reflektieren, daraus lernen und in ihrer Kleinheit Größe zeigen, sind viel sympathischer.
>
> Wie berühmt große Fehler machen können, ist täglich in den Medien zu sehen, aber man muss es wollen.
>
> Mein kleiner Spruch soll also helfen, etwas Abstand zu bekommen, zumindest mit dem unvermeidlichen Lacher ist mir das oft gelungen. Vielleicht wird die Erkenntnis ein initialer Impuls, wenn die Fehlerkultur nicht mehr durch Schuld, Sühne und Angst definiert wird sondern durch Lernen und Wachstum.
>
> Geflügelte Worte haben den Vorteil, dass sie bedeutsame Themen auf den Punkt bringen. Für das Beschwerdemanagement und den Umgang mit Fehlern können Mitarbeitende Sinnsprüche suchen, die sie in passenden Situationen aufrufen. Auf Antoine de Saint-Exupéry geht z. B. zurück: „Wenn du dich weigerst, die Verantwortung für deine Niederlagen zu übernehmen, wirst du auch nicht für deine Siege verantwortlich sein." Napoleon soll gesagt haben: „Man kann keinen Eierkuchen backen, ohne ein paar Eier zu zerschlagen."
>
> Bei einem Vollkaskoversprechen mit Teilkaskofinanzierung sind Beschwerden unausweichlich. Fehler und Vergessen sind nur zu menschlich. Wenn die ersten Menschen so kritisch mit ihren Fehlern umgegangen wären wie manche Zeitgenossen, säßen wir heute noch auf den Bäumen. Die Zivilisation konnte sich nur entwickeln, weil wir Fehler gemacht und daraus gelernt haben.

Es gilt also auch institutionell, die Fehlerkultur zu verändern: Bei der Einführung von DIN ISO im Jahr 1995 sprachen wir von „Abweichungen" und wollten so weiteren Druck aus dem Kessel nehmen. Abweichungen sind per definitionem auch positiv. Verbunden sind damit eine Lernaufgabe und abzuleitbare Zielvereinbarungen. Wir üben Feedbackregeln (erst Wertschätzung dann Kritik) und wir machen Teamentwicklung, indem wir (un)heimliche Regeln hinterfragen.

Mir gefällt der Begriff vom „fehlerfreundlichen System", in dem jeder schnell erkannte Fehler das System sicherer macht. Die persönliche Verantwortung trägt zur Stärkung des gegenseitigen Vertrauens und der Wertschätzung bei. In Chemieanlagen sind diese doppelten Sicherungen unverzichtbar, auch Dienstleistungen können von dieser Idee profitieren und damit ihre Einrichtungskultur stärken.

Die Bedeutung der Transparenz in der Fehlerkultur ergänzt Ariel Weisberg aus dem Haus Berge in Essen. Er hatte in die Selbstbewertungsgruppe zwei Angehörige einbezogen, „ … und mich hat sehr beeindruckt, als sie sagten: ,Ihr seid ja gläsern. Wir haben alles sehen dürfen.' Wir ziehen aus der Kritik ganz gezielt Nutzen. Denn wir sagen: Wir machen Fehler, aber wir legen diese Fehler offen. Nur dann können wir sie auch beheben." (Weisberg, zugegriffen am 24. Febr. 2020).

13.1.2 Beispiele aus Phase zwei: Selbstbewertung Alltagsmanagement

Der in Tab. 13.1 dargestellte Ausschnitt zeigt, wie in der Selbstbewertung wirtschaftliche Themen hinterfragt werden.

Tab. 13.1 Beispiel aus der Selbstbewertung Alltagsmanagement: Wirtschaftlichkeit als Grundlage

Wie stellen wir sicher?	**3.1 Personelle, finanzielle, und materielle Ressourcen werden optimal genutzt**
	3.1.1 Bei der Nutzung der Ressourcen werden folgende Faktoren beachtet:
	a) Erzielte Ergebnisse
	b) Erbrachte Leistungen
	c) Planungsvorgaben
	d) Arbeitsbelastung der Mitarbeitenden
	e) Effizienz und Wirtschaftlichkeit
	f) Finanzielle Auswirkungen bei Änderung des Leistungsangebots
	g) Alternative Einnahmemöglichkeiten
	h) Gesetzliche Bestimmungen
	i) Arbeitssicherheit
	j) Umweltschutz

Mit Informationen über erzielte Ergebnisse, Gewinne und Renditeerwartungen tut sich ein Träger ggf. schwer, denn Transparenz schafft Begehrlichkeiten, Druck oder Ängste.

Aber Transparenz ist besser als Spekulation, sie vermeidet Missverständnisse und nimmt die Teams mit in Investitionen und Planungsvorhaben.

Bei zwei Punkten gibt es häufiger Nachfragen: Beim Thema der „finanziellen Auswirkungen bei Änderung des Leistungsangebotes" wird nachvollziehbar, warum z. B. bestimmte Bereiche durch Fremdfirmen übernommen wurden. Sie ordnen auch aktuelle Verbesserungsvorschläge in den betriebswirtschaftlichen Kontext ein.

Bei „alternativen Einnahmemöglichkeiten" werden die Vermietung von Räumen an Außenstehende oder die zusätzliche Belastung durch externe Tages- oder Mittagsgäste nachvollziehbar. Im Logehof in Mulsum wurde z. B. das kostspielige Bewegungsbad für Reha-Angebote vermietet und viele potenzielle Kunden und Angehörige finden so den Weg in die Einrichtung.

Zu jedem Qualitätsmanagement gehört die Bewertung externer Dienstleister, also der Kooperationspartner und Lieferanten (Tab. 13.2).

Im IQM Demenz erfolgt dies nicht formal sondern in einer bewertenden Gesamtsicht, in die auch Themen eingehen , bei denen es zu Schwierigkeiten oder Bruchstellen der Zusammenarbeit kommen kann. Damit wird die sog. Spezifikation für passgenaue Dienstleistungen klarer und deutlich, was wann von wem und wo umgesetzt wird oder eben nicht.

Tab. 13.2 Beispiel aus der Selbstbewertung Alltagsmanagement: Vertragliche Anforderungen als Grundlage der Bewertung von Lieferanten

Wie stellen wir sicher?	**4.1 Externe Dienstleister werden nach vorgegebenen Kriterien ausgewählt**
	4.2 Relevante Anforderungen sind vertraglich mit externen Dienstleistern geregelt:
	a) Laufzeit des Vertrages/Kündigung
	b) Qualifikation
	c) Verantwortlichkeit
	d) Übereinstimmung der zu erbringenden Leistungen mit den besonderen Anforderungen der Dementenbetreuung
	e) Umfang der lieferbaren Leistungen
	f) Qualität der lieferbaren Leistungen
	g) Lieferfristen und Kosten
	h) Beschwerdemanagement
	i) Haftungsregelungen
	j) Wechselseitiges Berichtswesen

13.2   Strategisches Management – der gemeinsame Blick in eine erfolgreiche Zukunft

Nach den Einblicken in das operative Management und die Teilhabe der Geschäftsführung an den Alltagserfahrungen wird der abschließende Blick auf die langfristige Ausrichtung der Einrichtung gelenkt. Die Leitfrage ist, wie nehmen Sie Ihre Mitarbeitenden mit in Ihre langfristigen Ziele, in die Sicherung des laufenden Betriebs, in Einsparmöglichkeiten und Innovationen und in die Wirkung nach außen?

In diesem letzten Themenfeld geht es um die kurz- und langfristigen Planungen in den Zeiten der Pflegenot. Besonders wertvoll ist, dass diese Themen nicht nur in der Einrichtung offen und kreativ diskutiert werden, sondern auch zwischen den Moderatoren der IQM-Gruppe.

Hier finden auch große Themen eine weiterführende Bewertung. Einige Fragestellungen haben wir bereits unter dem Aspekt der Gesundheitsförderung und bei der Ausrichtung auf den neuen Pflegebegriff diskutiert. Mit der Einführung der generalistischen Pflegeausbildung stehen alle vor den Herausforderung der Kooperationen, denn die Curricula stellen klare Erwartungen an den fachpraktischen Unterricht und Auszubildende aus Kliniken leisten eine verbindliche Zeit in der Altenpflege.

Notwendig ist dies allemal, denn es liegt letztlich

- an den Arbeitsbedingungen,
- der Attraktivität der Stellen,
- an den Entfaltungsmöglichkeiten für den Einzelnen und
- an der Teamkultur, ob sich die eigenen Auszubildenden im dritten Jahr für die Altenpflege entscheiden und
- ob er oder sie in der Einrichtung bleiben möchte oder ein (derzeit) höheres Gehalt in der Klinik oder im Ausland vorzieht.

Wir können sicher davon ausgehen, dass der Fachkräftemangel in allen Bereichen der Pflege zu marktwirtschaftlichen Strategien für die Mitarbeiterfindung und -bindung führen wird, auch höhere Gehälter sind unausweichlich. Im *Personalmanagement* wurde dazu eine umfassende Analyse erarbeitet, in diesem Qualitätsbereich geht es um die Bewertung unter der mittelfristigen Perspektive.

Praxistipp 37: Kleiner Zaubertrick für die strategische Planung
In der Psychotherapie hilft die Imagination, sich die Bilder einer positiven oder perfekten Zukunft vorzustellen. Dann folgt der Blick auf das, was sich dafür verändert haben wird. Also setzen Sie sich gemütlich in Ihrer Jour-fixe-Gruppe hin, schenken Sie sich dazu ein schönes Getränk ein. Sie schließen die Augen und lassen Bilder entstehen: Was haben Sie in 5 Jahren erreicht? Wo stehen Sie dann mit Ihrer Einrichtung? ... Malen Sie sich das

so genau wie möglich aus, je konkreter dieses Traumbild umso besser. Wenn alles ganz klar vor dem inneren Auge ist, dann schauen Sie zurück, welche Wege sind Sie gegangen, was hat Ihnen geholfen? Wovon haben Sie sich verabschiedet? Was haben Sie gewonnen? Machen Sie sich Stichworte und dann tauschen Sie sich aus. … So können im kreativen Zugang neue Ideen, Visionen und Argumente für die strategische Planung entstehen. Ganz nach der alten chinesischen Weisheit: „Der Mann, der den Berg abtrug, war derselbe, der anfing, kleine Steine wegzutragen."

Bei der Zusammensetzung der Selbstbewertungsgruppe spielen zupackende Frauen und Männer eine wichtige Rolle. Nach dem geflügelten Wort von Friedrich Nietzsche sollten auch die größten *Bewahrer und Bedenkenträger* in diese Selbstbewertung einbezogen werden, denn „viele sind hartnäckig in Bezug auf den einmal eingeschlagenen Weg, wenige in Bezug auf das Ziel".

Auch die wiederholte Durchführung von IQM Demenz ist eine strategischen Managemententscheidung . Dies bringt Christine Petersen als seinerzeit neue Heimleiterin des Haus Schwansen auf den Punkt:

Das Haus Schwansen als vollstationäre Pflegeeinrichtung, spezialisiert auf die Betreuung von Menschen mit Demenz, gehört zu den Einrichtungen, in denen dieses Modell des Qualitätsmanagements auf Praxistauglichkeit erprobt wurde. Inzwischen sind wir bereits im 2. Durchgang. Seit nun fast 2 Jahren bin ich als neue Heimleiterin hier eingesetzt. In dieser Einarbeitungszeit war IQM Demenz hilfreich. Ich entschloss mich sehr bald, mit den IQM-Demenz-Teams zusammen diesen Fragenkatalog zu bearbeiten. … Durch IQM Demenz habe ich als „Neueinsteigerin" einen tiefen Einblick in alle Bereiche der Organisation bekommen, eine Einschätzung, wo Handlungsbedarf besteht, und weiß eine verlässliche Umsetzung der Qualitätsverbesserungsprojekte sichergestellt (Petersen, zugegriffen am 24. Febr. 2020).

13.2.1 Ein Blick in die Glaskugel: Quartiersarbeit als strategisches Management

Während im *Alltagsmanagement* die Netzwerkarbeit für die operative Ebene analysiert wurde, reflektiert die Gruppe jetzt den Blick in die Zukunft.

In diesem Qualitätsbereich gehen auch Fragen der wirtschaftlichen Entwicklung und die mittelfristige Prognose in der Belegung und der regionalen Verankerung ein.

Beispiel aus der Profilerhebung strategisches Alltagsmanagement: Strategische Fragen zum Quartiersmanagement

- Welche Möglichkeiten ergeben sich aus den Beziehungen, die Mitarbeitende, Angehörige oder Ehrenamtliche aus Ihrem Haus zu Netzwerkpartnern haben? (Nutzen Sie: Alltagsmanagement 2.1.1.2)

- Ihr 5-Jahres-Ziel: Bitte schauen Sie sich Ihre Kooperationspartner an (Alltagsmanagement 2.2). Bei wem sollte sich die Zusammenarbeit verändern? Wie soll diese in 5 Jahren sein?
- Ihr 5-Jahres-Ziel Quartiersmanagement: Wie soll sich das Quartier d.h. Ihr relevanter Sozialraum entwickelt haben, wie sehr ist es demenzfreundlicher/demenzsensibler geworden, was hat Ihr Haus dazu beigetragen?
- In welcher Form sichert der Träger/die Geschäftsführung die Wirtschaftlichkeit der Dementenbetreuung und der gesamten Einrichtung?
- Welche Schlussfolgerungen für die Belegung werden aus der Analyse der Bewohnerdaten gezogen?
- Wie schätzen Sie Ihre Einrichtung derzeit in Ihrer Region ein, welche Aspekte berücksichtigen Sie in dieser „Marktanalyse"? ◄

Zwei weitere Fragen richten den Blick auf die Wirkung nach außen. An anderer Stelle wurden bereits das „gewisse Extra" und Alleinstellungsmerkmale aus Sicht der Mitarbeitenden zusammengetragen. Nun kann dies mit der Strategie der Geschäftsführung abgeglichen werden.

Wirkung nach außen

- In welcher Form präsentiert sich der Träger/die Geschäftsführung mit seinen Einrichtungen in der Öffentlichkeit (auch Besonderheiten und Alleinstellungsmerkmale)? Wie oft ist Ihre Einrichtung in den Medien präsent?
- Wie haben Sie sich auf dem „wegweiser-demenz.de" dargestellt? Welche Botschaft hat Ihr demenzbezogenes Profil? ◄

Praxistipp 38: Zeigen Sie sich der Welt im Web – 1000 kostenlose Zeichen auf der offiziellen Webseite der nationalen Demenzstrategie
Eine wirkungsvolle Darstellung der Einrichtung bietet die Internetplattform des Bundesministerium für Familie, Senioren, Frauen und Jugend (BMFSFJ): www.wegweiser-demenz.de. Auf der offiziellen Datenbank kann jede Einrichtung in 1000 Zeichen ein eigenes demenzbezogenes Profil formulieren. Ich hatte dies seinerzeit im Redaktionsbeirat angeregt, als das Internet mit unverständlichen Berichten und Zensuren der Qualitätsprüfungen überschwemmt wurde und eine vergleichende positive Möglichkeit zur Darstellung fehlte – auf einer neutralen offiziellen Webseite.

Die Beiträge werden von der Person eingestellt, die in der Datenbank als Ansprechpartner benannt ist. Korrigiert werden nur gröbste Fehler. Ein Beispiel für eine Nachfrage der Redaktion bei mir war, dass ein ambulanter Dienst eine Gedächtnissprechstunde – also ein klinisches medizinisches Angebot – angab und vermutlich ein Gedächtnistraining meinte. Heute werde ich recherchieren, denn der erste ambulante Dienst hat ein medizinisches Versorgungszentrum (MVZ) gegründet und 3 Ärzte angestellt. In den Schulungen lasse ich die Teilnehmer gleich einen Textvorschlag erarbeiten, das Feedback der Gruppe ist da ausgesprochen hilfreich.

13.2.2 Von Teamarbeit und Dreamarbeit

Das Personal ist das größte Gut für die Beziehungsgestaltung und für die Wirtschaftlichkeit. Dieser Gedanke zieht sich durch das IQM Demenz. In der Profilerhebung wird nach der langfristigen Entwicklung der Mitarbeiterkultur gefragt, damit wird – quasi nebenbei – mit der Vision für eine bessere Teamarbeit das Fundament für schwierige Phasen gestärkt. Diese sind die in Zeiten der Pflegenot vermutlich kaum zu vermeiden. Je größer eine Krise ist, umso wichtiger wird das stabile Team und der gemeinsame Traum guter Zusammenarbeit – sozusagen die „Dreamarbeit" –.

Besonders wertvoll ist dabei der Erfahrungsaustausch in der IQM-Gruppe der Einrichtungen.

Beispiel aus der Profilerhebung strategisches Management: Entwicklung der Einrichtungskultur

- Welche Strategie verfolgt der Träger/die Geschäftsführung zur Entwicklung der Mitarbeiterkultur? Wie soll diese in 5 Jahren sein?
- Welche Möglichkeiten gibt es, dass die Einrichtungs- und Mitarbeiterkultur positiv nach außen wirkt? Wo möchten Sie diesbezüglich in 5 Jahren stehen?
◄

Diese Anregungen fließen in die Einrichtung zurück, mit dieser Profilerhebung gehen sie schon in die zweite Runde zur aktuellen strategischen Entwicklung. Dabei entstehen in der gemeinsamen Betrachtung und im gegenseitigen Verständnis neue Impulse, die im Themenspeicher notiert werden. In der dritten Runde folgt einige Monate später wieder der Austausch unter den Moderatoren in der *IQM-Gruppe* und in der vierten Runde die Selbstbewertung in der Einrichtung unter Beteiligung der Geschäftsführung. Der fünfte Schritt ist die Auswertung der Ergebnisse und die weitere Planung.

13.2.3 Selbstbewertung strategisches Management

In dieser letzten Selbstbewertungsgruppe bekommt das Management die Rückmeldung, wie wichtig und wie bekannt die langfristigen Strategien sind und wie sehr sie in der Wahrnehmung von den Leistungsträgern vor Ort umgesetzt sind.

Beispiel aus der Selbstbewertung strategisches Management: Kriterien der Vernetzung. Wie stellen wir sicher?

- 2.2 Unsere Einrichtung ist in ihrem relevanten Einzugsgebiet vernetzt
- 2.2.1 Wir beteiligen uns mit unseren Erfahrungen an sozialpolitischen Diskussionen
- 2.2.2 Unsere Einrichtung ist in der Gemeinde/Kommune eingebunden
- 2.2.3 Wir haben tragfähige strategische Kooperationen mit anderen Organisationen und Institutionen ◄

Einige Beispiele aus dem Fragenkatalog bilden mögliche strategische Ziele ab. Aus der Bewertung, wie die Einbindung in der Kommune wahrgenommen wird, bekommt die Einrichtung eine Kennzahl zur Bekanntheit und zum Umsetzungsstand der strategischen Ziele Vernetzung und Kooperation.

Die Beteiligung an der sozialpolitischen Diskussion ist ein guter Indikator dafür, wie sehr der Einsatz des Trägers für die Veränderung belastender Rahmenbedingungen ankommt. Je bekannter dies ist, desto eher könnte dies einen motivierenden Effekt auf die Pflegenden haben.

Die folgenden Kriterien für eine langfristig erfolgreiche Wirtschaftsplanung weisen auf die Strategien zur Effizienz – Flexibilität – Krisensicherheit – Innovation hin.

Beispiel aus der Selbstbewertung strategisches Management: Einige Entwicklungspotenziale

- 3.1.5 Die Leistungsfähigkeit der Mitarbeitenden entspricht den Anforderungen
- 3.1.6 Unerwartet eintretende Situationen werden zum Wohle aller Beteiligten bewältigt
- 3.1.7 Neue oder zusätzliche Dienstleistungen können finanziert werden ◄

Gerade in der letzten Frage nach zusätzlichen Dienstleistungen steckt Musik. Das können zum einen Zusatzleistungen sein, mit denen das Profil und die Alleinstellungsmerkmale der Einrichtung gestärkt werden. Es können zum anderen Projekte sein, in denen für einzelne Zielgruppen neuen Betreuungsformen entwickelt werden. Diese gehen dann in die Pflegesatzverhandlungen ein.

Ein anderes Beispiel sind trägerübergreifende Aktionen, in denen die beteiligten Einrichtungen einen Beitrag für die Verbesserung der Finanzierung leisten und Einfluss auf eine Veränderung oder Ausgestaltung der Gesetze nehmen, so wie das folgende Kapitel zeigt.

13.3   Lieber trägerübergreifend gemeinsam handeln, als einsam abwarten

Ein Beispiel für ein abgestimmtes strategisches Management ist ein spontanes Projekt der Praktiker aus der Holler Runde 2017. In der Tagung wurde deutlich, dass in der neuen Pflegebegutachtung Menschen mit einem extrem auffordernden

Verhalten und einem großen Bedarf an 1-zu-1-Betreuung oft nur den Pflegegrad 3 oder 4 erreichen. In der Folge werden Stellen reduziert, weil diese Menschen nun niedriger eingestuft werden. Damit werden Einrichtungen, die sich den besonderen Herausforderungen der Demenz stellen, schlechter gestellt, es sei denn sie verhandeln wie Peter Dürrmann einen einheitlichen Pflegesatz für die Pflegegrade 3–5 (Information aus der Holler Runde 2019).

Die Diskussion um die finanzielle Sicherstellung professioneller Maßnahmen bei schweren Verhaltensstörungen zieht sich wie ein roter Faden durch die letzten Jahrzehnte: Wie gelingt es uns, dass das auffordernde Verhalten und das professionelle Handeln in der Pflegeeinstufung, in der Personalbemessung und in der leistungsgerechten Vergütung angemessen berücksichtigt wird?

An der Studie haben 38 Einrichtungen teilgenommen, 9 davon haben IQM Demenz durchlaufen, ein gutes Zeichen, der Vernetzung und der innovativen Kraft. Das gemeinsame Auftreten, die Zusammenarbeit mit der Pflegewissenschaft und die Argumentation mit validen Zahlen in den Gremien des Gesundheitsministeriums stärken nicht nur die Selbstwirksamkeit in den Häusern, sie leisten auch einen Beitrag zur Veränderung der Rahmenbedingungen.

Die Ergebnisse wurden im Beirat des Bundesministeriums für Gesundheit (BMG) und in anderen Gremien aufgenommen und Schritte zur Lösung des Problems versprochen. Ich kenne keine Studie, die vor der Veröffentlichung so viel bewegt hat. Aber mit schnellen Ergebnissen können wir nicht rechnen. Vielleicht steht alles unter der alten chinesischen Weisheit: „Wenn der Wind der Veränderung weht, bauen die einen Mauern und die anderen Windmühlen."

Im Februar 2020– beim Überarbeiten dieser Zeilen – geht die Studie in die Öffentlichkeit. Die Aussagen sind vorsichtig formuliert, da es keine repräsentative Stichprobe sei. Es haben sich normale Einrichtungen und die mit einer besonderen Dementenbetreuung beteiligt, andere sind stolz darauf, dass sie sich um die Menschen kümmern, die von Heimen üblicherweise abgewiesen werden. Alle eint vermutlich das Selbstbewusstsein, zu den Vorreitern zu gehören.

Dies macht diese Daten besonders wertvoll, wenn sie mit repräsentativen Studien verglichen werden: Es überrascht nicht, dass sowohl der Anteil von Pflegegrad 4 und 5 über dem Bundesdurchschnitt liegt, die schwersten kognitiven Beeinträchtigungen sich mit 55 % deutlich über anderen großen Studien finden (32 %) (Wingenfeld 2019, S. 20 f.), als auch die schwersten Beeinträchtigungen bei den „Verhaltensweisen und psychischen Problemlagen" (Modul 3) mit 53,3 % genau doppelt so hoch liegen wie in repräsentativen Studien (26,7 %) (Wingenfeld 2019, S. 35). Damit lassen sich keine Aussagen über konkrete Zahlen machen, aber es lassen sich relevante Bedarfe ableiten. Spitz gerechnet ließe sich die Zahl der Konstellationen für einen höheren Pflegebedarf halbieren, bis eine detaillierte Auswertung vorliegt.

Erkenntnisgewinn liegt in der Betrachtung der Menschen, die sehr häufig bestimmte Verhaltensweisen und Problemlagen zeigen, denn die Daten differenzieren zwischen den Menschen, die 1- bis 3-mal oder mindestens 4-mal täglich ein bestimmtes Verhalten zeigen. Für die Betreuung ist bedeutsam, ob z. B. physisch aggressives Verhalten 4-mal täglich und häufiger auftritt (1,8 %) oder bis zu 3-mal täglich (3,4 %). Hier weitere Daten zur Häufigkeit des Auftretens:

- Bei verbalen Aggressionen liegt das Verhältnis des Verhaltens bei 4,7 % ($\geq$4-mal/Tag) vs. 6 % (1- bis 3-mal/Tag).
- Bei vokalen Auffälligkeiten wie das „lautieren" besteht ein Verhältnis von 9,7 % ($\geq$4-mal/Tag) vs. 5,3 % (1- bis 3-mal/Tag) und bei der Abwehr pflegerischer Maßnahmen von 8,1 % vs. 10,3 % (Wingenfeld 2019, S. 37). Erfasst wurde auch die Häufigkeit der Unterbrechungen pflegerischer Abläufe, hier liegt das Verhältnis bei 6 % ($\geq$4-mal/Tag) vs. 8,4 % (1- bis 3-mal/Tag) (Wingenfeld 2019, S. 39).

Ein verhaltensbedingt hoher Unterstützungsbedarf wird vorgeschlagen, wenn Verhaltensweisen akute Risiken und Problemsituationen auslösen. Dies betrifft sozial inadäquates, selbst- oder fremdschädigendes Verhalten und die Abwehr von Unterstützung. Menschen, die dieses Verhaltensmuster zeigen, haben deutlich höhere kognitive Einbußen (zu 80 %), sie zeigen zu 69 % mind. 3 tägliche Verhaltensweisen im Modul 3 und täglich motorisch geprägte Verhaltensauffälligkeiten. Tägliche Ängste und Antriebslosigkeit treten doppelt so hoch auf wie bei den übrigen Bewohnern (Wingenfeld 2019, S. 61).

Aus diesen Daten schlägt Klaus Wingenfeld drei mögliche Varianten für einen besonderen Bedarf vor. Die Abb. 13.1 macht dies anschaulich.

Eine Tabelle in der Studie zeigt, welche Menschen mit täglichen Verhaltensweisen in einer solchen Konstellation erfasst werden und welche nicht (vgl. Wingenfeld 2019, S. 66).

- Tägliche motorische Verhaltensauffälligkeiten und nächtliche Unruhe rechtfertigen keinen zusätzlichen Bedarf, denn je weniger eine Unruhe zu Konflikten führt, um so eher ist dies im üblichen Rahmen zu leisten.
- Bei täglichen Ängsten und Antriebslosigkeit infolge depressiver Stimmungslage werden weniger als die Hälfte der Menschen mit hohem Problemdruck in den 3 Varianten erfasst. Diese Problemlagen erfordern – wie auch tägliche Wahnsymptome – eine hohe gerontopsychiatrische Kompetenz und viel Zeit für Gespräche und Aushandlungen.

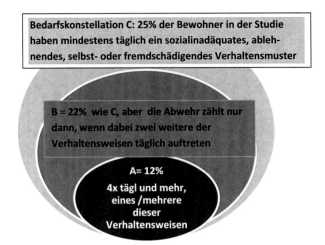

Abb. 13.1 Wie unterscheiden sich unterschiedliche Konstellationen mit einem nachweislich hohen Bedarf? Die betrifft Pflegebedürftige mit einem sozialinadäquaten, ablehnenden, selbst- oder fremdschädigenden Verhaltensmuster, weil sie regelmäßig eine akute Risiko- oder Problemsituation auslösen. Nur für die Berechnung der kleinen Teilgruppe „A" wären die Daten nicht aus dem neuen Begutachtungsinstrument (NBI) abzuleiten

Aus der Steuerungsgruppe erinnere ich mich, wie sehr dieses eher geronto-psychiatrische Verhaltensmuster zumeist die Menschen beschrieb, für die individuelle Kriseninterventionen an mehreren Stunden pro Tag notwendig waren. Bei dem Blick auf die Diagnosen waren dies oft Menschen mit einer Doppeldiagnose, eine Demenz und eine Depression, Psychose oder Suchterkrankung. Aus meiner über 30-jährigen Erfahrung in einem inklusiven Versorgungssystem gelingt es oft diese Menschen zu integrieren, aber manchmal ist ein abgestimmtes Betreuungskonzept mit komplexen Interventionen erforderlich und manchmal eine psychiatrische Betreuungsform mit einer verbindlichen Tagesstruktur, festen Vereinbarungen und Mitbewohnern, die einem gefährdenden Verhalten nicht hilflos ausgeliefert sind.

Diese Gruppe sollte als vierte Konstellation in den Blick genommen werden, auch weil diese Menschen in der Regel ein anderes Betreuungskonzept benötigen. An anderer Stelle habe ich einen Vorschlag unterbreitet, wie bei diesen Menschen die Chancen zum nächsten Pflegegrad erhöht werden können (Abschn. 7.5.5, Praxistipp 23).

Für Menschen mit Demenz und starken Herausforderungen ist ein höherer Bedarf unstrittig, es geht nur noch darum, ob es eher 10 % oder 20 % sind und es geht um das Wie. Mit einem gerontopsychiatrischen Zuschlag analog zu dem alten § 87b konnten sich die Praktiker bei der konzertierten Aktion noch nicht durchsetzen. Klaus Wingenfeld schlägt abschließend folgende Handlungsebenen vor:

- Die Identifizierung von Bewohnern mit einer komplexen Verhaltenssymptomatik könne bei der stationären Personalbemessung berücksichtigt werden, da über das NBI alle Daten vorliegen.
- Die Qualifikation und die Präsenz der Pflegefachkräfte müsse gesichert sein. Damit sprechen die Daten gegen die derzeit diskutierte Absenkung der Fachkraftquote und sind ein Plädoyer für einen durchdachten, demenzbezogenen, fachpraktischen Unterricht in der neuen Ausbildung.
- Weitere Zusatzqualifikationen seien erforderlich. So fordert der Expertenstandard Beziehungsgestaltung in der Pflege von Menschen mit Demenz in allen vorsorgenden Einrichtungen gerontopsychiatrisch weitergebildete Fachkräfte.
- Das Qualifikationsniveau für die psychosoziale Unterstützung dürfe sich nicht auf die Anforderungen für niedrigschwellige Betreuungsaufgaben beschränken.
- Unter dem neuen Pflegebegriff müsse geklärt werden, wie – und nicht ob – die Rahmenvereinbarungen zur besonderen Dementenbetreuung weiterentwickelt werden. Zudem sei eine inhaltliche Entwicklung im fachgerechten Umgang mit diesen Menschen auf Grundlage des neuen Verständnisses notwendig.
- Es bestehe die Notwendigkeit, dass sich die Organisationskonzepte der Pflege weiterentwickeln.
- Hinzu kommen konkrete komplexe oder multimodalen Interventionen (vgl. Wingenfeld 2019, S. 76 f.).

Klaus Wingenfeld fordert in seinem abschließenden Satz dazu auf, dabei auf die Erfahrung zurückzugreifen: „Einige Einrichtungen bemühen sich schon seit längerer Zeit, diesen Anforderungen zu genügen. Durch die demografische Entwicklung ist allerdings ein Problemdruck entstanden, der über Einzelinitiativen hinaus eine systematische Förderung solcher anspruchsvoller Versorgungskonzepte erfordert."

Praxistipp 39: Weiter denken – neue Perspektiven
Genau für diese systematische Förderung anspruchsvoller Versorgungskonzepte können wir an verschiedenen Ansatzpunkten weiterdenken. Verschiedene Aspekte habe ich schon diskutiert und stelle sie nun zusammenfassend in diesen Zusammenhang.

- Unterstützung durch systematische Erfahrung: IQM Demenz ist ein effizientes und intelligentes System für die Organisationsentwicklung
- Vom Demenzkonzept zu einem gerontopsychiatrischen Konzept: Es sind weitere Anforderungen an ein Betreuungskonzept zu berücksichtigen,

das sich nicht nur an Menschen mit Demenz richtet sondern auch an solche mit einer Multimorbidität oder einem hohen Problemdruck infolge einer psychischen Krankheit

- Leistungen im Qualitätsmanagement definieren: Zur Umsetzung der komplexen Interventionen habe ich bereits ein praktikables Konzept zur Abgrenzung unterschiedlicher Leistungen vorgelegt. Dies kann in den Konzepten hinterlegt werden
- Multiprofessionalität statt Omnipotenz: In Abgrenzung zum derzeitigen Mainstream, alle Aufgaben in die Hände der Pflege zu legen, setze ich auf ein multidisziplinäres Vorgehen. Die Attraktivität der Pflege wird dadurch m. E. mehr gestärkt, als durch einen Burnout-verdächtigen Omnipotenzanspruch
- Interdisziplinäre Verstehenshypothese: Ein aufforderndes Verhalten beschreibt auch typische Symptome schwerer Krankheiten. Es ist damit eine Aufforderung zur Berücksichtigung medizinischen und therapeutischen Diagnostik und Behandlung
- Dauerhafte interdisziplinäre psychoedukative Maßnahmenplanung zur Umsetzung psychiatrischer Leitlinien: In die komplexen Interventionen werden auch aktuelle Therapien, ergänzende „Eigenübungsprogramme" und ärztlich angeordnete krankheits- und therapiebedingte Verhaltensvorschriften einbezogen und können mit spezifischen Leistungen hinterlegt werden
- Multimodale Berücksichtigung im Pflegegrad:
  - Dies betrifft verschiedene Ebenen in der Begutachtung. Die Einschätzung der Rehabilitationsfähigkeit und das fachliche Handeln zum auffordernden Verhalten sollten exakt hinterfragt und beschrieben werden. Im Falle einer ärztlichen Angeordnung kann diese im Modul 5 des NBI berücksichtigt und mit den Vorschlägen des Gutachters zur Pflegeplanung verknüpft werden.
  - Mit einem ggf. höheren Pflegegrad und individuell geplanten zusätzlichen Leistungskomplexen werden diese Leistungen finanziell abgesichert (ob sie dauerhaft erbracht werden, lässt sich unschwer in den MDK-Kontrollen evaluieren)

In Abb. 13.2 findet sich eine zusammenfassende Übersicht der Handlungsoptionen.

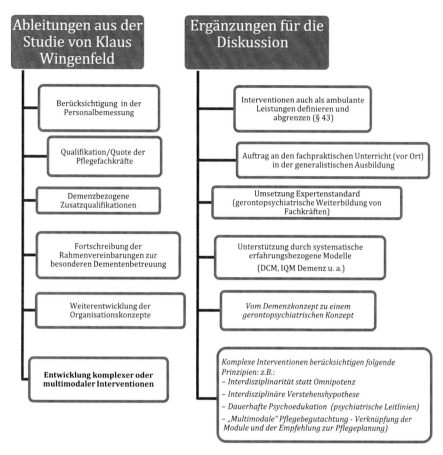

Abb. 13.2 Übersicht der Handlungsoptionen zur Optimierung des Versorgungskonzeptes dementer Heimbewohner mit ausgeprägten Verhaltensauffälligkeiten

Literatur

Petersen C, Über ihre Erfahrungen mit dem IQM-Demenz als neue Heimleiterin: Haus Schwansen. https://www.iqm-demenz.de/fileadmin/redaktion/iqm_demenz/erfahrung/8c_Erfahrungen_Haus_Schwansen_Rieseby.pdf. Zugegriffen: 24. Febr. 2020

Trede-Kretzschmar E, Erfahrungen mit dem IQM-Demenz. https://www.iqm-demenz.de/fileadmin/redaktion/iqm_demenz/erfahrung/8a_Erfahrungen_Richard_Buerger_Heim.pdf. Zugegriffen: 24. Febr. 2020

Weisberg A, Praxiserfahrung Haus Berge, Essen. https://www.iqm-demenz.de/fileadmin/redaktion/iqm_demenz/erfahrung/8h_Erfahrungen_Haus_Berge.pdf. Zugegriffen: 24. Febr. 2020

Wingenfeld K (2019) Bedarfskonstellation und Pflegegrade bei demenziell erkrankten Heimbewohnern mit ausgeprägten Verhaltensauffälligkeiten, S 19–156. Veröffentlichungsreihe des Instituts für Pflegewissenschaft an der Universität Bielefeld (IPW). https://www.uni-bielefeld.de/gesundhw/ag6/downloads/ipw_156.pdf . Zugegriffen: 24. Febr. 2020

Phase 3: Vom Themenspeicher ins Projektmanagement

In den ersten beiden Phasen sind die Selbstbewertungsteams angehalten einen erkannten Handlungsbedarf im „Themenspeicher" festzuhalten. Dieser geht in einen Qualitätsverbesserungsplan ein, aus dem dann in der dritten Phase 3 Projekte geplant und umgesetzt werden. Dazu findet ein Workshop für Einrichtungsleitungen und Qualitätskoordinatoren statt. Eine vertiefende Einführung in Arbeitsweisen und Methoden des Projektmanagements ist für manche eine gute Wiederholung, für andere ist es Neuland. Die Schulungsinhalte geben Anregungen, es gibt aber keine Vorgaben, wie das Projekt umzusetzen ist. Aus diesem Grund spare ich mir in diesem Kapitel Tipps und Tricks aus der Schulung, denn eine kleine Einrichtung braucht etwas ganz anderes als ein große, die oft schon in die Vorgaben zum Projektmanagement eines Trägers eingebunden ist.

Im Mittelpunkt steht der Erfahrungsaustausch zu den Projektideen. Mit den intensiven Diskussionen in den Schulungen ist gegenseitiges Vertrauen gewachsen, es besteht hohe Offenheit und Interesse an den Ergebnissen und dem Vorgehen. Zu jeder Projektidee gibt es in Arbeitsgruppen ein Brainstorming, mit Anregungen, eigenen Erfahrungen und gegenseitiger Unterstützung, sodass am Ende des Tages ein Blumenstrauß von Projektskizzen vorliegt. In einer Gruppe aus 6 Einrichtungen ergaben sich ca. 180 Verbesserungsvorschläge. Sigrid Daneke beschreibt in der Fachzeitschrift *Heim + Pflege* Projektideen und zitiert die Qualitätskoordinatorin in Holle:

> In unserem Haus haben sechs Teams zu drei bis fünf Mitgliedern plus Moderatorin in insgesamt 83 Tagungsstunden die Phasen eins und zwei mit Leben gefüllt", berichtete Stefanie Kleindienst. Insgesamt waren etwa 40 Mitarbeiter und damit 40 % der gesamten Einrichtung mit der Bearbeitung der zwei in Holle daraufhin gewählten größeren Projekte beschäftigt. Die beiden Holler Projekte waren eine Stellenbeschreibung für die Hausleitung sowie das Thema Ehrenamtliche in privaten Einrichtungen. Daneben ergaben sich drei kleinere Projekte, etwa die Sicherstellung der richtigen Betthöhe für jeden Bewohner. Neben insgesamt fünf eigenen Projektideen werden in Holle nun vier von anderen IQM-Häusern in die Alltagspraxis umgesetzt. Eines davon thematisiert die Müllvermeidung.

© Springer-Verlag GmbH Deutschland, ein Teil von Springer Nature 2020
M. Hamborg, *IQM Demenz in der Altenpflege*,
https://doi.org/10.1007/978-3-662-61311-5_14

In einer anderen Einrichtung ging es etwa um das „Erarbeiten einer schriftlichen Richtlinie zur Kontaktaufnahme vor Einzug des Bewohners". In allen Projekthäusern wurden alle Mitarbeitenden über die Aktivitäten der Partner informiert, außerdem gab es gegenseitige Besuche und gemeinsame Reflektionsrunden (Daneke 2007, S. 19 f.).

Wie sehr diese Phase in das Team hineinwirkt, hält Eva Bodemann in der Hauszeitung von Haus Waldeck vom 26. Januar 2012 fest:

> Liebe Leser, das Projekt „Erstellung eines Biographiebogens" ist abgeschlossen und wurde bereits vorgestellt. Mit diesem dreistufigen und sehr ansprechend gestalteten Biographiebogen, der nun eine „Lebensgeschichte" ist, haben wir etwas geschaffen, was es bisher in dieser Form noch nicht gibt. Ganz viel Lob dafür gab es von Herrn Appasamy, der uns vom IQM-Demenz betreut. Er sagte: „Warum ist auf diese Idee vorher noch niemand gekommen?" Ich kann nur sagen, es war ein supertolles Team, das aus Mitarbeitern und Angehörigen bestand – besser kann man das IQM nicht umsetzen (Bodemann 2012).

Im Haus Waldeck, einem Pflegeheim im Kurgebiet in Bad Bramstedt, leben demenzkranke und pflegebedürftige, psychisch kranke Menschen gemeinsam in kleinen Wohngruppen. Der erarbeitete Bogen ist auch deshalb wertvoll, weil Angehörige von Menschen mit psychischen Erkrankungen andere Anforderungen an die Lebensgeschichte legen. Im Vordergrund steht das Verständnis für den Menschen und für den Hintergrund seines oder ihres Verhaltens und weniger biografische Eckdaten oder Schlüsselbegriffe, die für Menschen mit Demenz wichtig sind.

In einem zweiten Qualitätsverbesserungsprojekt wurde ein langer schmaler Flur mit einem Landschaftsbild künstlerisch gestaltet, um den Raum optisch zu erweitern. Mobile Bewohner werden dadurch gleichzeitig zum Wandern und zum Verweilen eingeladen, einige Bilder aus der Entstehungsphase der Flurmalerei sind in dem kurzen Erfahrungsbericht auf der zitierten Internetseite dokumentiert (Bodemann).

Einen ähnlichen Weg ging das Domizil an der **Else in Bünde,** wo die Gefahr des Verirrens durch Illusionsmalerei an den Türen im Wohnbereich minimiert wurde.

Bei **Kesseler Handorn in Kaiserslautern** wurden Fluchttüren in den Raum integriert, d. h. neben dem aufgeklebten Bücherregal stehen echte Bücher – zum Finden und Ausleihen –, und die Folien werden kaum noch abgekratzt. Ein anderer Flur wurde mit überdimensionierten Blumen gestaltet, um die Flurenden über die Ecken zu verbinden, die Wahrnehmung zu fokussieren und Neugier auszulösen. Dabei werden die Bilder mit echten Gegenständen ergänzt. Ich konnte Anteil nehmen, wie eine Dame die Blume an der Wand so intensiv streichelte, dass uns der Gedanke kam, noch andere Materialien einzubeziehen. Die Bilder könnten mit taktilen Reizen ergänzt werden, um so die Aufmerksamkeit noch stärker zu gewinnen.

Manche Bilder haben einen direkten Bezug zu Bedürfnissen einzelner Bewohner. Nachdem eine Kleiderkammer naturgetreu hinter den Wäschewagen gemalt wurde, verirrt sich ein Herr beispielsweise nicht mehr in der Kleiderkammer. Wie interaktiv die milieutherapeutische Gestaltung ist, war deutlich daran zu erkennen, wie Bewohner Kontakt zu dem Hausmeister suchten, der gerade einen Flur neu gestaltete.

Im **Teresienhof in Hildesheim** wurden „Nester" erprobt, um immobilen Menschen die Teilhabe am gemeinschaftlichen Leben zu ermöglichen. Die Nester strahlen durch kreative Lagerungsmaterialien eine hohe Geborgenheit aus und geben gleichzeitig die erforderlichen Körperinformationen und steuern damit einer Agitiertheit entgegen, die allein aus dem fehlenden Erleben der eigenen Körperwahrnehmung resultiert. Gudrun Schade bringt diese egotherapeutischen Erfahrungen unermüdlich in die Diskussion ein und zeigt, wie auf 4 Ebenen die Körperwahrnehmung gefördert wird. Ein Artikel (Schaade 2019) bringt dies schon im Titel auf den Punkt: „Ich spüre mich, also bin ich".

Viele Projekte wurden zum Thema Ernährung durchgeführt. Im Domizil an der **Else in Bünde** wecken die Stehtische mit den Nahrungsinseln eine besondere Aufmerksamkeit. Dies war Folge der innovativen Zusammenarbeit zwischen den Berufsgruppen und einer Küche, die versucht, alles möglich zu machen. Dies führt dazu, dass es kein Ernährungsproblem gibt. In den Schulungen werden viele beeindruckende Erfahrungen ausgetauscht. Das **Haus Berge** berichtete von einer (echten) Dame, die über Jahre nur von Sahnetorte lebte.

Aber trotz aller Erfolge wird der nationale Standard zur Ernährung oftmals akribisch mit langen Listen nachgewiesen, obwohl es gar kein echtes Problem gibt. Der Austausch in der Gruppe macht somit mutig, überflüssige Listen, die Fehleranfälligkeit und den Zeit- und Rechenaufwand deutlich zu begrenzen und an der Stelle den MDK mit fachlichen Argumenten zu überzeugen und Widersprüche zu Abwertungen zu formulieren.

Etliche Projekterfahrungen wurden bereits an anderer Stelle beschrieben:

- Wie wird aus einer Brandschutzübung eine Teamentwicklungsmaßnahme und wie sichert sie die Milieugestaltung (Kap. 12, Praxistipp 33)?
- Wie fördern Angebote der Krankenkassen den Gesundheitsschutz und die Teamkultur (Abschn. 5.7)? Und wie lässt sich dies in einem kleinen Workshop umsetzen (Abschn. 5.8)?
- Wie gelingt ein verlässlicher Dienstplan (Abschn. 10.3)?
- Wie können das Pflegegradmanagement und die Finanzierungsgrundlage der gerontopsychiatrischen Betreuung verbessert werden (Abschn. 7.5.5)?
- Wie schaffen wir eine effiziente Pflegeplanung (u. a. Abschn. 7.7, Praxistipp 27)?

Literatur

Bodemann E (2012) IQM – Das Integrierte Qualitätsmanagement. https://www.iqm-demenz.de/fileadmin/redaktion/iqm_demenz/erfahrung/12_IQM_Demenz_Erfahrungsbericht_Haus_Waldeck.pdf. Zugegriffen: 24. Febr. 2020

Daneke S (2007) IQM Demenz – Ein Qualitätsmanagementsystem für die Dementenbetreuung muss alle Sichtweisen und Faktoren berücksichtigen, um für die betroffenen Bewohner Lebensqualität zu schaffen. Heim + Pflege 38

Schade G (2019) „Ich spüre mich, also bin ich". pflegen: Demenz 50/2019, S 25 ff.

Qualitätsfeedback – nicht Prüfer sondern Peer

15

Inhaltsverzeichnis

Schon mit dem englischen Begriff „peer" wird deutlich, dass nicht die Kontrolle sondern die kollegiale Rückmeldung zentrales Anliegen von IQM Demenz ist. Ein externer Experte begleitet, beobachtet und fragt auf Augenhöhe. Der typische Peer hat IQM Demenz als Qualitätskoordinator kennengelernt, bei erfahrenen Peers hospitiert und bekommt dann mit jedem Qualitätsfeedback ein gutes freiberufliches Honorar oder wird von der Einrichtung dafür freigestellt.

Die Einführung von IQM Demenz wird nicht mit einer Prüfung, sondern in einem *Qualitätsfeedback* gewürdigt, im dem ausgewählte Anforderungen der Selbstbewertungsphase in Interviews, in teilnehmender Beobachtung, in Dokumentationsanalysen und vertiefenden Fallbesprechungen reflektiert werden.

15.1   Der Ablauf des Qualitätsfeedbacks

Sobald die Einrichtung alle Selbstbewertungsbögen und weitere Dokumente eingereicht hat, wird der Termin mit der Einrichtung abgestimmt und nach einem festen Fahrplan vorbereitet. Einrichtungen, die IQM Demenz kontinuierlich nutzen, erhalten ein 2-tägiges *Qualitätsfeedback*. Die Tabelle in Abb. 15.1 für ein erstes Qualitätsfeedback gibt einen Eindruck, wer wie lange befragt wird.

Die Methode im Qualitätsfeedback ist einfach und vertraut. Jeweils eine Frage aus den Selbstbewertungskatalogen wird an 2 Personen in unterschiedlicher

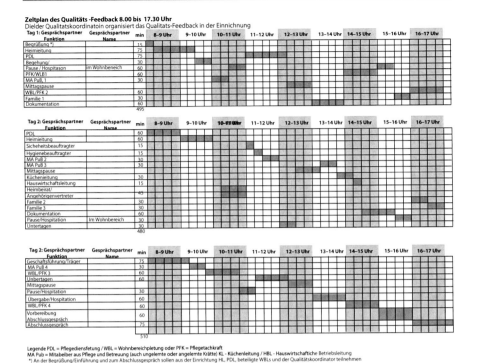

Abb. 15.1 Im Zeitplan des ersten Qualitätsfeedbacks wird deutlich, wer wann mit dem Peer spricht. Pro Frage sind etwa 5 min eingeplant

Funktion gestellt: Wie in der Selbstbewertung wird das Vorgehen beschrieben und die Wichtigkeit, die Bekanntheit und der Umsetzungsgrad eingeschätzt. Die Peers stellen am Ende des Qualitätsfeedbacks ihre Einschätzung daneben. Damit bekommt die Einrichtung mit dem Bericht ein vergleichendes Stimmigkeitsprofil.

Dem Umsetzungsgrad in der *Selbstbewertung* steht die aktuelle Einschätzung der Interviewten im Qualitätsfeedback gegenüber. Dabei wird auch deutlich, wo Unterschiede zwischen den Berufsgruppen liegen. Der Blick von außen wird als dritte Ebene hinzugezogen, denn der Peer gibt eine eigene Einschätzung aus den Gesprächen, den Hospitationen und den Dokumentenanalysen. Hinzu kommen die umfassende Würdigung des Gesamteindrucks und die differenzierten Empfehlungen zur Weiterentwicklung.

Diese Stimmigkeitsprofile (Abb. 15.2) werden im Bericht zusammengestellt und schon mit dem ersten Blick gibt es weiterführende Nachfragen, beispielsweise:

- Was ist zwischen der *Selbstbewertung* und dem *Qualitätsfeedbac*k passiert, dass sich die Einrichtung so weiterentwickelt hat?

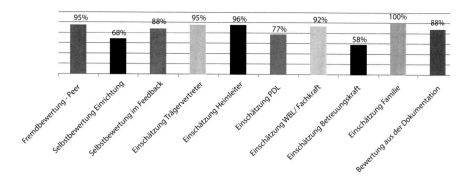

Abb. 15.2 Einschätzung der Umsetzung der Qualitätsanforderungen im Informations-management. Das Säulendiagramm zeigt das Stimmigkeitsprofil der verschiedenen Berufs-gruppen beim Qualitätsfeedback, die zurückliegende Selbstbewertung und die Einschätzung des Peers. Diskrepanzen werden im Abschlussgespräch deutlich gemacht. *WBL* Wohnbereichsleitung

- Warum haben Pflegedienstleitung (PDL) und Betreuungskräfte niedrigere Werte? Gründe zu „Ausreißern" werden auch im Abschlussgespräch diskutiert.
- Was fehlt in der Dokumentation, die eigentlich umfassend und prägnant den Informationsfluss sicherstellen soll?

Das Qualitätsfeedback ermöglicht einen intensiven Einblick in das Innenleben einer Einrichtung. Oft werden dabei Stärken, Potenziale und Alleinstellungs-merkmale deutlich, die der Einrichtung bisher nicht so klar waren. Sichtbar werden auch Diskrepanzen zwischen der Einschätzung der Selbstbewertungs-gruppen, den Äußerungen in den Interviews und dem Eindruck des Peers. Mit dem Außenblick und den zusammengetragenen „Innenblicken" aus den Interviews wird deutlich, wo es Änderungspotenzial oder Entwicklungsdruck gibt und was besondere Priorität haben sollte. Diese Aspekte werden in den Gesprächen erörtert und in der Abschlussrunde offen aufgegriffen.

Mit dem IQM Demenz 4.0 kommt noch eine weitere Ebene der Rückmeldung hinzu: Aus den Daten können auf Wunsch (für die nächsten *IQM-Gruppen*) ver-schiedene Kennzahlen zu Herausforderungen des Qualitätsmanagements und des strategischen Management abgeleitet werden:

- Wie tragfähig ist die *Selbstbewertung* in Bezug auf die MDK-Anforderungen und die Qualitätsindikatoren?
- Inwieweit ist die Umsetzung der Expertenstandards, insbesondere der Expertenstandard Beziehungsgestaltung Demenz, sichergestellt?
- Wie ist die Einrichtung bezüglich der Gesundheitsförderung aufgestellt?
- Welche Kennzahl lässt sich für die Attraktivität einer Einrichtung ableiten?
- Wie sehr nähert sich die Einrichtungskultur den Ideen der visionären Managementkonzepte anhand neurowissenschaftlicher Erkenntnisse an?

- Wie steht es um das Pflegegradmanagement und andere Kennzahlen? Diese Aussagen sind nur möglich, wenn die Excel-Tabellen/Profile aus der Profilerhebung *Pflege und Betreuung* weitergeführt wurden.

All diese Ergebnisse dienen weniger dem Benchmarking und dem Vergleich zwischen den IQM-Demenz-Einrichtungen, sondern geben Bezugswerte für die Weiterentwicklung der Einrichtung in der Zeit bis zum nächsten Durchlauf mit IQM Demenz und unterstützen die Zielerreichung bei Qualitätsverbesserungsprojekten.

Karl Heinz Lander, aus der Wohngemeinschaft für Senioren in Filderstadt, bringt den Mehrwert nicht durch Kennzahlen auf den Punkt: „Für die praktische Arbeit erweisen sich zwei Merkmale als nachhaltig: Die Anregung der Mitarbeiter zur Reflexion des eigenen Handelns und die externen Qualitätsrückmeldungen durch einrichtungsfremde Fachleute." (Lander, zugegriffen am 24.Febr. 2020).

15.2 Visionen sind machbar – aus dem Nähkästchen geplaudert

Zu Beginn wurde der Einfluss neurowissenschaftlicher Erkenntnisse auf Managementkonzepte von morgen beschrieben. Das Qualitätsfeedback ermöglicht tatsächlich eine Kennzahl zu diesem Führungskonzept, wenn dies von der Leitung gewünscht ist. Eng verknüpft ist dies mit den arbeitsmedizinischen Erkenntnissen zu gesundheitsförderndem Führungsverhalten und den konkreten Führungsaufgaben auf Grundlage des Expertenstandards Beziehungsgestaltung.

Mich persönlich haben die Rückmeldungen an Leitungen so sehr bewegt, dass ich einige Aussagen wegen ihrer Aufforderung zum Nachmachen aus den Qualitätsberichten in die Form der Praxistipps gesetzt habe.

Praxistipp 40: Da träumen andere davon …
Der Teresienhof in Hildesheim hat im Konzept einen wertschätzenden Umgang untereinander formuliert, so wie es der Expertenstandard mit der Anerkennungskultur wünscht. Auch in dem zweiten Qualitätsfeedback 2017 wurde deutlich, wie das Leitungsteam (fast alle) Mitarbeitenden mitnimmt, durch eine „ansteckende" Offenheit, Präsenz, Unterstützung und Charisma. In den Interviews war mehrfach der Klausurtag mit einem Supervisor Thema, in dem diese Kultur reflektiert wurde. Mitarbeitende erleben Rückendeckung und Loyalität durch die Leitung, sie können Belastungsfaktoren ansprechen und ethische Fragen thematisieren.

Krankheit und Dienstplanprobleme waren im Qualitätsfeedback nur ein Randthema. Sicher war auch eine Folge davon, dass Mitarbeitende nur wenig einspringen müssen, dieses dann sehr anerkannt werde und für die Wochenenden ein Mitarbeiterpool zur Verfügung steht.

Immer wieder wurde deutlich, wie hoch das Potenzial der Ehrenamtlichen ist. Sie fühlen sich in ihrem Einsatz anerkannt und unterstützt. Ganz besonders positiv erinnerten sich die Interviewteilnehmer an den „Oasentag", der in einem Fotobuch festgehalten wurden, es war ein „Verwöhnprogramm ... da träumen andere davon"!

In den Gesprächen berichten die Mitarbeitenden, dass sie sich engagieren und ihre Potenziale entfalten können. Partizipation sei gewünscht, und es gebe nur wenige Kollegen, die Veränderungen boykottieren würden. Konflikte gebe es zwischen den Berufsgruppen, wenn es „menschelt", und die professionelle Kommunikation untereinander zu kurz komme. Die Mitarbeitenden fühlen sich unterstützt, auch mit privaten Fragen könnten sie die Seelsorgebeauftragte aufsuchen.

Praxistipp 41: „... in mich wird ein großes Vertrauen gesetzt, ich kann hier wachsen, weil ich nicht eingeschränkt werde"
In den Gesprächen während des zweiten Qualitätsfeedbacks bei **Kessler Handorn** in Kaiserslautern wurde ein hohes Selbstbewusstsein in Bezug auf die gelebte Qualität deutlich. Die interviewten Mitarbeitendenvergaben zumeist volle 100 %, waren absolut mit der Einrichtung identifiziert und erzählten begeistert davon, wie sie ihre Potenziale entwickeln und an Herausforderungen wachsen können. Eine Betreuungskraft sagte: „Es wird immer eine Lösung gefunden." Zu dem Konzept sagte eine neue Mitarbeiterin: „Ich sehe, was ich gelesen habe."

In einem Gespräch bemerkte eine Mitarbeiterin: „Wir sind stark, weil wir uns mit unseren Schwächen und Stärken ausgleichen. ... in mich wird ein großes Vertrauen gesetzt, ich kann hier wachsen, weil ich nicht eingeschränkt werde."

Diese Haltung findet Resonanz im Leitungssystem, in den mütterlichen Anteilen, die sich um die „Mitarbeiterseele kümmern", und den väterlich fordernden Anteilen. Auch Inspiration und ansteckende Begeisterung sind wahrzunehmen.

Tief verankert ist die Haltung „wir machen alles, was wir können, wir schaffen es". Dies gilt auch bei der schwierigsten Zielgruppe in der gerontopsychiatrischen Pflege, Menschen mit schwersten psychischen Krankheiten oder einer seltenen Demenzform. Grundlage ist die Erfahrung: „Zuerst ist es sehr schwer, aber sie kommen bei uns an, wenn wir sie in ihrer Welt erreichen."

Die Gespräche mit den Angehörigen standen unter dem Motto „100% Vertrauen". Wenn der Demenzkranke Angehörigen unklare Dinge erzählte, vergewisserten diese sich bei den Mitarbeitenden: „Ich glaube den Mitarbeitern mehr als meinen Eltern." Einige kommen gezielt zwischen den Gruppenangeboten, andere erzählten, wie sie durch die Besuche persönliche

Einstellungen überdenken mussten, „… man kriegt hier so viel mit, dadurch toleriert man es anders als früher".

Im Heimbeirat übernehmen die Senioren selbstverständlich bestimmte Aufgaben und haben ihren persönlichen Schwerpunkt gefunden. Ein relativ junger Bewohner, mit einem Schlaganfall berichtete: „Ich habe zu mir gefunden, seit dem ich im Heim bin." Er engagiert sich sehr für „seine" Mitbewohner mit Demenz.

Praxistipp 42: „Die haben das ganze Haus zu Omas Welt gemacht"
Die Demenzeinrichtung Utspann verbindet in der Milieugestaltung vorbildlich die Atmosphäre des niedersächsischen Bauernhofs mit den Anforderungen einer Demenzeinrichtung. Es gibt dunkle Bereiche mit alten Stilmöbeln, Puppen und anderen Requisiten zum Rückzug und für Menschen, die eher passiv am Geschehen teilhaben. Es gibt eine Auswahl „sicherer Plätze" in den halbprivaten Ecken, die zum Ausruhen, zur Begegnung oder zum Fernsehen einladen. Kommunikationsfördernd gestaltet sind z. B. die Tischgruppen in der Diele.

Der gewährende und validierende Umgang mit dem Menschen mit Demenz war bei den Hospitationen durchgängig zu beobachten, Mitarbeitende strahlten weitgehend Ruhe aus, setzten sich zur Essenshilfe dazu und arbeiteten respektvoll mit Berührungen und persönlicher Zuwendung. Das häufig verwendete „Du" in der Ansprache wirkte nicht übergriffig und nur selten beschäftigten sich Mitarbeitende mit sich selbst. Insgesamt spiegelte sich die persönliche Haltung in den Begegnungen und der Körperhaltung wieder.

Im Qualitätsfeedback wurde deutlich, dass die Verknüpfung der Konzepte mit dem Alltag gelungen ist. Im Abschlussgespräch wurde die Möglichkeit der Präsentation in einem „Bilderbuchkonzept" angesprochen.Die mit Fotos dokumentierten eine besondere Kreativität (auch mal Nutella am Nuckel) und die Wirksamkeit des pflegerischen Handelns ganz ohne Worte.

Eine Tochter bringt es auf den Punkt: „Die haben das ganze Haus zu Omas Welt gemacht." Mitarbeitende und Angehörige zitierten während des Qualitätsfeedbacks häufig die Leitsprüche des Hauses, „ein Leben so normal wie möglich", „dem Leben nicht mehr Tage, sondern den Tagen mehr Leben geben" oder auch in eigenen Worten: „Es wird so mit den Demenzkranken geredet, als wären die mitten im Leben." Ein Satz aus dem Konzept „wir irren allesamt, nur jeder irrt anders" steht dabei für die innere Haltung.

Praxistipp 43: Das wichtigste Gewürz für eine funktionierende Hausgemeinschaft

Tönebön in Hameln ist besonders durch das erste Demenzdorf bekannt. IQM Demenz wurde bis 2011 in den gerontopsychiatrischen Hausgemeinschaften eingeführt. Da die Julius Tönebön Stiftung ein umfangreiches ambulantes, teilstationäres und stationäres Angebot vorhält, können alle pflegebedürftigen Menschen die passende Unterstützung finden.

Jede Wohngruppe kocht für sich und der große Tisch vor der Küchenzeile ist ein Lebensmittelpunkt im Alltagsleben. Bei der traditionellen Hausbesichtigung am Rande einer Multiplikatorenschulung konnte ich das wohl wichtigste Gewürz für eine funktionierende Hausgemeinschaft miterleben – die Begeisterung einer Köchin, die die alten Damen mitreißt, auch wenn diese manchmal äußern, sie hätten doch schon genug gearbeitet. Natürlich musste ich die Suppe sofort probieren und es bestand kein Zweifel, dass hier die höchste Identifikationsstufe erreicht war.

Bei solchen Begegnungen fällt mir eine alte Sufi-Geschichte ein, die ich gern bei Heimköchen erzähle, die mit einem geringen Rohverpflegungssatz alle zufrieden machen wollen: Ein Sultan hatte den besten Koch des Landes an seinen Hof geholt. Bald darauf verschwand der wertvollste Ring und der Weise wurde als Ermittler beauftragt. Alle staunten, als der Ring im Essen des Königs wieder auftauchte. So konnte der Weise den neuen Koch als Meisterdieb überführen, da er als Meisterkoch immer das Beste verwende, was er gerade habe und das war dieser wertvolle Ring, den er einfach zum Kochen nutzen musste. Der Sultan war so beeindruckt, dass er …

15.3 Pflegedokumentation als Interviewpartnerin

Im Qualitätsfeedback ist die Pflegeplanung eine ganz normale Interviewpartnerin. Es werden die gleichen Fragen an sie gestellt, wie an die Fach- und Betreuungskraft oder an die Pflegedienstleitung. Für den Peer ist es eine echte Herausforderung, die Umsetzung der Anforderungen in der Planung einzuschätzen. Wie der MDK bei seinen Prüfungen gilt es, das System kennenzulernen, mal sehe ich eine sehr effizient pragmatische Darstellung, mal werde ich von einem Berg von Papieren und EDV-Ordnern nahezu erschlagen. Mal kann ich die Schrift kaum lesen, mal brauche ich die Hilfe der versiertesten Fachkraft, um mich im Dschungel der EDV-Struktur nicht zu verlieren. Einmal entschloss sich die PDL einen riesigen Haufen Papier auszudrucken, damit wir gemeinsam nach Antworten im Risikomanagement suchen konnten. Immer wieder lag die Umsetzung einer Anforderung höher als die Bekanntheit, d. h., es wird selbstverständlich gemacht, aber es ist im Dokumentationssystem kaum zu finden?

In jedem Qualitätsfeedback ist die Dokumentation ein Thema. Im Abschlussgespräch werden diese Erfahrungen reflektiert und es gibt eine Rückmeldung
zu den unterschiedlichen Themen, die ich an dieser Stelle aus vielen Abschluss-
berichten zusammentrage:

- Wie nachvollziehbar ist das System an sich, entspricht es der menschlichen
  Logik?
- Wird der Pflegeprozess lückenlos und zeitnah abgebildet, erfolgt eine
  systematische Evaluation?
- Wie werden die Expertenstandards und die MDK-Anforderungen erfüllt?
- Was läuft richtig gut, wo wird überdokumentiert und wo ist Luft nach oben?
- Welche Risiken werden fachlich nachvollziehbar dargestellt, wo fehlen z. B.
  gerontopsychiatrische Erkenntnisse in der Planung?
- Was kann die Einrichtung tun, um prüfsicherer, pragmatischer und effizienter
  zu dokumentieren?
- Was haben die Interviewpartner zur Dokumentation geäußert, wo sehen die
  Pflegenden Verbesserungspotenziale?

Hinzu kommen viele fachspezifische Rückmeldungen, die zumeist auch im
Abschlussbericht aufgegriffen werden. Hier ein Beispiel, das für viele steht:
   Die kompakte und pragmatische Pflegeplanung wird regelmäßig evaluiert, dies
konnte lückenlos nachgewiesen werden. Risiken werden angemessen dargestellt,
in diesen Punkten konnte die sehr gute MDK-Note bestätigt werden. Mit den
kurzen und konkreten Umgangsempfehlungen können sich Mitarbeitende schnell
orientieren.
   Entwicklungsmöglichkeiten beziehen sich v. a. auf die „pflegefachliche Kür"
mit einer konsequenteren fachlichen Reflexion der Prozesse. Auf Grundlage
der eingesehen Unterlagen können im weiteren Qualitätsentwicklungsprozess
folgende Fragestellungen stärker herausgearbeitet werden:

- Wie wird sichergestellt, dass Diagnosen und Medikamente bei der Risiko-
  bewertung berücksichtigt werden?
- Wie lassen sich Schmerzen bei demenzkranken Menschen erkennen und in die
  Planung einbinden? Empfohlen wird für Menschen mit schwerster Demenz die
  Nutzung der ECPA-Skala, wenn diese Schmerzen nicht mehr äußern können
  (Anmerkung: Die ECPA richtet die Aufmerksamkeit auf das Verhalten, wenn
  Schmerz demenzbedingt nicht geäußert werden kann oder die Schmerzver-
  arbeitung infolge der Demenz verändert ist. Die Skala wird aktuell eher nicht
  empfohlen, weil das Verhalten natürlich auch eine andere Ursache haben kann,
  als den Schmerz. Aber der Blick auf die vollständige Immobilität als Anzeichen
  eines höchsten Schmerzes regt immer das Nachdenken an).
- Wann, von wem und wie wird das „Du" in konkret definierten Situationen verwendet und geplant und wie wird sichergestellt, dass diese Absprachen auch
  eingehalten werden können?

- Wie wird sichergestellt, dass Depressionen und wichtige gerontopsychiatrische Herausforderungen in der Planung und Risikobewertung berücksichtigt werden?
- Wie wird sichergestellt, dass in den Fallgesprächen nicht nur die Probleme, sondern auch die Lösungswege dokumentiert werden?
- Wie wird sichergestellt, dass neue Mitarbeitende eine schnelle Orientierungshilfe bekommen, wo welche wichtigen Informationen zu finden sind?

15.4 Kann die Einrichtung durchfallen?

Lange wurde im IQM-Projekt diskutiert, ob es überhaupt ein Zertifikat geben sollte, denn der eigentliche Wert liege in der Selbstreflexion und der Entfaltung der vorhandenen Potenziale. Das Qualitätsfeedback ist nur ein Etappenziel und wird durch den Qualitätsverbesserungsplan weitergeführt. Die meisten Einrichtungen behalten ihre regelmäßigen IQM-Tage für die weiteren Projektgruppen bei.

Es gab zwei Einrichtungen, die vorher ausgestiegen sind, weil sie Anforderungen nicht leisten konnten und keine Kapazitäten für die 90-minütigen Gruppen hatten. Um dem vorzubeugen, werden in der Reflexionsrunde zu Beginn jeder Schulung aktuelle Probleme und Lösungsstrategien herausgearbeitet. Es gibt Gespräche vor Ort und in der Einführung von IQM Demenz sind (mindestens) 2 Beratungstage vorgesehen, die gerade in kritischen Phasen unterstützen können. So kam es während des Qualitätsfeedbacks bisher noch nicht zu „bösen" Überraschungen.

In einer Einrichtung wurde erst im Qualitätsfeedback deutlich, dass die Selbstbewertung quasi an den Mitarbeitenden vorbei durchgeführt wurde, von einem kleinen Team von Auserwählten und der Leitung. Dementsprechend niedrig waren die Stimmigkeitswerte und der IQM-Demenz-Impuls in die Teams ergab sich nicht in 3 Jahren sondern nur in den 2 Tagen des Feedbacks …

Eine andere Einrichtung hatte die Aussage „lassen Sie sich als Leitung überraschen" so verstanden: „Ich warte bis zum Schluss und lasse mir dann das Ergebnis präsentieren." In dieser Einrichtung ist der Qualitätsverbesserungsprozess an der Leitung vorbeigegangen. Beide Einrichtungen haben sich viel verschenkt, aber das ist kein Grund ein Zertifikat zu verweigern.

Bei anderen Einrichtungen gab es zähe Phasen, insbesondere als der Einführungsprozess noch über 3 Jahre angelegt war. Manchmal hatte es auch kulturelle Gründe, warum in Einrichtungen aus den neuen Bundesländern die Gruppen zum *Alltagsmanagement* und zum *strategischen Management* so schleppend verliefen. Erst im Qualitätsfeedback wurde mir klar, dass viele Mitarbeiter noch Scheu hatten, ihre Geschäftsführung zu hinterfragen und gemeinsam an Lösungen zu arbeiten. Zum einen war dies in den Zeiten der DDR ein „No Go", zum anderen war der Geschäftsführer sympathisch und engagiert und es galt eher der Satz „jeder macht seins" und nicht „Transparenz ist Pflicht".

Die Vorgehensweise im Qualitätsfeedback führt dazu, dass die Anregungen für Qualitätsverbesserungen und die Lösungsvorschläge eigentlich direkt aus den Interviews und damit von den Leistungsträgern der Einrichtung kommen und von dem Peer auf den Punkt gebracht werden. Einige Beispiele für neue Erkenntnisse und Formulierungen aus den Qualitätsberichten möchte ich abschließend geben und damit deutlich machen, wie neben der Wertschätzung auch Kommentare zu erkannten Lücken formuliert werden. Dies liest sich dann beispielsweise so:

- „Ein Potenzial liegt in der differenzierten fachlichen Weiterentwicklung der Mitarbeitenden, um den ‚roten Faden' noch deutlicher hervorheben zu können. Das Konzept bietet hier eine gute Grundlage, kann jedoch eine stärkere Verbindlichkeit für den Alltag bekommen. Dies beinhaltet auch die Entwicklung zu mehr (Eigen-)Verantwortlichkeit und professioneller Argumentationsfähigkeit im Rahmen der genutzten pflegetherapeutischen Konzepte."
- „Die Inhalte der Qualitätsdokumente wurden überwiegend in den Gesprächen bestätigt, es ließen sich jedoch auch Abweichungen erkennen, aus denen der zukünftige Handlungsbedarf abzuleiten ist. Die gewünschte Qualität wird derzeit noch nicht auf dem von der Einrichtung erstrebten Niveau gelebt, dies wurde mehrfach in den Gesprächen mit dem oberen Management betont. Sowohl Heimleitung als auch Pflegedienstleitung können Gründe für den derzeitigen Stand herleiten und haben sehr umfassend und nach ihren Möglichkeiten Prozesse eingeleitet, die Qualitätsverbesserung der Einrichtung voranzutreiben."
- „Der Wunsch nach informeller Begegnung in gemütlicher Wohnzimmeratmosphäre wäre z. B. mit einer Umgestaltung der Wohnküchen auch in den oberen Gruppen denkbar. Für ein solches Projekt könnte das kreative Potenzial der Mitarbeitenden, der Bewohner und der Angehörigen genutzt werden."
- „Bei dem ‚Warten auf die Mitarbeitenden nach dem Klingeln' ist für den Außenstehenden nicht ganz nachvollziehbar, warum so oft auf die telefonische Rücksprache nach dem Klingelzeichen verzichtet wurde. Das Erleben von Abhängigkeit ist gerade dann besonders hoch, wenn nicht sofort eine Rückmeldung erfolgt."
- „Zur Integration der Menschen mit Demenz: Die Demenzgruppe wird von den übrigen Bewohnern positiv wahrgenommen und mehrere Bewohnerinnen berichteten, wie sie ehemalige Mitbewohnerinnen nun in der Demenzgruppe besuchen würden. Dies ließe sich noch fördern, indem die persönlichen Kontakte nach einem Umzug konsequent unterstützt werden. Damit würde sich auch die mögliche Angst vor einem Umzug in die Demenzgruppe verringern."
- „Immer wieder lassen sich biografische Bezüge im Sinne der Milieutherapie erkennen, diese werden derzeit jedoch von starren Auflagen aus dem Brandschutz reglementiert. So wirkt die Einrichtung durchgängig karger bzw. funktionaler als nötig und es gibt weniger Möglichkeiten für die informelle Begegnung zwischen den demenzkranken Bewohnern untereinander und zu den Mitarbeitenden."

- Aus dem Qualitätsfeedback in dieser Einrichtung werde ich die Antwort einer Mitarbeiterin nicht vergessen. Auf die Frage, warum die Flure so leer seien, sagte sie: „Wir hatten hier ganz viele Bilder, Garderoben und Kramecken, aber irgendwann waren wir es leid, immer wieder alles aus den Zimmern von den Jägern und Sammlern zurückzubringen." Die Behaglichkeit und Wohnlichkeit waren so der Bequemlichkeit geopfert worden – wider besseren Wissens.

Literatur

Lander KH Qualitätsmanagementsystem für die Dementenbetreuung Koordinatoren bei der Wohngemeinschaft für Senioren. https://www.iqm-demenz.de/fileadmin/redaktion/iqm_demenz/erfahrung/8f_Wohngemeinschaft_fuer_Senioren_Filderstadt.pdf. Zugegriffen: 24. Febr. 2020

Entstehung IQM Demenz

Inhaltsverzeichnis

Das Integrierte Qualitätsmanagement Demenz (IQM Demenz) wurde von der Deutschen Expertengruppe Dementenbetreuung e. V. (DED) auf Grundlage des kanadischen Instruments „Standards for Long Term/Continuing Care Organizations" entwickelt. In Kanada definiert es den nationalen Standard nicht nur für die Altenpflege sondern mittlerweile für das gesamte Versorgungssystem. Vom Bundesseniorenministerium erhielt die Deutsche Expertengruppe Dementenbetreuung e. V. im Jahr 2003 den Auftrag, auf dieser Grundlage ein demenzspezifisches Qualitätsmanagement zu entwickeln. Die DED hat IQM im Hinblick auf die Demenzproblematik umfassend erweitert und mit einer Förderung des Bundesministeriums für Frauen, Senioren, Familie und Jugend (BMFSFJ) in einem 3-jährigen Modellversuch erprobt (vgl. BMFSFJ 2006).

16.1   DED – die Deutsche Expertengruppe Dementenbetreuung e. V.

In der Vorstudie zur nationalen Demenzstrategie wird die DED kurz beschrieben:

> Die Deutsche Expertengruppe Dementenbetreuung e.V. (DED) ist ein kleiner Verein von Akteuren in der Arbeit mit Demenzkranken. Ihn eint das Ziel, neue Wege in der Versorgung Demenzkranker zu suchen und aus Erfahrungen und Erkenntnissen voneinander zu lernen.

© Springer-Verlag GmbH Deutschland, ein Teil von Springer Nature 2020
M. Hamborg, *IQM Demenz in der Altenpflege,*
https://doi.org/10.1007/978-3-662-61311-5_16

Seit November 1995 treffen sich dazu Menschen aus verschiedenen Berufsgruppen halbjährlich an wechselnden Orten in ganz Deutschland. Im Vordergrund steht die konkrete reflektierte Erfahrung – unabhängig von den Interessen der Berufsgruppen, Verbänden oder Lehrmeinungen. Das derzeit verfügbare Expertenwissen um die Versorgung demenzkranker Menschen ist in dieser Gruppe versammelt. Die Ergebnisse des themenbezogenen Austauschs in den Tagungen durch ein „Blitzlicht" oder „open space-Gruppen" werden in Protokollen veröffentlicht und dienen dem direkten weiterführenden Kontakt untereinander.

Als Vorbereitung für die Umsetzung des Qualitätssicherungsgesetzes hat die DED mit dem IQM Demenz ein Qualitätsmanagementsystem für die stationäre Arbeit entwickelt und erprobt. Das Projekt wurde durch das BMFSFJ gefördert und wird seitdem erfolgreich in Einrichtungen der Altenhilfe eingeführt (Kirchen-Peters und Hilscher 2012, S. 56 f.).

In diesem Zusammenhang möchte ich nur eine Empfehlung auf S. 48 der Studie nennen: „Pflegeheime müssen noch konsequenter auf die Bedürfnisse Demenzkranker ausgerichtet werden …" (Kirchen-Peters und Hilscher 2012).

16.2   IQM Demenz – Projektgeschichten

In diesem Kapitel möchte ich nicht mehr meine Erfahrungen schildern, sondern andere Akteure zu Wort kommen lassen. Ich war in diesem Projekt als zweiter Vorsitzender der DED nur einer von denen, die sich in der Steuerungsgruppe ehrenamtlich engagiert mit viel Zeit und Energie einsetzten. Unsere Kooperationspartner in dem DED-Projekt waren Alfred T. Hoffmann und seine Firma IQ in Bad Arolsen. Er hatte IQM auf einer Studienreise in Kanada kennengelernt und ins Deutsche übersetzt. In einer ersten Projektphase haben wir – einige Experten aus der DED – gängige QM-Systeme bewertet.

Im Qualitätssicherungsgesetz 2004 war der politische Wille festgelegt worden, dass brancheneigene Qualitätsmanagementsysteme einen Teil der MDK-Prüfungen ersetzen könnten. Wir entschieden uns für die Weiterentwicklung der kanadischen Grundlage mit der speziellen Ausrichtung auf Menschen mit Demenz, denn „ … die hierzulande vornehmlich eingesetzten QM-Systeme wie etwa DIN ISO, EFQM, TQM, QAP oder 2Q entstammen nicht dem Pflegewesen, sondern der Wirtschaft, der Industrie oder dem Militärsektor. Zwar lassen sich diese Systeme auf die spezifischen Bedingungen der Altenpflege anpassen, bleiben im Kern aber pflegefremde Systeme. Demgegenüber stützt sich das „IQM – Integriertes Qualitätsmanagement" auf ein vom Canadian Council und Health Services Accreditation entwickeltes Qualitätsmanagementsystem, das bereits seit über 30 Jahren im Gesundheits- und Pflegewesen in Kanada zum Einsatz kommt. Leitfrage dieses Systems ist: Was braucht eine Einrichtung in der Langzeitpflege, damit Qualität möglich wird?" (Hoffmann 2005, S. 40).

Das Besondere im IQM fasst Alfred Hoffman zusammen:

Vor diesem Hintergrund schreibt dieses System keine Qualität im normativen Sinne vor, sondern benennt Eck- oder Ankerpunkte, die von einer Langzeitpflegeeinrichtung erfüllt sein müssen, damit Qualität für die Bewohner und ihren Familienangehörigen erfahrbar wird. Nach dem kanadischen Verständnis zielt Qualitätsmanagement darauf, die Bedarfe und Erwartungen der Bewohner und ihrer Familienangehörigen zu erkennen, zu verstehen und in die Praxis umzusetzen. Verstehen bedeutet, den Menschen und seine Familie in seiner Einzigartigkeit, seiner Besonderheit und seiner Vielschichtigkeit wahrzunehmen und ihr Leistungsangebot nach diesen spezifischen Bedarfen und Wünschen auszurichten.

Qualitätsmanagement ist jedoch mehr als die Erfüllung von Bedarfen und Erwartungen der Kunden. Eine Einrichtung der Altenpflege ist gefordert, systematisch unterschiedliche Bedingungen miteinander zu vereinen (Hoffmann 2005, S. 41).

In 29 eintägigen Workshops haben wir im Expertenkreis die erste Version unter der Moderation von Alfred Hoffmann entwickelt. Etwa ein Drittel der Fragen wurden gestrichen, dies betrifft insbesondere die krankenhausbezogenen Anforderungen der speziellen Pflege und betriebswirtschaftliche Detailfragen. Ein weiteres Drittel wurde als demenzspezifische Fragestellung ergänzt und die übrigen Fragen wurden unter der Fragestellung präzisiert: „Wie hilft die Anforderung den Menschen mit Demenz." Im Projektabschlussbericht wird diese Zeit auf den Punkt gebracht:

„Das gesamte Vorhaben wurde von einem Projektsteuerungskreis intensiv begleitet. Seine – sehr umfassende – Hauptaufgabe bestand darin, das ursprünglich aus Kanada stammende IQM-Verfahren (Integrated Quality Management) zum IQM Demenz auszu-bauen, also die immer mehr ins Zentrum stationärer Altenpflege rückende Zielgruppe der Demenzkranken angemessen zu berücksichtigen. Dies war in der kanadischen Ursprungs-version, die dort seit langem und landesweit im Einsatz ist, nicht der Fall. Die Auswahl fiel dennoch auf das IQM, weil es zwei herausragende Eigenschaften besitzt:

- Erstens geht es von der Annahme aus, dass alle Bereiche einer Institution zum Gelingen ihrer Aufgabe beitragen. Deshalb werden alle Bereiche in einen Qualitäts-verbesserungsprozess einbezogen.
- Zweitens regt es durch seinen Aufbau und die Art der Fragestellungen zum Nach-denken über das eigene professionelle Handeln und zum Dialog unter den Beteiligten an. Das Verfahren erschrickt nicht durch normative Vorgaben, sondern bewirkt eher, dass Nachdenken und Sich-bewusst-machen zu verändertem Handeln führen. Dieses veränderte Handeln kann als Ergebnis eigener, also wesentlich auch innerer Reflexions- und Entscheidungsprozesse erlebt werden." Damit entstehe eine gute Voraussetzung für weitere Entwicklungen (Bruder et al. 2007, S. 31 f.).

Zeitversetzt mit der Entwicklung erfolgte die Erprobung des Systems. Acht „Best-Practise-Einrichtungen" wurden geschult und begleitet durch Alfred Hoffmann und Marina Glauche, die Projektkoordinatorin der DED.

Die Abb. 16.1 zeigt das damalige Instrument. Die Umsetzung wurde mit einem allgemeinen Erfüllungsgrad beschrieben, der schwarze Punkt stand für das „wesentlich erfüllt" als höchste Kategorie mit mehr als 75 %.

3.0	Zusammenarbeit mit Familien und Bewohnern	⊗ ○ ⊙ ◉ ●	📑📄	🗁
3.1	**Ihr Angebot der Pflege- und Betreuung wird auf die Bedarfe und Wünsche der (zukünftigen) Bewohner und ihrer Familien abgestimmt**	☐ ☐ ☐ ☐ ☐	☐ ☐	
3.1.1	Wie stellen Sie sicher, dass den Mitarbeitern die individuellen Wünsche und Bedarfe des Bewohners bekannt sind?	☐ ☐ ☐ ☐ ☐	☐ ☐	

Abb. 16.1 Die Version 1.0 des IQM Demenz fragt in der Selbstbewertung allgemeine Erfüllungsgrade ab. Viele Einrichtungen wählten die höchste Wertung, diese Tendenz wurde immer stärker, je mehr der MDK in seinen Prüfungen auch 100 % und nicht nur 99 % erwartete

Diese allgemeinen Kategorien sind auch derzeit noch in Kanada üblich. Die Kanadier haben in ihrer letzten Überarbeitung ein abgestimmtes Gesamtbewertungssystem für alle Bausteine im Gesundheitswesen erarbeitet. Einen Einblick in den aktuellen Stand gibt z. B. die Webseite des Alberta Health Services (AHS), Kanadas ersten und größten, vollständig integrierten Gesundheitssystem in der Provinz. 2008 erfolgte in Kanada eine umfassende Überarbeitung und manche Veränderungen erinnern an das, was wir in dieser Zeit weiterentwickelt haben. In der Mitarbeiterstrategie geht es z. B. darum, „wie wir uns gegenseitig unterstützen. Es geht darum, eine Kultur zu schaffen, in der wir uns alle sicher, gesund und wertgeschätzt fühlen und unser volles Potenzial erreichen können." (vgl. AHS, zugegriffen am 24. Febr. 2020). Die Ähnlichkeiten und Unterschiede sollen an dieser Stelle nicht weiter herausgearbeitet werden, auch weil die Prozesse unabhängig voneinander stattfanden.

Das Ergebnis aus der 3-jährigen Projektphase war beeindruckend. Die Einrichtungen hatten sich deutlich weiterentwickelt und Beispiele wurden bereits zitiert. Zusammengefasst liest sich das Ergebnis im Abschlussbericht so:

> Die besondere Wirksamkeit des IQM-Demenz bestand in der Reflexion des eigenen Handelns und in der daraus entstehenden größeren Vertrautheit mit der eigenen Institution. Das führte tendenziell dazu, dass die Begriffe Qualitätssicherung und Qualitätsprüfung durch Qualitätsreflexion und Qualitätsfeedback ersetzt wurden. Die spezifische Methodik des IQM-Demenz konnte deutlich zur internen Qualitätsentwicklung beitragen. Neben den sichtbaren bzw. praktischen Verbesserungen (z. B. verbesserte Arbeitsabläufe, systematischere Datenerfassung) ging es um die Atmosphäre in der und Identifikation mit der Einrichtung. Die Mitwirkung der Mitarbeiter an der Qualitätsentwicklung nahm deutlich zu (Bruder et al. 2007, S. 30).

Aus der Abschlussveranstaltung möchte ich einen Gedanken zitieren, mit dem Peter Dürrmann auf das kreative Potenzial der Selbstbewertungsgruppen aufmerksam machte, indem er appellierte: „ … Heimleitungen und Geschäftsführungen sollten unliebsame Ergebnisse der Arbeitsgruppen akzeptieren". Die Belohnung könne ein enormer Innovations- und Umsetzungsschub sein. „Das Ziel von IQM ist kein prüfungs- und damit stichtagsbezogenes", betonte er, „Qualität ist jeden Tag wieder neu herzustellen". Es gehe um eine längerfristig angelegte Weiterentwicklung des Leistungsangebotes und der Versorgungsqualität. Mit IQM könnten Pflegeeinrichtungen im Übrigen ihr bisheriges QM-Instrument auf dessen Nachhaltigkeit überprüfen (Daneke 2007, S. 22 f.).

16.3   IQM Demenz und Politik

IQM Demenz stand unter der „Schirmherrschaft" einer, der heute mächtigsten Frauen und trotzdem gab es die politische Rückwärtsrolle. Mit der damaligen Begeisterung über die Entwicklungsschübe sollten die Ergebnisse der Best-Practise-Einrichtungen weiter konsolidiert werden. Das Seniorenministerium konnte die Tagessätze für Alfred Hoffmann, die Kosten für die Koordinierungsstelle und die Fahrtkosten für die ehrenamtliche Arbeit der Demenzexperten nicht weiter finanziell fördern. Aber die zuständige Ministerin Ursula von der Leyen bot sich an, die Schirmherrschaft für die nächste Phase zu übernehmen.

So konnten Marina Glauche und Alfred Hoffmann schreiben:

> Im Mai ist ein Folgeprojekt mit 40 weiteren Einrichtungen geplant. … Es ist daher das Bestreben, das QM-System als brancheninternes Benchmarking zu etablieren. … Darüber hinaus ist im Mai der Beginn des Folgeprojekts 2 × 20 geplant. In einem Feldversuch sollen 40 Einrichtungen die Möglichkeit erhalten, über 2 Jahre IQM-geleitet die eigene Qualität zu reflektieren und weiterzuentwickeln. … Ziel des Folgeprojektes ist es, herauszuarbeiten, inwieweit „normale" Pflegeeinrichtungen die Qualitätsentwicklung ihrer Dementenbetreuung mit Hilfe des IQM Demenz positiv voranbringen können. … Als weiterer Schritt plant die DED die Gründung eines Qualitätsbündnisses Demenz (Hoffmann und Glauche 2007, S. 44 ff.).

Damit wurde die Arbeitsplanung für die nächsten Schritte deutlich: IQ übernimmt die Schulung und Beratung, die DED organisiert als wirtschaftlicher Zweckbetrieb im gemeinnützigen Verein die Qualitätsfeedbacks und die kontinuierliche Arbeit in der „DQD", dem Qualitätsbündnis Demenz.

Nur ein Jahr später änderte sich der politische Wille. 2008 wurde die Pflegetransparenzverordnung eingeführt und damit die Pflegenoten und die öffentlichen Prüfberichte. Die Einrichtungen mussten sich komplett auf eine neue Kontrollsituation einstellen. In der Folgezeit sind noch 7 Gruppen gelaufen, aber die angestrebte Zahl 40 haben wir nicht erreicht. Die Zusammenarbeit mit Alfred Hoffmann endete nach einer Mediation mit zwei Richtern. Später musste sich die DED von ihrem Zweckbetrieb trennen, weil sie als kleiner gemeinnützigen Verein nicht Jahre auf die Umsetzung der neuen gesetzlich beschlossenen Prüfanforderungen nach dem neuen Pflegebegriff warten konnte.

So wird dieses Buch auch zu einer Zwischenbilanz und ich hoffe, dass mir der Nachweis gelungen ist, dass von IQM Demenz nicht nur spezialisierte Demenzeinrichtungen profitieren, sondern weiterhin alle Einrichtungen, die sich auf Menschen mit Demenz einstellen und gleichzeitig auf den aktuellen Wissensstand, den neuen Pflegebegriff, die Rahmenbedingungen der Gesetze und Verordnungen sowie die Anforderungen der MDK-Prüfungen. Das ist die „Pflicht", als „Kür" bietet IQM Demenz Bewertungsraster und Anforderungsprofile an und entfaltet sein innovatives Potenzial in die Teamkultur durch die reflektierte Praxiserfahrung. Das passende Wortspiel könnte heißen: Von der Pflegenote in die Pflegenot oder in die besondere Note.

Ob dieses Lebenswerk weitere Impulse in die Einrichtungen setzt und ob diese charmante Methode auch von anderen Bereichen übernommen wird, werden wir sehen. Ob meine radikalen Thesen zu neuen Erkenntnissen beitragen und humanistische Werte die Herausforderungen des demografischen Wandels und des Fachkräftemangels überdauern, werde ich erleben. Mit Anfang dreißig habe ich in Vorträgen gesagt: „Ich mache das alles ganz egoistisch, damit ich im Alter gut versorgt werde." Damals haben alle gelacht – heute lacht keiner mehr.

Ich wünsche mir Menschen, die ihre Haltung halten und positiv hinter das blicken können, was als Elend vor ihnen liegt. So wie ich es aus meinem zweiten Leben als Musiker auf dem internationalen Alzheimerkongress 2006 in meinem Vortrag vortrug:

> Hey, alte Frau in dem Pflegebett, Deine
> Hände sind knochig und kalt.
> Die vielen Falten in Deinem Gesicht,
> erzähl'n von Leiden und Einsamkeit.
> Ich schau Dich an und im Dämmerlicht, ein
> heimliches Lächeln durch die Lippen bricht!
> Du bist nun nicht mehr alt und krank, ein
> Mädchen, dass die Liebe trank,
> 'ne Mutter, die ihren Kindern sang,
> 'ne Frau, die voll im Leben stand,
> ein Mensch der seinen Frieden fand,
> leise Weisheit unerkannt,
> ich schau Dich an und sag Dir Dank.
> *Refrain:* Das Leben ist verborgen in dem Widerspruch.
> Ein Same bricht die Mauer, seine Kraft ist groß genug.
> Das Leben keimt in den Sümpfen – in der Nacht.
> Auf einmal wachsen Blumen und Du wirst ganz wach.
> (Text und Musik: Martin Hamborg, iqm-demenz.de).

Literatur

AHS, About AHS. https://www.albertahealthservices.ca/about/about.aspx. Zugegriffen: 24. Febr. 2020

BMFSFJ (2006) Aktuelle Forschung und Projekte zum Thema Demenz, S 23. https://www. bmfsfj.de/bmfsfj/aktuelle-forschung-und-projekte-zum-thema-demenz/79354?view= DEFAULT. Zugegriffen: 24. Febr. 2020

Bruder J, Glauche M, Hamborg M, Hoffmann A, Lärm M (2007) Entwicklung eines Qualitätssicherungs- und Prüfinstrumentes für die spezialisierte Dementenbetreuung (QSP-Projekt) Abschlussbericht. Gefördert durch das Bundesministerium für Familie, Senioren, Frauen und Jugend (BMFSFJ). https://www.iqm-demenz.de/fileadmin/redaktion/iqm_demenz/literaturliste/11_QSP-Bericht_lang.pdf. Zugegriffen: 24. Febr. 2020

Daneke S (2007) IQM Demenz – Ein Qualitätsmanagementsystem für die Dementenbetreuung muss alle Sichtweisen und Faktoren berücksichtigen, um für die betroffenen Bewohner Lebensqualität zu schaffen. Heim + Pflege, S 38

Hoffmann AT (2005) Integriertes QM-System – Im Zentrum stehen die Bewohner und ihre Familien. Altenheim, S 40

Hoffmann AT, Glauche M (2007) Spezialisierte Dementenbetreuung Qualität definieren – Angebote verbessern. Altenheim

Kirchen-Peters S, Hielscher V (2012) Endbericht – Vorstudie zur nationalen Demenzstrategie: Vergleichende Analyse zur Entwicklung von Handlungsempfehlungen für Deutschland. ISO Institut für Sozialforschung und Sozialwirtschaft, Saarbrücken

Coronapandemie – demenzfreundlich auch im Abstand?

17

Inhaltsverzeichnis

Die Coronapandemie hat innerhalb weniger Wochen alles verändert, auch die Pflege und Versorgung von Menschen mit Demenz: Kontaktbeschränkung – Abstand – Besuchskonzepte – Maskenpflicht – Hygieneregeln. Niemand kann abschätzen, wie lange dies andauert und wie gravierend die Folgen sind. Im Vorwort habe ich davon geschrieben, wie sehr fachliche Standards der personenzentrierten Begegnung aus Schutzgründen ausgesetzt werden mussten. Nähe, Geborgenheit, heilsame Berührung, Massage, basale Stimulation, Kinästhetik sind mit der Abstandsregel schwer vereinbar.

Abschließend möchte ich Anregungen und ganz konkrete Tipps geben, wie eine professionelle Arbeit bis zum Ende der Pandemie trotzdem geleistet werden kann. Einige Tage nach dem Lockdown habe ich den Text erarbeitet und sofort als Empfehlung verbreitet, in der Hoffnung, dass die spezifischen Besonderheiten

© Springer-Verlag GmbH Deutschland, ein Teil von Springer Nature 2020
M. Hamborg, *IQM Demenz in der Altenpflege*,
https://doi.org/10.1007/978-3-662-61311-5_17

für Menschen mit Demenz beachtet werden und gerade in der Ausnahmesituation Fehler zu vermeiden sind.

Trotz der Pandemie musste nichts umschreiben. Die hohen Anforderungen an die Beziehungsgestaltung, das authentische gegenseitige Einlassen und die tiefe menschliche Begegnung in einem demenzfreundlichen Kontext bleiben fachlich richtig und notwendig. Die Menschen und die Heime brauchen die Inklusion und nicht die Isolation. Solange dies nicht möglich ist, möchte ich mit praktischen Tipps unterstützen und dabei helfen, Gefahren und Gewalt abzuwenden. Wenn eine neue Normalität wieder möglich ist, kann IQM Demenz zur Blaupause werden, um sofort auf „Start" zu gehen und im Dialog der Selbstbewertung Bewährtes zu erhalten und Neuem Raum zu geben.

Bis dahin wünsche ich mir, dass die Abschn. 17.1 bis 17.4 helfen, den schwierigen Alltag zu bewältigen.

17.1   Was ist mit den Menschen, die alles gleich wieder vergessen?

In Deutschland leben ca. 1,7 Mio. Menschen mit Demenz – das ist jeder fünfzigste –. Alle gehören in die Risikogruppe, die eine strenge Quarantäne einhalten muss. In Pflegegruppen gilt die „Kohortenisolierung", d. h., die Menschen sind so wie in einer Familie gemeinsam zu schützen. Jeder Kontakt nach außen erhöht das Risiko, deshalb sollten die Menschen bei erhöhter Infektionsgefahr im Zimmer bleiben, wenn sie es (auch zeitweise) einsehen können und gern mal allein sind.

In diesem Kapitel geht es nicht um Hygieneregeln, sie werden mit dem Gesundheitsamt vor Ort abgestimmt. Im Fokus steht der besondere Umgang mit demenzerkrankten Menschen. Oberste Ziele sind trotz der Kontaktvermeidung die Vermittlung von Sicherheit, Vertrauen und Trost. Dies ist die Grundlage der folgenden Tipps für Pflegende.

17.1.1 Arbeitsorganisation in der Pflege

Arbeitsorganisation schafft Sicherheit, Vorhersehbarkeit und Vertrauen. Um diesen Auftrag umzusetzen, sollten folgende Anforderungen berücksichtigt werden:

- Pflegebedürftige haben wenige Kontaktpersonen, mit denen sie einen so intensiven Bezug wie möglich pflegen. Die Arbeit wird als Bezugs- oder Wohnbereichspflege organisiert und das Team teilt sich auf. Die einen betreuen die Gruppen, die anderen versorgen die Pflegebedürftigen in den Zimmern.
- Die Pflegenden stärken das Vertrauen durch wahrnehmbare Sicherheit. Zum Dienstbeginn machen sie eine Runde mit der Botschaft: „Ich bin heute für Sie da!"

- Pflegebedürftige, die nicht mehr klingeln können, werden in den Arbeitsabläufen auch zwischendurch kurz besucht. Damit wächst Vertrauen. Präventiv wirkt dies auch bei denen, die (zu) oft klingeln. Jeder Kontakt (Besuch, Anruf, Gespräch über die Klingelanlage) vor dem Klingeln stärkt das Gefühl: Da ist jemand für mich da und denkt an mich.

17.1.2 Prioritäten in der Pflege

In der Pflege sind Prioritäten abgestimmt. In Notsituationen sind reibungslose Abläufe und kommunizierte Prioritäten „notwendig". Dabei sollten folgende Anforderungen berücksichtigt werden:

- Grundbedürfnisse wie Essen, Trinken, Körperpflege und Kontakt werden systematisch in Ablaufplänen erfasst, sodass jede Person bedarfsorientiert bedacht wird.
- Individueller Rückzug wird unterstützt, denn es gibt Menschen, die in der gefährlich erlebten Situation ein hohes Ruhebedürfnis haben und den Schutz des kleinen Raumes oder Bettes positiv erleben.
- Pflegerische Risiken werden im Rahmen der Grundpflege beachtet (Prophylaxe von Hautschädigungen, Sturz, Pneumonie, Dehydratation usw.).
- Bei der Mobilisierung und bei Aktivierungs- und Fördermaßnahmen nach dem neuen Pflegebegriff werden Infektionsrisiken berücksichtigt.

17.1.3 Familien, An- und Zugehörige

Familien und An- und Zugehörige werden trotz der Besuchsbeschränkung einbezogen. Wir ein Besuchsverbot ausgesprochen, bezieht sich nur auf den direkten persönlichen Kontakt. Diese Not kann erfinderisch machen. Die folgenden Punkte haben sich in der Praxis bewährt:

- Angehörige werden indirekt einbezogen. Dabei sind der Kreativität keine Grenzen gesetzt: Grußbotschaften über ein Tablet und Hilfen zur Bedienung der Apps, einen USB-Stick für das Fernsehen, aufgenommene Lieblingsmusik oder Sendungen, Hörbücher oder selbst vorgelesene Beiträge, Kopfhörer mit einer SD-Karte, auf der die Lieblingsmusik oder Nachrichten der Angehörigen aufgespielt sind, biografisch positiv geladene (desinfizierbare) Gegenstände, Arbeitsaufträge der Familie, Strickzeug oder die Postkarte, mit der die Zuwendung im wahrsten Sinne des Wortes begreifbar wird.
- Bei den Ideen ist darauf zu achten, dass die Betreuenden im Heim so wenig wie möglich zusätzlich belastet werden. Das Prinzip ist: Die Familie hält den

Kontakt und besorgt die notwendigen Kommunikationsmittel, das Heim unterstützt in passenden Zeitfenstern.

- Wer noch (mit Hilfe) telefonieren kann, bekommt Unterstützung in vereinbarten Zeitkorridoren.

17.1.4 Kommunikation mit Maske und Abstand

Die Kommunikation mit Maske und Abstand steht unter der Maßgabe , dass der Mensch sich angenommen, gehört, verstanden und mit anderen verbunden fühlt. Je mehr die Kommunikation eingeschränkt ist, desto wichtiger ist es, Fehler zu vermeiden und klare Botschaften zu senden. Dazu kann Folgendes berücksichtigt werden:

- Die Kommunikation erfolgt eindeutig und angstreduzierend. Auf „Nicht, Nein", Verbote und Begrenzungen wird verzichtet. „Gehen Sie nicht raus" ist falsch, weil es eine höhere kognitive Leistung ist, eine Verneinung zu verstehen und dann zu befolgen. Tipps für die Formulierung der Botschaften:
  - „Bitte bleiben Sie in der Wohnung, hier sind Sie sicher und vor Gefahren geschützt."
  - „Wir müssen jetzt alle vernünftig oder … tapfer … sein."
  - „Wir kennen uns schon so lange, das stehen wir gemeinsam durch."
  - „Ich bin für Sie da, es ist für alles gesorgt."
  - „Ich stelle Ihnen Ihren Lieblingssender ein … hier ist ein Kopfhörer mit Ihrer Lieblingsmusik."

- Alle wirksamen Maßnahmen, positive Schlüsselsätze und -begriffe werden systematisch angewendet. Dies betrifft auch hilfreich validierende Äußerungen, das Wissen um sichere Orte in der Vergangenheit, also die Erinnerungen an besonders schöne Zeiten im Leben usw.

17.1.5 Erinnerungshilfen

Erinnerungshilfen geben Orientierung und Sicherheit, wenn Quarantäne notwendig ist. Im Pflegezimmer oder in der Wohnung unterstützen die Erinnerungsanker als persönliche oder optische Ablenkung. Der größte Schutz vor einer Infektion ist die freiwillige Isolation. Je weniger Möglichkeiten für einen zwischenmenschlichen Kontakt bestehen, umso wichtiger ist die Intensität. Nur so kann eine Welle schwerster Depression begrenzt werden.

- Wer noch lesen kann, wird durch ein großes Schild an der Tür erinnert. Bitte auch dies positiv formulieren (Bitte zuhause … in Ihrer Wohnung bleiben – Achtung Corona!).

- Symbole oder Schilder wie „Halt, Stop, In der Wohnung bleiben usw." oder Absperrbänder können die Erinnerung auffrischen.
- Stressfreier ist die Ablenkung von der Ausgangstür durch schöne Bilder oder einen Vorhang. Wenn eine Maßnahme Angst auslöst, muss sie korrigiert werden.
- Sogar die Schutzmaßnahmen der Pflegenden können Sicherheit vermitteln, wenn sie an die Abstandsregeln und an den Schutz in der gefährlichen Lage erinnern. Pflegende nehmen auch durch die Maske mit freundlicher Stimme Kontakt auf. Die Botschaft ist: „Ich bin's … wir kennen uns!" Ängste bei einem Mund-Nasen-Schutz oder FFP2-Masken werden angesprochen und das Lächeln durch Masken geübt.
- Die Pflegenden wissen, dass sie durch die Hygienemaßnahmen hauptsächlich den (nichtinfizierten) pflegebedürftigen Menschen schützen. Dieses Wissen ist wertvoll und strahlt Sicherheit aus. Erst im Verdachtsfall bekommt der Selbstschutz höchste Priorität. Auch in diesem Fall wird Geborgenheit vermittelt.

17.1.6 Einschränkung der Bewegungsfreiheit

Die Einschränkung der Bewegungsfreiheit schafft Sicherheit mit Nebenwirkungen. An anderer Stelle ist schon deutlich geworden, wie wichtig die Bewegung und Mobilitätsförderung ist. Diese Anforderungen werden durch die Pandemiepläne und durch die Quarantäne drastisch begrenzt.

- Im Einzelfall wird geprüft, ob und wie die Freiheitsrechte durch das Infektionsschutzgesetz eingeschränkt werden müssen. Dies ist mit dem Gesundheitsamt zu klären, es trägt die Verantwortung und muss gesundheitlich und ethisch vertretbare Entscheidungen abwägen und kann damit Ausnahmen erlauben. Freiheitsbeschränkende Maßnahmen werden regional bisher unterschiedlich bewertet. Manchmal wird eine Klingelmatte als Fixierung definiert, auch wenn sie Pflegende informiert, dass ein pflegebedürftiger Mensch das Zimmer/ Appartement verlässt, weil er die Toilette nicht findet oder Kontakt sucht.
- Sind Einschränkungen der Bewegungsfreiheit auf Anweisung des Gesundheitsamtes notwendig, kann das multiprofessionelle Team vor Ort am ehesten einschätzen, welche Maßnahme so schonend wie möglich wann, wie oft und wie lange sinnvoll vertretbar ist.

17.2 Was ist, wenn Menschen sich gegen die Maßnahmen wehren?

Wenn Menschen die notwendige Einsichtsfähigkeit (plötzlich) verlieren und Regeln nicht verstehen wollen oder können, sind mehrere Aspekte zu beachten.

17.2.1 Orientierungshilfen

Orientierungshilfen können die Rückbesinnung in eine grundsätzlich vorhandene Einsichtsfähigkeit fördern. Hat sich die Person in einen Gedanken verhakt oder verloren, aus dem sie ohne Ablenkung, Validierung und Beruhigung von außen nicht herauskommen?

Hier hilft die „Verstehenshypothese" mit der Leitfrage: Wie verstehe ich das problematische Verhalten, welche Ursachen vermute ich aus der Kenntnis der Person, der Auswirkung der Demenz oder anderer Faktoren? Bespiele: Ist der Bewohner in einer bedrohlich erlebten Welt von Angst getrieben? Möchte er zur Arbeit oder die Kinder versorgen, weil er in ein anderes Zeitfenster gerutscht ist?

17.2.2 Gewalt und Konflikte

Gewalt wird vermieden und Konflikte werden abgelenkt. Durch die Einschränkungen, die räumliche Dichte und die demenztypische Verarbeitung entstehen Konflikte. Die Gefahr ist hoch, dass sie aggressiv eskalieren. Zunächst gilt immer das Prinzip Selbstschutz vor Fremdschutz. Hier helfen die Abstandsregeln, denn Abstand wirkt deeskalierend.

Hinzu kommt die Vermeidung von Fehlern, z. B. Abstand statt Angriff … ablenken statt diskutieren … Recht geben statt Recht haben … wertschätzen statt bevormunden … atmen, gemeinsam seufzen, summen oder leise singen statt schnaufen oder brüllen …

Dies gilt besonders in der Häuslichkeit, wenn Entlastungsangebote wie die Tagespflege oder Betreuungsgruppen eingeschränkt sind. Wenn sich Angehörige in ihrer Not in den Einrichtungen melden, achten Sie bitte sensibel auf Hinweise zu häuslicher Gewalt. Tipps zur Beratung finden Sie in Abschn. 17.4.

Das Erste ist, Fehler zu vermeiden, und danach, alles zu tun, dass hinzugezogene Ärzte richtig entscheiden können!

17.2.3 Beobachtung und Dokumentation

Die Pandemie erfordert eine präzise Beobachtung und Dokumentation. Wird ein Arzt hinzugezogen, so liegen für die Behandlung Informationen vor:

- Vitalwerte, Allgemeinzustand, allgemeiner Eindruck, Geruch usw.
- Gefühlsqualitäten, wie konkrete oder diffuse Ängste oder Stimmungen, die von einem irrealen oder wahnhaften Erleben beeinflusst sein könnten, Verzweiflung oder Resignation, plötzlicher Wechsel der Gefühle.
- Verhalten, Antriebslosigkeit oder ungebremste Bewegungsunruhe (Agitation), starrer Blick, aggressive Abwehr oder ängstliches Klammern, Schlafstörungen oder Hinweis auf Halluzinationen.

*Und Fragen die sich aus dem fachliche Wissen der Pflegenden und der Kranken-
geschichte der Bewohner ergeben*

- Welche Diagnosen sind bekannt, auch psychische Erkrankungen in Verbindung
  mit einer Demenz?
- Welche Medikamente sind verordnet? Gab es Rücksprache mit dem Apotheker
  bezüglich möglicher Wechselwirkungen?
- Bestehen Erfahrungen mit ähnlichen Situationen? Erfolgte dazu eine
  medikamentöse Behandlung oder eine wirksame Bedarfsmedikation?
- Welche Erkenntnisse gibt es mit Psychopharmaka? Diese Information ist für
  den ärztlichen Einsatz bedeutsam – auch oder gerade wenn Medikamente nicht
  wirksam waren –.

17.2.4   Pflegefachliche Einschätzung als Grundlage für ärztliche Maßnahmen

*Die Pandemie erfordert eine pflegefachliche Einschätzung als Grundlage für
ärztliche Maßnahmen im Abstand.* Akute Krankheitssymptome können das Verhalten beeinflussen. Hier setzen die Krankenbeobachtung und die Instrumente der
Evaluation an (Abschn. 2.9 und Abschn. 4.3.5 mit Praxistipp 9).
  In folgenden Aspekte ist der Arzt einzubeziehen:

- Sind körperliche Bedürfnisse Auslöser des Verhaltens (z. B. Harn- oder Stuhl-
  drang, Missempfindungen als Folge einer Obstipation, Juckreiz, blockierte
  Bewegungsbedürfnisse)?
- Gibt es Hinweise auf Schmerzen, die infolge einer Demenz nicht angemessen
  ausgedrückt werden können?
- Gibt es Hinweise auf Symptome einer Krankheit oder Nebenwirkungen
  von Medikamenten (besonders beachten: Dehydratation [Austrocknung],
  Unwohlsein, Übelkeit, Schwindel, innere Unruhe)?
- Gibt es Hinweise auf ein beginnendes Delir, bei dem die kognitiven und
  emotionalen Restfähigkeiten durch eine massive Überforderung des Gehirns
  entgleisen (z. B. durch Entzug, innere oder äußere Vergiftung, Entgleisung der
  Körperfunktionen oder unkontrollierbare innere Stressreaktionen)?
- Gibt es Hinweise auf eine Retraumatisierung? Durch Isolation und Angst können
  alte psychische Verletzungen (Traumata) plötzlich und unkontrolliert auftreten .

17.3   Was ist mit Menschen, die das alles nicht verstehen und nicht allein sein können?

Demenzfreundliche Einrichtungen arbeiten mit den Zielen, dass Menschen mit
Demenz weitgehend unbegrenzte Bewegungsfreiheit haben, viele Kontakte finden
und die Neugierde an allem unterstützt wird. Wie überall muss bei einem erhöhten

Infektionsrisiko diese Bewegungsfreiheit zeitweise eingeschränkt werden – wenn möglich, gilt es, die Kontaktpersonen zu minimieren, den Radius zu begrenzen und die Wahrnehmung auf das zu richten, was den Bedürfnissen, Gefühlen und inneren Antrieben entspricht.

Menschen mit Demenz, die die Kontaktbeschränkung nicht umsetzen oder die Einsamkeit nicht ertragen könnenin einer möglichst kleinen Gruppe isoliert. Sie werden von einem festen Team betreut, sodass sie vor den Viren weitestgehend geschützt sind. Pflegende halten dazu alle erforderlichen Hygienemaßnahmen ein. Wenn irgend möglich, werden die Abstandsregeln eingehalten. An- und Zugehörige werden indirekt eingebunden und dann direkt, wenn es gesundheitlich und sozialethisch erforderlich ist. Dieser Aspekt bekommt mit zunehmender Dauer der Pandemie eine besondere Bedeutung. In meiner Beratung auf dem Wegweiser-Demenz ermutige ich Angehörige auf dieser Grundlage mit dem Heim und dem Gesundheitsamt Ausnahmeregeln zu suchen.

Die Tipps zur Isolation im Zimmer, im Appartement oder in der Wohnung werden auch in der Isolation in der Gruppe bedacht oder erprobt. Gruppenaktivitäten werden so gestaltet, dass die körperliche Nähe untereinander begrenzt ist.

Allein das Gruppengefühl und der Lieblingsplatz bieten Sicherheit. Individuell kann geprüft werden, mit welchem Abstand sich die Menschen noch untereinander verbunden fühlen.

Je weniger Abstandsregeln eingehalten werden können, umso verantwortlicher müssen Mitarbeitende und Angehörige sein. Dies führt bei vielen Pflegenden zu einer freiwilligen Einschränkung des Lebensstils trotz aller Lockerungen in der Gesellschaft mit erheblichen Risiken für die Psychohygiene.

17.4   Wie erkennen wir häusliche Gewalt? Tipps für die Beratung

Im Lockdown war eine Aufnahme in ein Heim oder in ein Krankenhaus für pflegebedürftige Menschen erschwert. Pflegende Angehörige, die bisher durch Tages- oder Kurzzeitpflege entlastet waren, blieben auf sich gestellt. Auch die Familie oder Nachbarschaft durfte nicht einbezogen werden, um eine potenzielle Ansteckung zu vermeiden. Doch das Risiko einer Selbst- und Fremdgefährdung und die Eskalation in häusliche Gewalt steigen mit den Einschränkungen der Unterstützung. Wenn sich verzweifelte Angehörige an die Einrichtung wenden, kann diese Not erkannt werden. Folgende Fragen an die Ratsuchenden können dabei helfen:

- „Was ist gerade Ihre stärkste Belastung?"
- „Haben Sie manchmal den Eindruck, etwas falsch zu machen, ungerecht zu werden?"

- „Haben Sie ein schlechtes Gewissen? (Geben Sie sich vielleicht sogar selbst die Schuld, so wie ein Kind, dass das Verhalten von Eltern nicht einordnen kann)?"
- „Ist Ihnen klar, dass Sie nichts dafür können. Die Ursachen für belastende Verhaltensauffälligkeiten liegen weit vor Ihrer Zeit. Glauben Sie an Ihre Entscheidungen und den Menschen, die Ihnen sagen, dass Sie alles gemacht haben, was möglich ist?"
- „Womit kann ich Sie entlasten, weil ich ahnen kann, wie schwer es gerade für Sie ist? Hilft es, wenn ich Ihnen mitteile, wie ich Ihre Mutter … wahrnehme? Wir kennen sie ja auch schon so lange."
- „Können Sie Ihre Gefühle noch kontrollieren, wenn Sie persönlich angegriffen oder durch Worte und Taten verletzt werden?"
- „Was tun Sie in den schwierigen Situationen, was haben Sie alles ausprobiert (bevor Sie die Nerven verlieren)?"
- „Kann ich Ihnen mit meinen Erfahrungen im Umgang weiterhelfen?"
- „Haben Sie (oder Ihre Kinder) Zugang zum Internet und können Sie sich dort beraten lassen? Auf dem wegweiser-demenz.de gibt es ein Forum, in dem genau Ihre Themen besprochen und von Fachleuten (wie dem Autor dieser Empfehlung) begleitet werden."
- „Ist es notwendig, dass Hilfe von außen kommt, weil nichts mehr geht (Kurzzeitpflege, Pflegestützpunkt, Beratungsstelle, sozialpsychiatrischer Dienst)?"

17.5 Wie können Angehörige mit der gewaltigen Kraft des schlechten Gewissens umgehen?

Im Vorwort habe ich einige Erfahrungen als Ratgeber auf dem Wegweiser Demenz mitgeteilt. Einrichtungen berichten von zunehmender Aggressivität von Angehörigen, während diese unter Unfreundlichkeit leiden und den Verdacht beschreiben, dass die pflegebedürftigen Menschen vernachlässigt werden, weil niemand kontrollieren kann. Die Heimaufsicht und der MDK müssen die Beschwerden ernst nehmen, denn schon vor der Krise gab es schwarze Schafe in der Pflege. Dieser Ball liegt bei den Ordnungsbehörden.

Um die Situation vor Ort zu deeskalieren, sind Leitung und Konfliktmanagement gefragt:

Hinter Beschwerden, aufbrausendem Verhalten und Forderungen stehen oft die Sorge, das schlechte Gewissen und die hilflose Ohnmacht, nicht handeln zu können. Besuchseinschränkungen sind ärgerlich oder frustrierend, besonders wenn andere von Lockerungen profitieren. Es ist professionell, dies zu erkennen, sich nicht angegriffen zu fühlen, zwar Grenzen zu setzen und in die Metakommunikation zu gehen, aber letztlich die dahinterstehenden Gefühle und Bedürfnisse zu erkennen und sich in gewaltfreier Kommunikation zu üben.

An dieser Stelle möchte ich abschließend ein kleines Beispiel mit großer Wirkung erzählen: Im Ratgeberforum „Pflegen, Wohnen, Betreuung" auf dem wegweiser-demenz.de schrieb sich eine Teilnehmerin ihre Sorgen von der Seele – das schlechte Gewissen, das sie schier zerreißen würde –. Das Telefonat mit einer Pflegeperson wirkte wie ein Wunder, weil sie einfach nur zuhörte, Verständnis zeigte und ihren persönlichen Eindruck beschrieb. Bei der Teilnehmerin hätten sich danach die Gefühle in Tränen aufgelöst und ein nachfolgender „Hirnscan" habe alles neu geordnet. Vielleicht hat die Pflegeperson nie erfahren, welch positive Wirkung Zuhören, Information und Trost haben können.